全国中医药行业高等教育"十三五"规划教材

全国高等中医药院校规划教材（第十版）

五官科护理学

（新世纪第三版）

（供护理学专业用）

主 编

喻京生（湖南中医药大学）

副主编

吴西西（广西中医药大学）　　忻耀杰（上海中医药大学）

高卫萍（南京中医药大学）　　韩 梅（长春中医药大学）

编 委（以姓氏笔画为序）

马芬俞（山西中医学院）　　　王 敏（西南医科大学）

王世革（河北中医学院）　　　仝警安（陕西中医药大学）

李 翔（成都中医药大学）　　李连红（大连医科大学）

何伟平（广州中医药大学）　　张留巧（河南中医药大学）

陈美荣（山东中医药大学）　　欧阳丽（湖北中医药大学）

郑玉红（首都医科大学）　　　胡 淳（湖南中医药大学）

黄少兰（中国中医科学院）　　黄冰林（江西中医药大学）

彭 华（云南中医学院）　　　裴秋萍（贵阳中医学院）

学术秘书

颜家朝（湖南中医药大学）

U0346301

中国中医药出版社

·北 京·

图书在版编目（CIP）数据

五官科护理学 / 喻京生主编 . —3 版 . —北京：中国中医药出版社，2016.8（2018.8重印）

全国中医药行业高等教育"十三五"规划教材

ISBN 978-7-5132-3382-8

Ⅰ . ①五… Ⅱ . ①喻… Ⅲ . ①五官科学—护理学—中医药院校—教材

Ⅳ . ① R473.76

中国版本图书馆 CIP 数据核字（2016）第 103283 号

请到"医开讲 & 医教在线"（网址：www.e-lesson.cn）注册登录后，刮开封底"序列号"激活本教材数字化内容。

中国中医药出版社出版

北京市朝阳区北三环东路 28 号易亨大厦 16 层

邮政编码　100013

传真　010 64405750

山东百润本色印刷有限公司印刷

各地新华书店经销

开本 850×1168　1/16　印张 21　字数 509 千字

2016 年 8 月第 3 版　2018 年 8 月第 2 次印刷

书号　ISBN 978-7-5132-3382-8

定价　48.00 元

网址　www.cptcm.com

社长热线　010 64405720

购书热线　010 64065415　010 64065413

微信服务号　zgzyycbs

书店网址　csln.net/qksd/

官方微博　http://e.weibo.com/cptcm

淘宝天猫网址　http://zgzyycbs.tmall.com

全国中医药行业高等教育"十三五"规划教材

全国高等中医药院校规划教材（第十版）

专家指导委员会

名誉主任委员

王国强（国家卫生计生委副主任　国家中医药管理局局长）

主 任 委 员

王志勇（国家中医药管理局副局长）

副主任委员

王永炎（中国中医科学院名誉院长　中国工程院院士）

张伯礼（教育部高等学校中医学类专业教学指导委员会主任委员
　　　　天津中医药大学校长）

卢国慧（国家中医药管理局人事教育司司长）

委　　　　　员（以姓氏笔画为序）

王省良（广州中医药大学校长）

王振宇（国家中医药管理局中医师资格认证中心主任）

方剑乔（浙江中医药大学校长）

孔祥骊（河北中医学院院长）

石学敏（天津中医药大学教授　中国工程院院士）

卢国慧（全国中医药高等教育学会理事长）

匡海学（教育部高等学校中药学类专业教学指导委员会主任委员
　　　　黑龙江中医药大学教授）

吕文亮（湖北中医药大学校长）

刘　力（陕西中医药大学校长）

刘振民（全国中医药高等教育学会顾问　北京中医药大学教授）

安冬青（新疆医科大学副校长）

许二平（河南中医药大学校长）

孙忠人（黑龙江中医药大学校长）

严世芸（上海中医药大学教授）

李灿东（福建中医药大学校长）

李青山（山西中医药大学校长）

李金田（甘肃中医药大学校长）

杨　柱（贵阳中医学院院长）

杨关林（辽宁中医药大学校长）

余曙光（成都中医药大学校长）

宋柏林（长春中医药大学校长）

张欣霞（国家中医药管理局人事教育司师承继教处处长）

陈可冀（中国中医科学院研究员　中国科学院院士　国医大师）

陈明人（江西中医药大学校长）

武继彪（山东中医药大学校长）

范吉平（中国中医药出版社社长）

周仲瑛（南京中医药大学教授　国医大师）

周景玉（国家中医药管理局人事教育司综合协调处处长）

胡　刚（南京中医药大学校长）

谭元生（湖南中医药大学校长）

徐安龙（北京中医药大学校长）

徐建光（上海中医药大学校长）

唐　农（广西中医药大学校长）

彭代银（安徽中医药大学校长）

路志正（中国中医科学院研究员　国医大师）

熊　磊（云南中医学院院长）

秘　书　长

王　键（安徽中医药大学教授）

卢国慧（国家中医药管理局人事教育司司长）

范吉平（中国中医药出版社社长）

办公室主任

周景玉（国家中医药管理局人事教育司综合协调处处长）

林超岱（中国中医药出版社副社长）

李秀明（中国中医药出版社副社长）

李占永（中国中医药出版社副总编辑）

全国中医药行业高等教育"十三五"规划教材

编审专家组

组　长

王国强（国家卫生计生委副主任　国家中医药管理局局长）

副组长

张伯礼（中国工程院院士　天津中医药大学教授）

王志勇（国家中医药管理局副局长）

组　员

卢国慧（国家中医药管理局人事教育司司长）

严世芸（上海中医药大学教授）

吴勉华（南京中医药大学教授）

王之虹（长春中医药大学教授）

匡海学（黑龙江中医药大学教授）

王　键（安徽中医药大学教授）

刘红宁（江西中医药大学教授）

翟双庆（北京中医药大学教授）

胡鸿毅（上海中医药大学教授）

余曙光（成都中医药大学教授）

周桂桐（天津中医药大学教授）

石　岩（辽宁中医药大学教授）

黄必胜（湖北中医药大学教授）

前　言

　　为落实《国家中长期教育改革和发展规划纲要（2010–2020 年）》《关于医教协同深化临床医学人才培养改革的意见》，适应新形势下我国中医药行业高等教育教学改革和中医药人才培养的需要，国家中医药管理局教材建设工作委员会办公室（以下简称"教材办"）、中国中医药出版社在国家中医药管理局领导下，在全国中医药行业高等教育规划教材专家指导委员会指导下，总结全国中医药行业历版教材特别是新世纪以来全国高等中医药院校规划教材建设的经验，制定了"'十三五'中医药教材改革工作方案"和"'十三五'中医药行业本科规划教材建设工作总体方案"，全面组织和规划了全国中医药行业高等教育"十三五"规划教材。鉴于由全国中医药行业主管部门主持编写的全国高等中医药院校规划教材目前已出版九版，为体现其系统性和传承性，本套教材在中国中医药教育史上称为第十版。

　　本套教材规划过程中，教材办认真听取了教育部中医学、中药学等专业教学指导委员会相关专家的意见，结合中医药教育教学一线教师的反馈意见，加强顶层设计和组织管理，在新世纪以来三版优秀教材的基础上，进一步明确了"正本清源，突出中医药特色，弘扬中医药优势，优化知识结构，做好基础课程和专业核心课程衔接"的建设目标，旨在适应新时期中医药教育事业发展和教学手段变革的需要，彰显现代中医药教育理念，在继承中创新，在发展中提高，打造符合中医药教育教学规律的经典教材。

　　本套教材建设过程中，教材办还聘请中医学、中药学、针灸推拿学三个专业德高望重的专家组成编审专家组，请他们参与主编确定，列席编写会议和定稿会议，对编写过程中遇到的问题提出指导性意见，参加教材间内容统筹、审读稿件等。

　　本套教材具有以下特点：

1. 加强顶层设计，强化中医经典地位

　　针对中医药人才成长的规律，正本清源，突出中医思维方式，体现中医药学科的人文特色和"读经典，做临床"的实践特点，突出中医理论在中医药教育教学和实践工作中的核心地位，与执业中医（药）师资格考试、中医住院医师规范化培训等工作对接，更具有针对性和实践性。

2. 精选编写队伍，汇集权威专家智慧

　　主编遴选严格按照程序进行，经过院校推荐、国家中医药管理局教材建设专家指导委员会专家评审、编审专家组认可后确定，确保公开、公平、公正。编委优先吸纳教学名师、学科带头人和一线优秀教师，集中了全国范围内各高等中医药院校的权威专家，确保了编写队伍的水平，体现了中医药行业规划教材的整体优势。

3. 突出精品意识，完善学科知识体系

　　结合教学实践环节的反馈意见，精心组织编写队伍进行编写大纲和样稿的讨论，要求每门教材立足专业需求，在保持内容稳定性、先进性、适用性的基础上，根据其在整个中医知识体系中的地位、学生知识结构和课程开设时间，突出本学科的教学重点，努力处理好继承与创新、理论与实践、基础与临床的关系。

4. 尝试形式创新，注重实践技能培养

为提升对学生实践技能的培养，配合高等中医药院校数字化教学的发展，更好地服务于中医药教学改革，本套教材在传承历版教材基本知识、基本理论、基本技能主体框架的基础上，将数字化作为重点建设目标，在中医药行业教育云平台的总体构架下，借助网络信息技术，为广大师生提供了丰富的教学资源和广阔的互动空间。

本套教材的建设，得到国家中医药管理局领导的指导与大力支持，凝聚了全国中医药行业高等教育工作者的集体智慧，体现了全国中医药行业齐心协力、求真务实的工作作风，代表了全国中医药行业为"十三五"期间中医药事业发展和人才培养所做的共同努力，谨向有关单位和个人致以衷心的感谢！希望本套教材的出版，能够对全国中医药行业高等教育教学的发展和中医药人才的培养产生积极的推动作用。

需要说明的是，尽管所有组织者与编写者竭尽心智，精益求精，本套教材仍有一定的提升空间，敬请各高等中医药院校广大师生提出宝贵意见和建议，以便今后修订和提高。

国家中医药管理局教材建设工作委员会办公室

中国中医药出版社

2016 年 6 月

编写说明

　　《五官科护理学》是全国中医药行业高等教育"十三五"规划教材之一，是全国中医药院校护理专业国家级规划教材。本教材是根据国务院《中医药健康服务发展规划（2015—2020年）》《教育部等六部门关于医教协同深化临床医学人才培养改革的意见》（教研〔2014〕2号）的精神，在国家中医药管理局教材建设工作委员会宏观指导下，以全面提高中医药人才的培养质量、积极与医疗卫生实践接轨、为临床服务为目标，依据中医药行业人才培养规律和实际需求，由国家中医药管理局教材建设工作委员会办公室组织建设的，旨在正本清源，突出中医思维方式，体现中医药学科的人文特色和"读经典，做临床"的实践特点。本教材适用于护理学等专业本科生学习，也可作为专升本、继续教育和执业护士资格考试教材使用，还可供其他临床学科的医护人员学习参考。

　　《五官科护理学》分为眼科护理学、耳鼻咽喉科护理学和口腔科护理学三篇，每篇分别介绍眼、耳鼻咽喉及口腔的解剖与生理、护理概述和疾病护理。全书共有79个疾病护理，主要项目有病因与发病机理、护理评估、处理原则、护理诊断、护理目标、护理措施、结果评价和辨证施护等。在各科疾病护理的有关章节中，重点介绍多发病、常见病、急重症的护理。通过疾病的护理知识介绍，来掌握护理程序，提高学生的护理能力和素质。同时注重治疗与护理紧密结合，突出医学模式和护理学模式的转变，充分体现以健康为中心，紧密围绕整体护理的现代护理理念。

　　本教材的编写力求定义准确，概念清楚，结构严谨，层次分明，重点突出。较上一版教材突出了中医药治疗技术，增加了部分现代检查技术及常见病的护理。编写过程中采取中西医能结合则结合、不能结合则合编的原则，其深度和广度以培养目标为依据，尽可能系统地体现五官科护理学的基本理论、基本知识、基本技能，重点突出中医护理专业的特点，以护理学程序为主线，以整体护理为指导思想，既体现中医护理特色，又体现现代五官科护理学新知识、新技术、新进展，实现中医护理学与现代护理学的优势互补，力求使之成为符合中医护理、中西医结合护理本科专业需要的，与培养目标相适应的教材。

　　本教材第一章由喻京生、马芬俞编写，第二章由黄少兰、高卫萍编写，第三章由仝警安编写，第四章由欧阳丽编写，第五章由郑玉红编写，第六章由高卫萍编写，第七章由陈美荣编写，第八章由李翔编写，第九章由王世革、彭华编写，第十章、第十一章由吴西西编写，第十二章由黄冰林编写，第十三章由忻耀杰编写，第十四章由张留巧编写，第十五章由王敏编写，第十六章由韩梅编写，第十七由裴秋萍编写，第十八章由何伟平编写，第十九章由李连红编写，第二十章、第二十一章、第二十二章由胡淳编写。

　　本教材数字化工作是在国家中医药管理局中医药教育教学改革研究项目的支持下，由中国中医药出版社资助展开的。该项目（编号：GJYJS16095）由喻京生教授负责，各编委参与。

本教材在编写过程中得到了国家中医药管理局和各兄弟院校的各级领导和同仁的关怀支持，尤其上一版教材为本书的编撰奠定了良好的基础，湖南中医药大学第一附属医院眼科颜家朝、喻娟、龙辉、易妙在本教材的编写及统稿过程中做了大量的工作，在此一并表示诚挚的感谢。

本教材的编写花费了大量的时间和心血，如仍存在不足之处，敬请同道和读者在使用过程中提出宝贵意见，以便再版时进一步完善。

《五官科护理学》编委会

2016 年 6 月

目　录

第一章　眼的解剖与生理

眼是视觉器官，包括眼球、视路和眼附属器三部分。

眼球接受外界信息形成神经冲动，由视路向视皮质传递而完成视觉功能。眼附属器对眼球起到保护、运动等辅助作用。

第一节　眼球的解剖与生理

眼球近似球形，由两个不同弯曲半径的球面对合而成，正常成人的眼球大小为前后径24mm、垂直径23mm、横径（水平）23.5mm。

眼球位于眼眶前部，周围有眶脂肪包裹，前面有眼睑保护。眼球向前平视时，突出于外侧眶缘 12 ~ 14mm，一般两眼突出度相差不超过 2mm。眼球的前端暴露于外，易遭受外伤。

眼球由眼球壁和眼球内容物两部分组成（图 1-1）。临床上习惯将眼球分为眼前段和眼后段，常以晶状体后极为切面，切面以前为眼前段，其后为眼后段。

图 1-1　眼球水平切面示意图

一、眼球壁

眼球壁分三层：外层为纤维膜，中层为葡萄膜，内层为视网膜。

（一）外层（纤维膜）

外层称纤维膜，由坚韧致密的纤维组织构成，前 1/6 为透明的角膜，后 5/6 为瓷白色的巩膜，二者移行处为角巩膜缘。主要功能为保护眼内组织和维持眼球形状。

1.角膜　位于眼球前极的中央，为稍向前突的透明组织，其形略呈横椭圆。成人的角膜横径为 11.5 ～ 12mm，垂直径为 10.5 ～ 11mm。

角膜前表面的水平方向曲率半径约为 7.8mm，垂直方向曲率半径约为 7.7mm，后部表面的曲率半径为 6.22 ～ 6.8mm。角膜的厚度中央为 0.5 ～ 0.64mm，周边约为 1mm。

角膜的组织结构从外向内分为五层（图 1-2）。

（1）上皮细胞层　是结膜上皮的延续。由 5 ～ 6 层鳞状上皮细胞构成，排列整齐，表层无角化。上皮细胞的再生能力极强，损伤后修复快且不遗留瘢痕。因是结膜上皮层的延续，病变时可相互影响。

（2）前弹力层　是一种无细胞成分的均质透明薄膜，终止于角膜周边部，与上皮层界限不清。前弹力层为实质层特殊分化而成，损伤后不能再生。其损伤后由新生的结缔组织代替，形成较薄的瘢痕组织，临床称为云翳。

图 1-2　角膜横切面示意图

（3）基质层　占角膜厚度的 90%，由与角膜表面平行的胶原纤维束薄板组成。纤维薄板排列规则，屈光指数相同，该层向周围延伸至巩膜组织中，病变时多相互影响。基质层无再生能力，病变或损伤后由不透明的瘢痕组织代替。

（4）后弹力层　是一层较坚韧的透明均质膜，由胶原纤维组成，在前房角处分成细条并移行到小梁组织中。该膜由内皮细胞分泌而来，实为内皮细胞层的基底膜，损伤后可再生。

（5）内皮细胞层　由六角形的单层扁平细胞构成。位于角膜最内面，紧贴后弹力层。角膜内皮细胞数随年龄的增长而逐渐减少，正常为 $2899 \pm 410/mm^2$，细胞间紧密连接，具有角膜 – 房水屏障功能。正常情况下房水不能透过此层渗入到角膜组织里，当其损伤后房水就可透过该层渗入到角膜组织引起基质层水肿。内皮细胞损伤后不能再生，受损后缺损区由邻近细胞扩张和移行来覆盖。如果内皮细胞失去代偿功能，角膜会发生水肿或大泡性角膜病变。

角膜表面有一层泪膜，称角膜前泪膜。泪膜分为三层：表面为脂质层，中间为水液层，底部为黏蛋白层。主要具有润滑角膜，防止角膜干燥，供给角膜氧气等作用。

角膜富含三叉神经末梢，感觉极其灵敏。角膜透明、无血管，其营养代谢主要来自房水、泪膜和角膜缘血管网。角膜是眼球重要的屈光介质之一，总屈光力为 43D，占全眼屈光力的 70%。

2.巩膜　由致密的相互交错的胶原纤维组成。位于眼球的中后部分，占整个纤维膜的 5/6。巩膜前接角膜缘，外由眼球筋膜及球结膜覆盖，内面紧贴睫状体、脉络膜；其后在与视神经相交处分成内外两层，外 2/3 移行于视神经鞘膜，内 1/3 呈细小筛状孔，此处极薄，称为巩膜筛板，视神经纤维束由此穿出眼球。巩膜厚度差异较大，视神经周围最厚约 1mm，各直肌附着处较薄约为 0.3mm，巩膜筛板处最薄。因此，巩膜筛板处抵抗力弱，易受眼内压的影响，若眼压升高压迫视盘会出现生理凹陷加深、扩大的病理改变。

组织学上巩膜由表层巩膜、巩膜实质层及棕黑板层构成。

巩膜呈乳白色，不透明，质地坚韧，有弹性，且坚固。表面组织富有血管、神经，炎症时疼痛较明显；深层组织血管、神经少，代谢缓慢，病变时反应不剧烈，病程多较长。

3. 角巩膜缘　从透明角膜嵌入不透明巩膜的过渡区域，没有十分明确的界线，宽约 1mm。组织学上多认为角巩膜缘前界起于角膜前弹力层止端，后缘为角膜后弹力层止端。角膜、巩膜和结膜三者在此处结合，是内眼手术的常用切口部位或重要标志。

角巩膜缘内面是前房角组织。前房角前界的标志为 Schwalbe 线，依次为小梁网、Schlemm 管、巩膜突、睫状体带及虹膜根部。前房角是房水排出的主要通道。

角巩膜缘的血管网主要由表面的结膜后动脉与深部的睫状前动脉的小分支联络构成，可供给角膜营养。

（二）中层（葡萄膜）

葡萄膜具有丰富的血管及色素，故又称血管膜或色素膜。由于有丰富的血管和色素，所以具有供给眼球营养、遮光和暗室的作用。

葡萄膜从前至后分为三部分：虹膜、睫状体、脉络膜，其组织相互衔接。

1. 虹膜　是位于角膜后面的圆盘状薄膜，为葡萄膜最前面的部分。其周边根部与睫状体相连，向中央延伸到晶状体前面，将眼球前部腔隙隔成前房和后房两部分，虹膜悬在房水中。虹膜表面有高低不平的放射状隆起的条纹，形成虹膜纹理和隐窝。

虹膜内缘于中央形成圆孔，称瞳孔，其直径为 2.5 ~ 4mm。瞳孔的大小与年龄、屈光及精神状态等因素有关。瞳孔周围有呈环行排列的瞳孔括约肌，受副交感神经支配，兴奋时具有缩小瞳孔的作用；还有呈放射状排列的瞳孔开大肌，受交感神经支配，兴奋时具有散大瞳孔的作用。通过瞳孔括约肌和瞳孔开大肌的交替及相互制约作用，瞳孔可缩小、散大，以调节进入眼内的光线。当光线直接照射一眼瞳孔时，引起两眼瞳孔均缩小的现象称为瞳孔光反射。光照眼的瞳孔缩小称直接对光反射，对侧眼的瞳孔缩小称间接对光反射。眼视近时瞳孔缩小，并发生调节和集合作用，称为瞳孔近反射。此系大脑皮质的协调作用，即传入路与视路伴行到视皮质，传出路为由视皮质发出的纤维经枕叶 – 中脑束至中脑的 Eolinger–Westphal 核（简称 E–W 核）和动眼神经内直肌核，随动眼神经达瞳孔括约肌、睫状肌和内直肌，以完成瞳孔缩小、调节和集合的作用。

组织学上，虹膜主要由前面的基质层和后面的色素上皮层构成。基质层是由疏松的结缔组织和虹膜色素细胞组成的框架网，神经、血管行走其间。虹膜基质内有丰富的动脉、静脉和毛细血管，被丰富的色素掩盖，正常情况下看不到血管。虹膜的颜色取决于基质内色素细胞的色素含量，色素致密则虹膜呈棕色，色素较少则虹膜呈蓝色或灰色。色素上皮层分前、后两层，两层细胞中均含丰富而致密的黑色素，故虹膜后面呈深黑颜色。后层的色素上皮在瞳孔缘向前翻转为一条细窄的黑色环形花边，称瞳孔领。

虹膜具有丰富的血管和密布的三叉神经纤维网，感觉特别敏锐。炎症时，虹膜出现肿胀，纹理消失，并伴有剧烈的眼痛及大量的渗出，甚至出血。

2.睫状体 睫状体位于巩膜后，前接虹膜根部，后与脉络膜相连，是宽 6～7mm 的环带组织。其色深褐，矢状面约呈三角形，基底朝向虹膜根部。前 1/3 肥厚，称睫状冠，宽约 2mm，富含血管，有 70～80 个纵行放射状突起，称睫状突；后 2/3 薄而扁平，称为睫状体扁平部。扁平部与脉络膜相连处呈锯齿状，称锯齿缘（图 1-3）。睫状突的上皮细胞产生房水，房水可供给眼球内组织的营养，维持眼内压。

睫状体主要由睫状肌和睫状上皮细胞组成。睫状肌由外侧的纵行、中间的放射状和前内侧的环行三组肌纤维组成，为平滑肌，受副交感神经支配。睫状体与晶状体赤道部由纤细的晶状体悬韧带联系（图 1-4）。睫状肌的舒缩，使晶状体起调节作用和房水外流作用，即睫状肌之环行肌纤维收缩时，晶状体悬韧带松弛，晶状体借助本身弹性变凸，屈光力增加，以达到视近的目的，这一作用称为调节。其中纵行肌纤维收缩，牵引前部的脉络膜，将巩膜突向后拉，使前房角开放，有利于房水的外流。此外，若睫状肌长时间收缩会出现调节过度而发生近视现象；又因牵引前部脉络膜影响锯齿缘部的视网膜，可造成视网膜的囊样变性，甚至发生周边视网膜裂孔。

图 1-3 睫状体的后面观示意图

图 1-4 睫状体矢状面示意图

睫状体有来自睫状长、短神经的感觉神经，并在睫状肌中形成神经丛，分布密集，又富含血管，故炎症时眼痛、渗出明显。

3.脉络膜 前接睫状体扁平部的锯齿缘，向后止于视盘周围，介于巩膜与视网膜之间。脉络膜由外向内分为：①脉络膜上腔，为血管神经通过的要道，睫状后长动脉、睫状后短动脉、睫状神经等从此通过；②大血管层，血管的网状条纹特别显著，是豹纹状眼底的由来；③中血管层；④脉络膜毛细血管层；⑤玻璃膜，为无结构的透明组织，与视网膜的色素上皮层紧密相连。

脉络膜的血液主要来自睫状后短动脉。此处血管极多，血容量也大，有眼球的血库之称，占眼球血液总量的 65% 左右，供给视网膜外层和玻璃体的营养，但因血流出入口均较小，血流缓慢，故血中病原体易在此停留而产生病变。脉络膜的毛细血管通透性高，小分子的荧光素易于渗漏，而大分子的吲哚菁绿不易渗漏，所以吲哚菁绿能较好地显示脉络膜血管的影像。

脉络膜含有丰富的色素，有遮光作用，使眼球形成暗箱，确保成像清晰。脉络膜不含感觉神经纤维，炎症时无疼痛感。

（三）内层（视网膜）

视网膜为透明膜，位于脉络膜与玻璃体之间，前至锯齿缘，后至视盘周围。

视网膜由外向内分为 10 层（图 1-5）。

（1）**色素上皮层**　是视网膜的最外层，与脉络膜的最内层玻璃膜紧密相连。色素上皮细胞（RPE）是单层六角形细胞，可选择性地运送脉络膜与视网膜外层之间的营养和代谢产物，能吞噬、消化光感受器外节脱落的盘膜。色素上皮细胞间有紧密连接，又称封闭小带，能避免脉络膜血管正常漏出液中的大分子物质进入视网膜，具有血 – 视网膜外屏障的作用，亦称视网膜 – 脉络膜屏障。色素上皮细胞中含有一种色素颗粒即紫褐质，它是一种很活跃的细胞，在多种眼底病中起着重要作用。如视网膜色素变性中，

图 1-5　视网膜组织学示意图

色素上皮一部分增生，一部分萎缩，增生的色素上皮进入视网膜内，沉着在视网膜血管外，形成骨细胞样的色素沉着。而老年人色素上皮细胞萎缩，色素减少，在眼底可见脉络膜的血管条纹，多呈豹纹状。

（2）**视锥、视杆细胞层**　又称光感受器细胞层。由光感受器内、外节组成。视锥细胞主要分布在黄斑及中心凹，感受明光，分辨颜色，具有明视觉和主管色觉的作用。视杆细胞分布在黄斑区以外的视网膜，越近黄斑区数量越少，至黄斑中心凹则无此种细胞。视杆细胞感受弱光，司暗视觉。视杆细胞的感光色素为视紫红质，它需要维生素 A 才能合成，当维生素 A 缺乏，视杆细胞功能障碍，就会产生夜盲。

（3）**外界膜**　是一网状薄膜，网眼大小不一，视锥细胞经过的网眼较视杆细胞的网眼大。

（4）**外核层**　又称外颗粒层，由光感受器细胞核组成。此层没有血管，营养来自脉络膜。

（5）**外丛状层**　为疏松的网状结构，是视锥细胞、视杆细胞和双极细胞树突、水平细胞突起相连接的突触部位。

（6）**内核层**　又称内颗粒层，主要由双极细胞、水平细胞的细胞核组成。水平细胞为神经胶质细胞，具有联络和支持的作用。

（7）**内丛状层**　主要由双极细胞与神经节细胞相互接触形成突触的部位。

（8）**神经节细胞层**　由神经节细胞核组成。

（9）**神经纤维层**　由神经纤维构成。神经纤维最后集中形成视神经盘。该层血管丰富。

（10）**内界膜**　是介于视网膜和玻璃膜间的一层透明薄膜。

光感受器为第一神经元；双极细胞为第二神经元，联系第一与第三神经元；神经节细胞是第三神经元。

视觉的形成是视信息在视网膜内形成视觉神经冲动，由光感受器、双极细胞、神经节细胞这三个神经元传递，沿视路将信息传递到视中枢而形成。

视网膜上的重要组织有黄斑、视网膜的血管及视盘等。黄斑位于视盘颞侧约 3mm 处，呈横椭圆形凹陷区，正中为中心凹。中心凹为视力最敏锐的地方，中心凹处可见反光亮点，称中心凹光反射。黄斑区中央部分为无血管区，因其色素上皮细胞排列紧密，含色素较多，再加之

下面的脉络膜血管网特别厚，因此颜色较深。黄斑区纤维分为上下，约呈水平线样弧形排列，此束纤维称黄斑乳头束。此外，黄斑部外丛状层较厚，容易吸收水分而发生水肿，又因无毛细血管，故水肿时难以消退。

视网膜的血管包括视网膜中央动脉和中央静脉，分为颞上支、颞下支、鼻上支和鼻下支，分布在视网膜上，静脉与同名动脉伴行。

视盘位于眼底后极部，是视网膜神经节细胞发出的神经纤维汇集的部位。呈圆形或椭圆形，其色为不均匀的淡红色，直径约 1.5mm，又称视乳头。其中央或稍偏颞侧有一凹陷，称生理凹陷，中央动、静脉由此通过。视盘仅有神经纤维而无视网膜的其他各层，因此无视觉功能，即视野检查时会出现盲点，称生理盲点。视盘的血液供应：其表面的神经纤维层由视网膜中央动脉的毛细血管供给，筛板和筛板前由睫状后短动脉的分支供给。

二、眼内容物

眼内容物包括房水、晶状体、玻璃体，三者均为透明体。房水、晶状体、玻璃体连同角膜一并构成眼的屈光介质，又称屈光系统，是光线进入眼内并到达视网膜的通路。

（一）房水

由睫状突的上皮细胞产生，并充满后房、前房。房水循环途径：产生的房水首先进入后房，经过瞳孔到前房，从前房角小梁进入 Schlemm 管，通过房水静脉，最后流入巩膜表面睫状前静脉回到血液循环（图 1-6）。此外，有少部分房水由虹膜表面吸收和从脉络膜上腔排出。其主要成分为水，另含少量乳酸、维生素 C、葡萄糖、肌醇、谷胱甘肽、尿素、钠、钾、蛋白质等。主要功能是营养角膜、晶状体和玻璃体，调节眼内压。

图 1-6　房水循环示意图

1. 前房　角膜后面，虹膜和瞳孔前面，周围以前房角为界的空间称前房。前房内充满房水，中央深度为 2.5～3mm，周边稍浅。

2. 后房　虹膜、瞳孔后面，睫状体前端和晶状体前面的环形腔隙称后房。其间充满房水。

（二）晶状体

位于虹膜后面，玻璃体的前面。是富有弹性的形如双凸透镜的透明体，前面弯曲度较后面小。前后面的环行交界周称晶状体赤道部，前面的顶点为晶状体前极，后面顶点称后极。晶状体的直径约为 9mm，厚度为 4～5mm。

晶状体分为晶状体囊膜、晶状体皮质、晶状体核。晶状体悬韧带是晶状体与睫状体连接的小带。

晶状体是眼屈光介质的重要组成部分，其屈光度约为 19D 的凸透镜可滤去部分紫外线，对视网膜有一定的保护作用。通过睫状肌的舒缩，使晶状体悬韧带或松或紧，晶状体随之变凸或扁平，以完成眼的调节功能。随着年龄的增长，晶状体弹性减弱，调节减退而出现老视。

晶状体无血管，营养来自房水。若晶状体受损或房水代谢发生变化，可出现混浊，临床称之为白内障。

（三）玻璃体

1. 玻璃体腔　是晶状体赤道及睫状体之后，由视网膜包绕的腔体。内由透明的胶质体填充。

2. 玻璃体　在玻璃体腔内，占眼球内容积的 4/5。玻璃体为透明的胶质体，其中 99% 为水。玻璃体前面有一凹面，称玻璃体凹，以容纳晶状体。玻璃体的其他部分与视网膜和睫状体相贴，在视盘边缘、黄斑中心凹附近及锯齿缘前 2mm 和后 4mm 区域紧密粘连。其前部表面和晶状体后囊间有圆环形粘连，青少年时期粘连紧密，老年时变松弛。

玻璃体为眼重要的屈光介质之一，对视网膜和眼球壁还起着支撑的作用。玻璃体无血管，营养来自脉络膜和房水。

第二节　视　路

视路是视觉信息从视网膜光感受器到大脑枕叶视中枢的传导路径。即从视神经开始经过视交叉、视束、外侧膝状体、视放射至大脑枕叶的神经传导路径（图 1-7）。

图 1-7　视路及其损害示意图

一、视神经

视神经是从视盘起至视交叉的这段神经。总长度 42～50mm，分为眼内段、眶内段、管内段及颅内段四部分。

1. 眼内段　是从视盘开始，视神经纤维成束穿过巩膜筛板，长约 1mm 的部分。此段神经纤维无髓鞘，故质地透明，以后为有髓鞘的神经纤维。由视网膜动脉分支和睫状后短动脉分支供血。

2. 眶内段　从巩膜后孔到骨性神经管（孔）前端，此段长 25～30mm，呈 S 形弯曲，便于眼球转动。视神经外由神经鞘膜包裹，此鞘膜从三层脑膜延续而来，鞘膜间隙与颅内同名间隙相通，其内充满脑脊液。血供来自眼动脉分支和视网膜中央动脉分支。在视神经孔处，视神经被眼外肌的起端包围，其中上直肌和内直肌与神经鞘膜紧密粘连，当发生球后视神经炎时，眼球转动就可产生球后牵引疼痛。

3. 管内段   是通过颅骨视神经管的部分，长 5 ～ 10mm。其鞘膜与骨膜紧密粘连，使视神经得以固定。若该管外伤或骨折时，可导致视神经损伤。其血液供应主要来自眼动脉。

4. 颅内段   是视神经出视神经管进入颅内到视交叉前角的部分，长约 10mm，位于蝶鞍之上。由颈内动脉和眼动脉供血。

二、视交叉

位于颅内蝶鞍上方。为长方体，横径约 12mm，前后径约 8mm，厚 2 ～ 5mm 的神经组织。两眼视神经纤维在该处进行部分交叉，即来自视网膜鼻侧的纤维在此处交叉到对侧，来自两眼视网膜颞侧的纤维在此处不交叉。若邻近组织炎症影响或肿块压迫时，可见两眼颞侧偏盲。

三、视束

在视交叉后重新排列的左右各一束神经称为视束。这段神经束由一眼颞侧神经纤维与另一眼鼻侧神经纤维组成，绕过大脑脚至外侧膝状体。因此，一侧视束发生病变时，可见两眼同侧盲。

四、外侧膝状体

为视觉的皮质下中枢，位于大脑脚外侧。视网膜神经节细胞发出的神经纤维在此同外侧膝状体的神经节细胞形成突触，其中的神经节细胞是视路最后的神经元。由此神经元发出的纤维形成视放射，为视分析器的低级视中枢。

五、视放射

是外侧膝状体换神经元后发出的神经纤维，向下呈扇形展开，分成三束，到达枕叶。是联系外侧膝状体和大脑枕叶皮质的神经纤维结构。

六、视皮质

位于大脑枕叶皮质的矩状裂上、下唇和枕叶纹状区，全部视觉纤维在此终止，是人类视觉的最高中枢。

视路中视觉纤维在各段排列不同，当中枢神经系统发生病变或受损时，可表现出特定的视野异常，从而对病变及损伤定位诊断具有十分重要的意义。

第三节   眼附属器的解剖与生理

眼附属器包括眼眶、眼睑、结膜、泪器和眼外肌五部分。

一、眼眶

眼眶是略呈四边锥形的骨腔，尖端向后，底边向前，成人眶深为 4 ～ 5cm，由额骨、蝶骨、筛骨、腭骨、泪骨、上颌骨和颧骨七块颅骨组成。眼眶内侧壁骨质很薄，外侧壁较厚，上方有颅腔和额窦，内侧有筛窦和鼻腔，下方有上颌窦。内侧壁前下方为泪囊窝，眶外上角有泪腺窝。

眼眶内容纳有眼球、视神经、眼外肌、泪腺、血管、神经、筋膜及眶脂肪。筋膜及脂肪共同形成软垫，可减少对眼球的震动。

眼眶骨壁的主要结构如下。

1. 视神经孔及视神经管　视神经孔位于眶尖，呈圆形，直径 4～6mm。视神经孔后是与颅腔相通的视神经管，管长 4～9mm，视神经及三层鞘膜、眼动脉和交感神经的一些小支从此穿过。若骨折可压迫视神经，导致视神经病变。

2. 眶上裂　在眶上壁和眶外壁分界处，为一长形裂孔，沟通颅中窝。眼的动眼神经、滑车神经、外展神经、三叉神经的眼支、交感神经纤维丛和眼上静脉由此通过。此处受伤波及通过的神经和血管时，则发生眶上裂综合征。

3. 眶下裂　在眶下壁与眶外壁之间，有三叉神经的第二支、眶下静脉及眶下神经等通过。

4. 眶上切迹　在眶上缘偏内侧，有眶上动静脉、三叉神经第一支和眶上神经经过，为眶上神经痛的压痛点。

5. 眶下孔　在眶下缘正中下方，距眶缘约 4mm 处，有眶下神经通过，是泪囊手术的麻醉部位之一。

此外，有一肌圆锥（又称总腱环），在眶尖前 10mm 处，此处有睫状神经节，是内眼手术球后麻醉的关键部位。

眼眶的动脉来自颈内动脉。眼眶静脉最终汇于海绵窦与颅腔静脉吻合。

二、眼睑

位于眼眶外面及眼球前面。分上睑、下睑。上下睑之间的裂隙称睑裂，眼睑游离缘称睑缘。睑缘有排列整齐的睫毛。上下睑缘的联合处，在外成锐角的称外眦，在内成钝角的称内眦。在上下睑缘近内眦处各有一个乳头状突起，中有一小孔，称泪点（泪小点），是泪液排泄路径的起点。内眦处结膜上有一肉状隆起，称为泪阜。（图 1-8）

图 1-8　眼睑外观

眼睑由外向内分为五层。

1. 皮肤层　眼睑皮肤是人体最薄的皮肤之一，细嫩而富有弹性，容易形成皱褶，年老时尤为显著。眼睑皮肤的血液供给非常丰富，因此外伤后，伤口愈合迅速。

2. 皮下组织层　为疏松的呈蜂窝状的结缔组织，有少量脂肪。由于组织结构的特点，每当炎症、外伤时，眼睑易出现水肿、瘀血。

3. 肌肉层　包括眼轮匝肌和上睑提肌。

（1）眼轮匝肌　属横纹肌。在眶部和睑部，环绕上下眼睑一周，肌纤维走形与睑裂平行，受面神经支配，收缩时眼睑闭合。面神经麻痹时，眼轮匝肌失去收缩作用，眼睑不能闭合，易发生暴露性结膜角膜炎。

（2）上睑提肌　起于眶尖视神经孔前的总腱环，沿眶上壁向前行，止于睑板前面。肌纤维呈扇形展开，前部薄而宽的腱膜穿过眶隔，部分纤维穿过眼轮匝肌止于上睑皮肤下，形成双重睑。上睑提肌由动眼神经支配，提起上睑，开启睑裂。若动眼神经麻痹则出现上睑下垂。

4. 睑板层　由致密的结缔组织和丰富的弹力纤维组成的半月形软骨样板，是上下睑的支架组织。两端与内外眦韧带相连，借此固定在眼眶内外侧眶缘上。睑板上有纵行排列的睑板腺，腺口开于睑缘。睑板腺分泌类脂质，参与泪膜的构成并对眼表面起润滑作用。

5. 睑结膜层　是紧贴在睑板后面的黏膜层，薄而透明，表面光滑，正常情况下可见小血管走行和透见部分睑板腺管。上睑结膜距睑缘后唇约 2mm 处有一与睑缘平行的浅沟，较易存留异物。

眼睑的血管来自颈外动脉的面动脉支的浅部动脉血管丛和颈内动脉的眼动脉分支的深部动脉血管丛。浅部静脉回流到颈内、外静脉，深部静脉最后汇入海绵窦。

眼睑由三叉神经司感觉。

眼睑具有保护眼球的作用。眼睑通过瞬目使泪液润湿眼球表面，以保持角膜的光泽，同时还可清除眼球表面的灰尘及细菌。

三、结膜

结膜是一层薄而光滑透明的黏膜。起于睑缘，止于角巩膜缘，覆盖在眼睑后面和眼球前面。按其解剖位置分为睑结膜、球结膜、穹隆结膜。这三部分结膜和角膜在眼球前面形成一个以睑裂为开口的囊状间隙，称结膜囊（图 1-9）。

1. 睑结膜　覆盖在睑板后面的结膜。

2. 球结膜　覆盖在眼球前部的巩膜表面，终于角巩膜缘，推之可移动。球结膜和巩膜之间为眼球筋膜。在角膜缘外宽约 3mm 范围的球结膜与其下的筋膜和巩膜组织紧密相粘。在内眦部有一个半月形的结膜皱褶，称半月皱襞，相当于低等动物的第三眼睑。半月皱襞的鼻侧有泪阜。

图 1-9　结膜囊示意图

3. 穹隆结膜　即睑结膜与球结膜之间的结膜，是结膜组织最松弛的部分，成水平皱褶，便于眼球活动。

结膜主要有睑结膜和穹隆结膜的上皮细胞层内的杯状细胞分泌黏液；穹隆结膜有副泪腺，可分泌泪液。泪液为弱碱性的透明液体，其中 98.2% 为水，含少量无机盐和蛋白，还含有溶菌酶、免疫球蛋白 A、补体系统、β 溶素和乳铁蛋白。黏液和泪液滋润结膜、角膜，减少摩擦，起到一定的保护作用。此外，泪液还具有杀菌和预防感染的作用。

结膜的血管来自眼睑动脉弓和睫状前动脉。前者分布在睑结膜、穹隆结膜和距角膜缘 4mm 以外的球结膜，充血时以靠近穹隆部更显著，称为结膜充血；后者在角巩膜缘 3～5mm 处分出细小的巩膜上支，组成角膜缘周围血管网，并分布于球结膜，充血以角巩膜缘为甚，称为睫状充血。不同的充血对眼部病变部位的判断有重要意义。

结膜的感觉由三叉神经支配。

四、泪器

泪器包括分泌泪液的泪腺和排泄泪液的泪道。前者由泪腺和副泪腺组成，后者由泪小点、泪小管、泪囊和鼻泪管组成（图 1-10）。

图 1-10 泪器示意图

1. 泪腺 位于眼眶前外上方的泪腺窝内，由结缔组织固定在眶骨膜上。正常时从眼睑不能触及。泪腺分泌泪液，排出管开口在外侧上穹隆结膜。如遇外来的物质刺激，泪腺可分泌大量泪液。大量的泪液具有冲洗和排除微小异物的作用。

此外，尚有位于穹隆结膜的 Krause 腺和 Wolfring 腺分泌浆液，称为副泪腺。

2. 泪道 为泪液排出的通道，包括泪点、泪小管、泪囊及鼻泪管。

（1）泪点 位于内眦上、下睑缘，呈乳头状隆起，中有一小孔，直径为 0.2 ~ 0.3mm，开口紧贴于眼球表面，是泪液排出的起点。

（2）泪小管 是连接泪点与泪囊的小管，从泪点开始垂直深 1 ~ 2mm，然后呈水平位转向泪囊，全长约 8mm。上、下泪小管合并成泪总管，进入泪囊，亦有直接进入泪囊的。

（3）泪囊 位于泪骨的泪囊窝内，在内眦韧带的后面。泪囊上方为圆形的盲端，下方与鼻泪管相连接。泪囊长约 12mm，前后宽 4 ~ 7mm，左右宽 2 ~ 3mm。

（4）鼻泪管 上接泪囊，向下开口于下鼻道的前部，全长约 18mm。鼻泪管下端开口处有一半月形瓣膜，系胚胎期的残留物，出生后若未能开放可发生新生儿泪囊炎。

泪液排出到结膜囊后，一部分蒸发，一部分靠瞬目运动分布在眼球的前表面，经泪道排入鼻腔。

五、眼外肌

眼球的运动，依赖六条眼外肌。每眼有四条直肌，二条斜肌。直肌是上直肌、下直肌、内直肌和外直肌；斜肌是上斜肌和下斜肌。

下斜肌起于眼眶下壁前内侧，附着于眼球赤道部后外侧的巩膜上；其余五条眼外肌，即上直肌、下直肌、内直肌、外直肌及上斜肌都起于视神经孔前的总腱环。上斜肌的上端附着在眼球外上方的巩膜上，而四条直肌止端均附着在巩膜上，按内直肌、下直肌、外直肌、上直肌为序，它们的止端附着点与角膜缘的距离分别约为 5.5mm、6.5mm、6.9mm、7.7mm。上斜肌由滑车神经支配，外直肌由外展神经支配，其余四条眼外肌均由动眼神经支配。

内、外直肌收缩使眼球转向该肌所在的方向。上、下直肌由于肌轴与视轴呈 23°角，当收缩时，主要功能是使眼球上、下转动，次要功能是使眼球内转和内、外旋。上、下斜肌肌轴与视轴呈 51°角，当收缩时，上斜肌的主要功能是内旋，下斜肌是外旋；上斜肌的次要功能是下转、外转，下斜肌的次要功能是上转、外转。

第四节　眼的血液循环与神经支配

一、血管及血液循环

眼球的血液供应来自眼动脉。

（一）动脉

动脉主要有眼动脉分出的视网膜中央动脉和睫状血管系统。

1. 视网膜中央动脉　为眼动脉眶内段的分支。在眼球后 9~12mm 处进入视神经中央，前行至视盘穿出，在视网膜上分为颞上、颞下、鼻上、鼻下动脉，然后逐级分为若干小支，直达锯齿缘，以营养视网膜内五层。黄斑部中心凹无血管分布，由脉络膜毛细血管网供应营养。视网膜中央动脉属终末动脉，一旦发生阻塞，可导致视网膜严重损害而影响视力。

视网膜血管是人体唯一在检眼镜下可直接观察到的血管，有助于临床诊断和病情的判断。

2. 睫状血管　营养除视网膜内五层和部分视神经以外的整个眼球。包括以下动脉：

（1）睫状后短动脉　是眼动脉的分支，分为鼻侧和颞侧两支，在视神经周围穿过巩膜进入脉络膜内再逐级分支直至毛细血管，呈小叶分布，营养脉络膜和视网膜的外五层。

（2）睫状后长动脉　由眼动脉分出 2 支，自视神经鼻侧和颞侧穿入巩膜，经脉络膜上腔达睫状体部，大多数分支到睫状体前部及虹膜根部，与睫状前动脉吻合，组成虹膜大环，大环再发出一些小支，在近瞳孔缘处形成虹膜小环。供虹膜、前部脉络膜和睫状体营养。

（3）睫状前动脉　由眼直肌的动脉在肌腱止端处分支而来，其中 1 支在距角膜缘 3~5mm 处，垂直穿入巩膜到睫状体，参与虹膜动脉大环，供虹膜和睫状体营养。较小的巩膜上支前行至角膜缘，组成角膜缘血管网，并发出小支至前部球结膜，称为结膜前动脉，小的巩膜内支穿过巩膜，终止于 Schlemm 管周围，供角膜、结膜营养。

（二）静脉

眼球的静脉回流主要为：

1. 视网膜中央静脉　与视网膜中央动脉伴行，收集视网膜内五层的静脉血液，经眼上静脉或直接进入海绵窦。视网膜动脉颜色较红，管径较细，静脉颜色较暗，管径较粗，动、静脉管径之比为 2:3。

2. 涡静脉　在眼球赤道部后方有 4~6 条，收集部分虹膜、睫状体和全部脉络膜的血液，在直肌之间距角膜缘 14~25mm 处，斜穿出巩膜，通过眼上、下静脉进入海绵窦。

3. 睫状前静脉　收集虹膜、睫状体的血液，经眼上、下静脉，大部分由眶上裂进入海绵窦。

二、神经支配

眼部的神经分布丰富，脑神经中有 6 对与眼有关，而眼球受睫状神经支配，富含感觉、交感及副交感神经纤维。

（一）睫状神经节

睫状神经节位于眼眶后部，视神经外侧，距视神经孔约 10mm 处，分为节前和节后纤维。

节后纤维为睫状短神经，节前纤维由长根、短根和交感根组成。长根为感觉根，由鼻睫状神经发出；短根为运动根，由动眼神经发出，含副交感神经纤维；交感根自颈内动脉周围的交感神经丛发出，其神经纤维主要分布于眼的血管，司血管的舒缩。行眼内手术时，多行球后麻醉阻断此神经节。

（二）鼻睫状神经

鼻睫状神经为第Ⅴ脑神经眼支的分支，司眼部感觉。在眶内又分出：睫状节长根，睫状长神经，筛后神经和滑车下神经等。

1. 睫状长神经　在眼球后视神经周围分为2支，从两旁穿过巩膜进入眼内，有交感神经加入，行走于脉络膜上腔，司角膜感觉。其中交感神经纤维分布在睫状肌和瞳孔开大肌，主司肌肉的运动。

2. 睫状短神经　共6～10支，为混合纤维，从视神经周围穿入巩膜，经脉络膜上腔到睫状体，组成神经丛。由此发出的分支到睫状体、虹膜、角膜、角膜缘的结膜和巩膜，司各组织的感觉。其中副交感神经纤维分布在瞳孔括约肌和睫状肌；而交感神经纤维分布至眼球内血管，司血管舒缩。

附：中西医眼部解剖名称对照表

中医解剖名称	西医解剖名称
眼珠（睛珠、目珠）	眼球
白睛（白眼、白仁、白珠）	包括球结膜、球筋膜、前部巩膜
黑睛（黑眼、黑仁、黑珠、乌睛、乌珠等）	角膜
黄仁（眼帘、彩虹、睛帘）	虹膜
神水	房水
瞳神（瞳子、瞳人、瞳仁、金井）	瞳孔
晶珠（睛珠、黄精）	晶状体
神膏	玻璃体
视衣	包括脉络膜和视网膜
目系（眼系、目本）	包括视神经、包裹视神经的鞘膜及其血管
胞睑（约束、眼胞、眼睑、睥）	眼睑
上胞（上睑、上睥）	上眼睑
下睑（下胞、下睥）	下眼睑
内睑（睑里、睥里）	睑结膜
睑弦（眼弦、睥沿）	睑缘
睫毛	睫毛
睑裂	睑裂
内眦（大眦）	内眦
外眦（锐眦、小眦）	外眦
泪泉	泪腺
泪窍（泪堂、泪孔）	泪点
眼带	眼外肌
目眶（眼眶）	眼眶

第二章 眼科护理概述

第一节 眼科患者的护理评估和常用护理诊断

一、眼科患者的临床特征

(一)局部症状和体征明显

眼结构精细,功能特殊,故眼部发生病变时的症状、体征都很突出,如视功能障碍、红赤、疼痛、畏光、流泪、眼压升高等。

(二)易产生多种心理障碍

由于眼睛是人体的重要感觉器官,人们对眼睛的重视、依赖超过其他任何器官,因此眼部疾病会给患者带来极大的心理负担。例如:突然的视力障碍可使患者产生焦虑、恐惧,眼睑畸形或眼部肿瘤术后形象的改变会导致患者的自卑心理等。所以护士在评估患者情况时,要仔细评估患者的心理反应。

(三)常伴有全身相关性疾病

许多眼部疾病是因为其他全身性疾病引起的,或是全身性疾病在眼部的一种表现。例如:糖尿病可引起白内障和视网膜病变;高血压可引起结膜下出血,也可引起眼底出血。同时,眼部疾病也可引起全身性症状,如急性闭角型青光眼发作期患者常会出现头痛、恶心、呕吐等全身症状,眶蜂窝织炎可引起头痛、高热等全身症状。

二、眼科患者的护理评估

(一)评估内容

评估内容主要包括患者的健康史、身心状态及眼科的症状体征。

1. 健康史

搜集患者过去的健康状况及工作生活环境等资料,评估眼部疾病的影响因素。

(1)既往史 许多全身发生的疾病都有可能引起眼部的症状和体征,如糖尿病可引起糖尿病性白内障、糖尿病性视网膜病变,甲状腺功能亢进可引起眼球向前突出等。因此,了解眼睛和全身的既往史,有利于当前所患眼病的诊断和治疗。

(2)家庭遗传史 有些眼病与遗传有关,如视网膜色素变性、视网膜母细胞瘤等,我们须评估其家族有无类似患病的情况。

(3)药物史 有些药物长期使用可导致药源性眼病,如长期滴用皮质类固醇类滴眼液可引起白内障、青光眼,或诱发或加重单纯疱疹病毒性角膜炎等。

(4)生活史 如患者的职业情况,如电焊工人因接触紫外线可导致电光性眼炎等,长期使用电脑容易导致干眼等。此外，还有其他日常工作、生活、起居、饮食有无规律等。

（5）发病诱因　有很多因素可诱发疾病发生，如剧烈咳嗽可诱发结膜下出血；高度近视眼伴视网膜退行性病变的患者，因过度头部震荡，可以导致视网膜脱离；情绪激动可诱发闭角型青光眼急性发作等。

2. 症状和体征评估

（1）视功能障碍　是眼科患者最重要的评估内容，反映病情的变化和治疗、护理的效果。①视力下降：正常视力一般为 1.0 以上。当双眼视力低于 0.05 时，患者的自理能力将受到严重影响，容易发生意外损伤。如视力突然下降，不伴眼痛，见于视网膜中央动（静）脉栓塞、视网膜脱离、缺血性视神经病变、玻璃体积血等；视力突然下降，伴眼痛，见于虹膜睫状体炎、角膜炎、急性闭角型青光眼等；视力逐渐下降，无眼痛，见于屈光不正、白内障等；视力下降而眼底检查正常者，常见于弱视、球后视神经炎等。②视野缺损：见于青光眼、眼底病、视路及视中枢病变等。③视物变形、眼前黑影飘动、复视等，见于中心性浆液性脉络膜视网膜病变、视网膜脱离、斜视等疾病。

（2）眼部外观异常　如眼红、分泌物增多、肿胀、肿块、突眼等，见于各种炎症或过敏反应，也可为全身疾病的眼部表现如甲状腺相关眼病等。

（3）眼部感觉异常　患者自觉眼干、眼痒、眼痛、异物感、畏光流泪等，多见于急性结膜炎或角膜炎，结膜、角膜异物，干眼等。

（4）眼部充血　分为结膜充血、睫状充血和混合充血三种类型。若结膜充血、睫状充血同时存在，则为混合充血。睑结膜、穹隆结膜和距角结膜缘 4mm 以外的球结膜的血供来自于睑动脉弓，充血时呈鲜红色，称结膜充血，常见于急性细菌性结膜炎、过敏性结膜炎等。而角巩膜缘 3～5mm 处的角膜缘周围血管网来自于睫状前动脉，分布于球结膜，充血时呈暗红色，称睫状充血，常见于角膜炎、前葡萄膜炎等。不同部位的充血对眼部病变的判断有重要的临床意义（表 2-1）。

表 2-1　结膜充血和睫状充血的鉴别

	结膜充血	睫状充血
血管	为表层结膜血管充血，血管呈网状交错，轮廓清晰	为深层睫状前血管充血，血管自角膜缘呈放射状，轮廓模糊
部位	愈接近穹隆部充血愈显著	愈近角膜缘充血愈显著
颜色	鲜红色，滴肾上腺素于结膜囊内，充血即消退	呈暗红色，滴肾上腺素后充血不消退
移动性	推动球结膜时，充血的血管可随之移动	推动球结膜时，血管不随之移动
分泌物	分泌物多，为黏液性或脓性	少或无
原因	结膜炎	角膜炎、前葡萄膜炎、急性闭角型青光眼

（5）眼压升高　眼压可通过指压法来估算或眼压计来测量，正常眼压的范围为 10～21mmHg。眼压升高常见于青光眼患者。

　　眼科护士应全面地评估患者的症状、体征，以得出正确的护理诊断，制订个性化的护理措施，为患者提供满意的服务。

3. 心理 – 社会状态评估

　　眼是人体最重要的感觉器官之一，患病时症状、体征突出，对工作、学习、生活影响极大。如患者为低视力和盲，其生活能力低下，对其个人、家庭和社会带来极大影响，因此我们宜及时评估患者的心理状态、社会支持系统等情况。了解本次患病对其生活的影响，患者是否存在焦虑、孤独、悲观、情绪低落等心理失衡，掌握患者一贯应对压力及解决问题的方法。社会支持系统方面需掌握患者及其家庭的文化、经济、教育等背景，以及患者家人、朋友对疾病的认识，能否给患者提供相应的支持。全面评估患者的心理状态对制定个性化护理措施，提供良好的心理护理具有重要意义。

（二）评估方法

　　1. 健康史的评估方法　主要通过交谈的方式收集患者的健康史。

　　2. 心理 – 社会状态的评估方法　可通过交谈、观察法获得反映患者心理状态的资料，也可通过心理学测量方法，如应用焦虑测量表等获取相关资料。

　　3. 症状和体征的评估方法

　　症状主要通过患者的主诉及询问患者来评估。询问时应遵循一定的原则，如两眼均异常，应着重询问最近发病之眼，然后再询问另一眼；在询问眼部症状时，应注意有无其他伴随症状或全身症状。

　　体征的评估方法主要包括观察、触摸等。肉眼观察主要包括观察两眼是否有皮肤肿胀、异常包块，有无触痛，皮肤颜色是否改变，是否有分泌物，睑裂大小是否对称，有无眼球突出、眼部充血，眼球运动有无异常等。除肉眼观察外还可借助眼科检查工具如视力表、手电筒、裂隙灯显微镜、眼底镜、眼压计、色盲表等做进一步检查。眼部触诊主要检查泪囊有无溢脓，包块的性质及眼压的高低。

　　眼科检查时应根据患者的主诉有所侧重，并遵循一定的顺序。一般先右眼后左眼；检查由外而内，从视力检查开始，再从眼外观、眼睑、泪器、结膜、角膜、巩膜、前房、虹膜、瞳孔、晶状体、玻璃体至眼底，最后查眼肌运动、眼压、视野，必要时查色觉。眼科护士应根据患者的情况与眼科医生配合进行患者的眼部体征评估。

　　注重患者的实验室检查资料、辅助检查报告，这是评估异常体征的重要依据，对全面评估患者具有重要作用，亦是制订个性化护理措施的依据。

三、眼科患者常用的护理诊断

　　眼科疾病可分为眼睑疾病、泪器疾病、结膜疾病、角膜疾病、巩膜疾病、晶状体疾病、玻璃体视网膜疾病等，护士通过全面评估患者，得出相应的护理诊断。眼科疾病常用的护理诊断如下。

　　1. 感知改变　视力障碍，与眼部病变有关。

　　2. 舒适改变　疼痛，与眼部炎症、外伤、手术、眼压升高等因素有关。

　　3. 自理能力缺陷　与视功能障碍、术后双眼包扎或遮盖有关。

　　4. 有受伤的危险　与视功能障碍有关。

5. 有感染的危险 与组织创伤、异物停留时间过长，以及不良用眼习惯有关。

6. 功能障碍性悲哀 与视觉功能障碍影响日常生活有关。

7. 焦虑 与担心疾病预后、视功能障碍有关。

8. 睡眠形态紊乱 与环境改变、眼痛、焦虑有关。

9. 知识缺乏 缺乏相关的眼部疾病知识。

10. 潜在并发症 角膜溃疡、继发性青光眼、眼睑畸形等。

11. 家庭应对无效 与家庭主要成员缺乏疾病的相关防治知识有关。

第二节 眼科患者手术前后的常规护理

一、眼部手术前的常规护理

1. 心理护理 根据病情及拟行的手术向患者及家属说明相关知识及注意事项，做好解释安慰工作，减轻患者的紧张情绪，取得患者及家属的密切配合。

2. 局部准备 主要是清洁局部，尽最大可能消除污染源。

（1）根据医嘱，术前局部滴抗生素滴眼液。

（2）术前剪睫毛，按医嘱执行。

（3）术前当天，术眼用生理盐水冲洗结膜囊，冲洗泪道，用消毒眼垫封眼。

（4）如需扩瞳或缩瞳，按医嘱滴入相应药物。等待进入手术室。注意严格核对眼别。

3. 全身准备

（1）完成各种常规检查，如血常规、尿常规、肝肾功能、血糖、血脂、胸片、心电图等。了解患者的全身情况，如高血压、糖尿病患者应采取必要的治疗护理措施。

（2）术日晨测体温、脉搏、血压，如发现患者血压高、发热、咳嗽、女患者月经来潮等，应与医生联系，暂缓手术。

（3）术前协助患者做好个人卫生，如洗澡、洗头，更换内衣、内裤。手术日晨取下义齿、手表、戒指、角膜接触镜、首饰等物品。

（4）术前给予清淡易消化的饮食，保持大便通畅，防止术后并发症。局部麻醉者术前一餐不要过饱，避免术中恶心、呕吐，全麻者术前6小时禁食禁水。

（5）训练患者按要求向各个方向转动眼球，指导患者抑制咳嗽和打喷嚏（如用舌尖顶压上腭等方法）来配合手术。

（6）遵医嘱术前用药。

二、眼部手术后的常规护理

1. 根据病情进行分级护理，全麻患者按全麻术后护理常规护理。

2. 病情观察：

（1）局部切口 有无出血、渗血，绷带包扎松紧是否适宜，有无松脱，如有松脱宜及时报告医生，必要时重新包扎。避免对眼部施加任何压力，必要时戴眼罩加以防护。

（2）全身症状　如出现发热、头痛、眼痛、恶心、呕吐等，应及时与医生联系处理。

3. 根据病情和医嘱选择合适的体位。如一般青光眼手术、白内障手术等选择平卧位。局麻者数小时后可选择自由体位。而视网膜手术或玻璃体手术则要根据裂孔位置和手术方法不同采用不同的体位，如俯卧位、半卧位、侧卧位等。如玻璃体腔内注入气体，则术后采取的卧位应使视网膜裂孔的位置处于最高点。如玻璃体腔内注入硅油，则术后采取俯卧位，以顶压视网膜，防止再脱离。

4. 按医嘱局部或全身用药。

5. 做好术后健康教育，使患者做好自我保护，便于术后顺利康复。

（1）嘱患者安静休养，勿用力挤眼、揉眼、咳嗽，防止眼压升高、切口裂开。

（2）注意用眼卫生，不要弄湿、污染或自行拆开眼垫，不要用毛巾用力擦术眼或使不洁水进入眼内，防止切口感染。

（3）饮食应注意多吃水果蔬菜，保持大便通畅。如大便干结，不可用力，常规给予缓泻剂，防止眼压升高、切口裂开。

（4）不要弯腰低头取重物或剧烈运动，避免碰撞术眼，以利切口愈合。

6. 患者出院前应根据病情和用药做好出院健康指导。

第三节　眼科常用的护理技术操作

各项眼科护理技术操作均需按一定的操作流程进行，包括操作前对患者的评估，操作者的仪表着装准备，双人核对医嘱，向患者解释操作目的、方法及注意事项，操作完毕后整理用物及进行健康宣教等，护士在操作中应严格遵循无菌操作、三查七对、隔离等原则。本节内容主要以介绍操作步骤为主。

一、滴滴眼液法

（一）目的
预防、治疗眼部疾病，眼部检查。

（二）用物准备
治疗盘、滴眼液、消毒棉签、手消毒剂、弯盘。

（三）操作步骤

1. 协助患者取坐位或仰卧位，头后仰并侧向患侧，眼向上方斜视，用棉签擦去患眼分泌物。

2. 轻牵下睑，暴露下结膜囊，距眼 2～3cm 处将药液滴入结膜囊内。

3. 嘱患者闭眼 5～10 分钟，轻轻转动眼球。

4. 用干棉签擦去外溢的药液。

（四）注意事项

1. 严格执行查对制度及无菌操作，防止交叉感染。

2. 滴眼药时注意滴管口或药水瓶口不要触及眼睑、睫毛或手指，以免污染。

3. 滴眼药时勿压迫眼球，药液应入结膜囊，不可直接滴在角膜上，尤其是有角膜溃疡和角膜伤口的患者。

4. 双眼滴眼药时，先滴健眼，再滴患眼。滴滴眼液每次点 1 滴即可，不宜太多以免药液外溢。

5. 同时滴数种药物时，先滴刺激性弱的药物，再滴刺激性强的药物。滴眼液与眼药膏同时使用时先滴滴眼液再涂眼药膏，每次每种药需间隔 5 ~ 10 分钟。

6. 滴入某些滴眼剂，如阿托品滴眼液等，指导患者按压泪囊部 2 ~ 3 分钟，以避免药物经泪道进入鼻腔，经鼻黏膜吸收中毒，儿童更应注意。

7. 滴混悬液时，应摇匀后使用，以免影响疗效。

8. 滴入散瞳药后，因瞳孔散大，患者会有畏光、视物模糊等现象，应在操作前向患者做好解释。

二、涂眼药膏法

（一）目的

1. 使药物停留眼内的时间增长，延长药效，以达到治疗眼部疾病的目的。

2. 用于术后或眼部受伤，需要包眼的患者。

3. 用于眼睑闭合不全的患者，睡眠时涂用眼药膏可以保护眼球，防止结膜、角膜干燥或损伤。

（二）用物准备

治疗盘、眼药膏、消毒棉签、手消毒液、纱布、弯盘。

（三）操作步骤

1. 患者取坐位或仰卧位，头稍后仰。

2. 轻牵下睑，暴露下结膜囊，涂眼药膏时，先挤去一小段，再将眼药膏与睑裂平行挤入下穹隆部，轻提上睑，嘱患者闭眼，使眼药膏涂于结膜囊内。

3. 用棉签轻轻按摩眼睑 2 ~ 3 分钟，或嘱患者轻轻转动眼球，使眼药膏均匀分布在结膜囊内。

4. 用干棉签擦去外溢的眼药膏，必要时用纱布包扎患眼。

（四）注意事项

1. 严格执行查对制度及无菌操作。

2. 软管口勿触及睫毛及睑缘。

3. 操作时动作要轻，切勿压迫眼球，尤其是角膜溃疡患者。

4. 如有外伤、角膜溃疡、内眼手术时，禁止涂药后按摩。

5. 眼睑闭合不全者，眼药膏应均匀涂满角膜。

6. 注意观察用药后的不良反应及用药后的效果。

三、结膜囊冲洗法

（一）目的

1. 术前清洁结膜囊。

2. 清除结膜囊内的分泌物及异物。

3.眼部化学伤时，清除及中和化学物质。

（二）用物准备

洗眼壶或吊瓶及输液装置一套、受水器、治疗巾、冲洗液（视病情备生理盐水或3%硼酸、2%碳酸氢钠）、消毒棉签、消毒眼垫，必要时备表面麻醉药。

（三）操作步骤

1.患者取坐位或仰卧位，头后仰并侧向患侧，双眼注视前方。

2.铺治疗巾于患者患眼的颈部，嘱患者持受水器紧贴于冲洗侧的面颊部，颧骨凸下方；若取仰卧位，受水器紧贴患眼颞侧。

3.一手牵开患眼下睑，暴露结膜囊，另一手持洗眼壶或吊瓶冲洗头冲洗眼周皮肤使患者适应，再冲洗结膜囊。

4.在距眼3~4cm处用冲洗液冲洗结膜囊，用拇指、食指轻轻分开上下眼睑，充分暴露球结膜和结膜囊，一边冲洗，一边嘱患者上、下、左、右转动眼球，然后轻轻翻转上眼睑，同时暴露上下眼睑彻底冲洗，恢复上眼睑，继续用冲洗液冲洗球结膜、上下穹隆部结膜，以彻底冲洗。

5.嘱患者闭眼，用生理盐水冲洗眼睑及周围皮肤，然后用棉签或眼垫擦去颜面部水滴，取下受水器和治疗巾。

6.遵医嘱使用滴眼液或眼药膏。

（四）注意事项

1.冲洗壶或吊瓶冲洗头不可触及眼睑、睫毛及眼球。

2.冲洗液温度为32℃~37℃为宜。

3.冲洗动作轻柔，冲洗时冲洗液不可直接冲在角膜上。

4.根据需要滴表面麻醉剂，以减少刺激。

5.化学伤患者应紧急冲洗，冲洗液应足够，应充分暴露上下穹隆部，反复多次充分冲洗，以免化学物质残留。如有大块异物不易冲去，可用镊子取出后再行冲洗。

6.眼球贯通伤、较深的角膜溃疡患者禁行结膜囊冲洗。

四、泪道冲洗法

（一）目的

1.诊断泪道疾病。

2.治疗泪道及泪囊部炎症。

3.内眼及泪道手术前准备。

（二）用物准备

5mL注射器、泪道冲洗针头、泪点扩张器、受水器，表面麻醉药、冲洗液（常用生理盐水或抗生素溶液）、消毒棉签或棉球、抗生素滴眼液、弯盘。

（三）操作步骤

1.患者取坐位或仰卧位，头后仰并侧向患侧。

2.将蘸有表面麻醉药的棉签置于上下泪小点之间，嘱患者闭眼3~5分钟，以达到局部麻醉的目的。

3.抽吸冲洗液，连接冲洗针头。

4. 牵开下眼睑，嘱患者向上注视。

5. 将冲洗针头垂直插入泪小点 1~2mm（若泪小点狭窄或闭塞，先用泪点扩展器扩张），再转水平方向，向鼻侧沿泪小管方向推进 5~6mm，或插入至骨壁再稍后退。

6. 将下睑朝颞侧方向拉紧，然后将冲洗液缓慢注入泪道，同时询问患者有无液体流入鼻腔或咽喉部，并观察泪点处有无分泌物反流、有无阻力。

7. 根据冲洗的通畅程度和反流情况，可判断泪道问题。

（1）冲洗无阻力，液体顺利进入鼻腔或咽喉部，表明泪道通畅。

（2）冲洗液全部从原路反流，为泪小管阻塞。

（3）冲洗液自下泪小点注入，液体由上泪小点反流，且冲洗针头触不到骨壁者，提示泪总管阻塞。

（4）冲洗有阻力，冲洗液部分流入鼻腔、部分反流，即鼻泪管狭窄。

（5）冲洗液从上泪小点反流，同时有黏液或脓液性分泌物，提示为鼻泪管阻塞合并慢性泪囊炎。

8. 冲洗完毕，用棉球擦净面部和眼睑，用抗生素滴眼液点眼。

（四）注意事项

1. 有慢性泪囊炎者，冲洗前应先挤压泪囊部，排出分泌物。

2. 急性泪囊炎、急性泪囊周围炎患者禁止泪道冲洗、挤压泪囊部。

3. 操作中重视患者主诉，动作轻柔，不可将针头顶住泪小管侧壁，以免影响判断。

4. 进针时要顺着泪小管方向前进，避免刺破泪小管壁而致假道。注意观察冲洗时下睑是否肿胀，若出现肿胀，为形成假道，立即停止冲洗，并给予抗感染治疗，以防发生蜂窝组织炎。

五、球旁注射法

（一）目的

治疗眼部疾病，提高眼部药物浓度。

（二）用物准备

治疗盘、2mL 或 5mL 注射器、5 号针头、注射药物、安尔碘、消毒棉签。

（三）操作步骤

1. 患者取坐位或仰卧位，头略后仰。

2. 常规消毒下睑周围皮肤。

3. 嘱患者向内上方注视，左手持棉签在眶下缘中、外 1/3 交界处定位进针点，右手持注射器针尖斜面向上经皮肤刺入眶内，紧贴眶下壁垂直刺入约 1cm，固定好针头，抽吸无回血后，缓慢注入药液。

4. 缓慢拔针，用干棉签按压进针点，直至无出血为止。

（四）注意事项

1. 进针、注射、拔针时要注意"三慢"。

2. 注射时，嘱患者勿转动眼球。

3. 掌握正确的进针方向，如遇阻力，不可强行进针，稍稍拔出针头，略改变方向再进针。

NOTE

4.操作过程中密切观察患者情况，若有眼睑肿胀、眼球突出，提示可能为球后出血，应立即拔针，用绷带加压包扎或垫上眼垫用手按压止血。

六、球结膜下注射法

（一）目的

1.提高药物在眼内的浓度，增强药物的作用，延长药物作用的时间，以治疗眼部疾病。

2.眼部手术的局部浸润麻醉。

（二）用物准备

治疗盘、1mL或2mL注射器、4号半或5号半针头、表面麻醉剂、注射药物、消毒棉签及棉球。

（三）操作步骤

1.患者取坐位或仰卧位，头向后仰。

2.将表面麻醉药物滴入结膜囊内2次，每次间隔2~3分钟。

3.牵开患者下睑，选择注射部位。一般选择下穹隆部球结膜。

4.嘱患者向上固视，勿转动眼球，暴露卜方球结膜，然后将注射针头与睑缘平行，距离角膜5~6mm，避开血管，注射针头斜面向下，与眼球表面呈10°~15°进针，进针时挑起球结膜，缓慢推入药液0.3~0.5mL，使结膜成鱼泡状隆起。

5.注射完毕，遵医嘱眼部用药，盖眼垫包眼。

（四）注意事项

1.固定患者头部，嘱其勿转动眼球，以防刺伤眼球；对眼球颤动不能固视者，可用固定镊固定眼球后再做注射，儿童更为重要。

2.注射部位应选择在球结膜的下部或颞侧，离角膜稍远，针尖切忌朝向角膜，以防刺伤角膜。

3.多次注射需更换注射部位。

4.注射混悬液或黏稠药物时，应选择合适的注射器和针头。

5.注射有毒性药物时，如5-氟尿嘧啶，应在注射后立即用大量生理盐水冲洗结膜囊，以免药物渗漏损伤角膜。

6.对儿童进行操作时，需助手固定患儿头部，必要时用拉钩拉开眼睑。

七、剪眼睫毛法

（一）目的

内眼术前准备，暴露手术部位，便于手术者操作，预防感染。

（二）用物准备

消毒盘、消毒眼科剪、消毒棉签或棉球、盐水棉球、抗生素眼药膏、抗生素滴眼液。

（三）操作步骤

1.患者取坐位或仰卧位，头向后仰固定。

2.剪刀两页用棉签涂抗生素眼药膏。

3.左手手指轻压上睑和下睑，使睑缘呈轻度外翻状态，右手持眼科剪由外眦向内眦（左眼）或由内眦向外眦（右眼）自睫毛根部完整剪除睫毛。

4. 将剪除的睫毛用棉球擦拭干净。

5. 检查有无睫毛进入眼内，如有睫毛进入眼内，可用浸有滴眼液的棉签轻轻拭出。

（四）注意事项

1. 妥善固定患者头部，尤其对儿童、老人、精神紧张者应尽量取得患者的合作。

2. 操作时剪刀弯头朝向操作者，以防误伤睑缘皮肤、结膜、角膜。

3. 剪上睑睫毛时，嘱患者向下注视；剪下睑睫毛时，嘱患者向上注视。

4. 剪睫毛时，尽量绷紧皮肤，防止损伤眼睑。

八、眼部加压包扎法

（一）目的

1. 使包扎敷料固定牢固。

2. 局部加压，起到止血作用。

3. 对于术后浅前房者，局部加压包扎，促进前房形成。

4. 预防角膜溃疡穿孔。

5. 部分眼部手术后，减少术眼活动，减轻局部反应。

（二）用物准备

消毒眼垫、绷带、滴眼液及眼药膏、胶布、消毒棉签、剪刀、弯盘。

（三）操作步骤

1. 患者取坐位。

2. 患眼或双眼滴滴眼液或涂上眼药膏后，用眼垫包封。

3. 单眼绷带包扎时，在健眼眉中心布置一条长 20cm 的绷带纱条。绷带头端向健眼，从耳上方由枕骨粗隆下方绕向前额缠绕头部 2 圈后，经患眼由上而下斜向患侧耳下，绕过枕骨至额部。再如上述绕眼数圈，最后将绷带再经前额水平绕头 1~2 周用胶布固定，结扎眉中心部的绷带纱条。

4. 双眼包扎则按"8"字形包扎。可以右侧为绷带起点，经前额和枕骨粗隆绕 2 周以固定起端，然后经前额向下包左眼，由左耳下方向后经枕骨粗隆绕至右耳上方，经前额至左耳上方，向后经枕骨粗隆下方至右耳下方，向上包右眼，成"8"字形状。如此缠绕数周后再绕头 2 周，用胶布固定。

（四）注意事项

1. 包封患眼时根据需要增加消毒眼垫的数量，使其略高于眼眶缘。

2. 绷带不宜过紧，防止引起头痛等不适；也不宜过松，以防脱落。松紧程度以患者能够忍受为限。

3. 绷带不可压迫耳郭和健眼。

九、结膜囊分泌物细菌培养法

（一）目的

1. 确定结膜感染的病原。

2.经药敏实验，指导选择敏感抗生素。

（二）用物准备

无菌培养管（内有棉拭子）或培养皿、酒精灯、火柴。

（三）操作步骤

1.患者取坐位或仰卧位，固定患者头部。

2.操作者左手持培养管，将试管口在酒精灯火焰上灭菌。

3.右手抽出培养管中的棉拭子，然后左手轻轻拉开患眼下睑，暴露结膜下穹隆部，嘱患者向上看，将拭子由内眦部擦向外眦部，并360°旋转棉拭子，用棉签蘸取尽可能多的分泌物。角膜溃疡者亦可在角膜病灶蘸取分泌物。

4.将试管口在酒精灯火焰上旋转，消毒试管口，迅速将拭子插入试管，拧紧，送检验科培养。

（四）注意事项

1.取标本的时间通常为清晨，嘱患者操作前不要洗脸。

2.操作时动作要迅速，注意无菌操作，棉拭子不可碰及皮肤、睫毛，棉拭了插入试管时不可碰及试管口。

3.取标本后立即送检，以免放置过久棉签干燥，影响检验结果。

十、睑腺炎切开排脓法

（一）目的

切开脓肿，引流脓液。

（二）用物准备

表面麻醉剂、尖头刀（11号刀片）、眼科无齿镊、皮肤消毒剂、棉签、引流条、眼垫、抗生素滴眼液和眼药膏。

（三）操作步骤

1. 外睑腺炎切开方法

（1）消毒眼睑病变部位的皮肤。

（2）一手固定病灶两侧的眼睑皮肤，一手持尖头刀在眼睑皮肤脓肿波动感的低位处做与睑缘平行的切口。

（3）用棉签将脓液轻轻排出，切勿挤压。若脓肿较大且脓液较多时，可在切口内放置引流条一根。

（4）滴滴眼液，涂眼药膏，包扎。

2. 内睑腺炎切开方法

（1）滴表面麻醉剂，共2~3次，每次间隔3~5分钟。

（2）翻开眼睑暴露睑结膜并固定，用尖头刀在脓头处做与睑缘垂直的切口。

（3）用无齿镊扩大切口，使脓液排尽，用棉签擦尽脓液。

（4）滴滴眼液，涂眼药膏，盖眼垫，压迫数分钟至无活动性出血。

（5）换眼垫，包扎患眼。

（四）注意事项

1. 脓肿未成熟时，禁忌切开。

2. 切开后不可挤压，防止感染扩散，引起眼睑蜂窝织炎等。

3. 避免在睫毛根部做切口，以防发生倒睫。

十一、中药贴敷法

（一）目的

适用于睑腺炎等眼病治疗。

（二）用物准备

治疗盘，水或茶、醋或麻油等，生理盐水棉球，涂药板，无菌棉垫或纱布，棉纸，胶布或绷带，快速手消毒剂。

（三）操作步骤

1. 遵医嘱确定敷药部位及方法。以生理盐水棉球擦洗皮肤，观察敷药处皮肤的情况。

2. 遵医嘱先将药物研成细末，根据需要，选用水、茶水或醋、麻油等，将药末调成糊状，用涂药板将所需的药物均匀地涂抹于纱布上，厚薄适中，药物面积应略大于患处。

3. 将涂好药物的纱布敷于患处（眼睑或太阳穴、额部等处），盖上无菌棉垫或纱布以胶布固定，松紧适宜。

（四）注意事项

1. 贴敷过程中，注意询问患者有无不适。

2. 观察患处皮肤的情况。敷药后若出现红疹、瘙痒、水泡等过敏现象时，及时停止使用，并报告医师，对症处理。

十二、中医定向透药疗法

（一）目的

利用直流电将中药通过眼部皮肤或黏膜导入眼内，使其在眼内保持较高的浓度和较久的时间，改善眼部血液循环和组织营养，达到治疗眼病的目的。

（二）用物准备

治疗盘、治疗碗、温水、止血钳、中医定向透药治疗仪、药液、抗生素眼液、小纱布块、敷料垫、注射器、小治疗杯、棉签、镊子、弯盘。

（三）操作步骤

1. 检查仪器各部连接是否正常，接通电源，电流处于"0mA"位。

2. 按医嘱配置药液，浸湿纱布。敷料垫置于盛有温水的治疗碗中浸湿并拧干至不滴水。

3. 将浸湿药液的纱布块拧至不滴水，紧贴于患者眼部皮肤（患者闭眼），盖上浸湿的敷料垫，戴导入眼罩，在患者腕部垫上浸湿的敷料垫，戴上导入手夹。

4. 打开电源，调节导入电流，缓慢增至预定的电流强度，一般局部电流强度不超过0.4mA。

5. 治疗时间一般为15~20分钟为宜。

6. 治疗结束后，将电流调到"0"位，取下导入电极，再关电源。

7. 患者双眼滴抗生素滴眼液。

（四）注意事项

1. 操作前检查中医定向治疗仪的性能是否正常。电极板不能直接接触患者皮肤，必须安放在衬垫上，治疗时要防止电极板滑出衬垫，灼伤皮肤。

2. 开机时电流量由小逐步增加到所需量。过程中随时观察患者反应，如有异常情况应立即停止，报告医生及时处理。

3. 电极板置入人体后，不要随意开关电源。

4. 禁忌证：各种损伤皮肤部位，皮肤严重过敏者，禁透入过敏性药物；禁用于装有心脏起搏器、人工支架、人工瓣膜患者及严重心力衰竭、呼吸衰竭的患者。孕妇和新生儿慎用。

5. 一个衬垫供一种药物使用，用后用清水清洗干净，消毒备用。

十三、穴位注射法

（一）目的

用于眼部疾病的辅助治疗。

（二）用物准备

注射药物、治疗盘、注射器、0.2% 安尔碘、棉签。

（三）操作步骤

1. 遵医嘱抽取药液。

2. 遵医嘱确定注射穴位，准确取穴。

3. 常规消毒局部皮肤。

4. 根据穴位部位与病变组织的不同要求，选择合适的体位、针刺角度及注射的深浅，刺入穴位后患者出现酸、麻、胀、痛的感觉，回抽无回血，固定针头，缓慢注入药液，并观察患者的反应。

5. 注射完毕后，拔除针头，无菌棉签按住针眼，按压 3～5 分钟，并告知患者，当天避免局部着生水。

（四）注意事项

1. 准确选取穴位位置。

2. 进针时注意避开血管、瘢痕、硬结，垂直进针，推药速度不可过快。

3. 注射后询问并观察患者的用药反应。

4. 年老体弱者，注射部位不宜过多，用药剂量可酌情减少，以免晕针。孕妇的下腹、腰骶部和三阴交、合谷等穴位，一般不宜作穴位注射，以免引起流产。

十四、耳穴压豆法

（一）目的

采用王不留行籽或其他籽实类刺激耳郭上的穴位或反应点，使局部产生热、麻、胀、痛等刺激的反应，通过经络传导，调整脏腑气血功能，促进机体阴阳平衡，达到治疗眼病的目的。常用穴位有目$_1$、目$_2$、肝、肾、眼等。

（二）用物准备

治疗盘、耳穴贴、平头镊子或止血钳、棉签、耳穴探测器或探棒、75% 酒精、快速手消毒剂。

（三）操作步骤

1.探测、调校耳穴探测仪的标准点，遵医嘱选择耳穴部位，探测耳穴的敏感点。

2.消毒耳郭皮肤及操作者的食指及拇指。

3.取耳豆贴于耳部相应穴位上，以消毒手指按压耳豆并询问患者的感受（热、麻、胀、痛感）。

4.检查耳豆的贴附情况，耳部的皮肤情况。

5.告知患者注意事项。

（四）注意事项

1.操作前检查耳部皮肤情况，若有炎症、破溃、冻伤者禁用。

2.探穴力度应适度、均匀。留置期间嘱患者进行压迫刺激，每次1~2分钟，每日2~3次，以增强疗效。

3.根据医嘱确定留置时间，一般夏季1~3天，冬季3~7天。

4.注意观察患者耳部，注意有无过敏、破溃等。

十五、中药雾化疗法

（一）目的

将药物水溶剂利用雾化器雾化后，直接喷于眼表，治疗眼表疾病。

（二）用物准备

治疗车、超声雾化器一套、中药药液、冷开水、水温计。

（三）操作步骤

1.协助患者取合适体位，一般为坐位或半坐卧位。

2.检查雾化器的性能，连接良好。水槽内加250mL冷开水，浸没雾化器罐底的透声膜，罐内加入中药液30~50mL，罐盖拧紧，放入水槽，将水槽盖紧。

3.接通电源，打开电源开关，预热3分钟，再开雾化器开关。

4.雾化器喷头或面罩位于距离眼部10~15cm处，根据需要调节雾量的大小，每次治疗时间20分钟。注意水槽内的温度不超过50℃。

5.治疗毕，取下雾化器喷头或面罩。先关雾化开关，再关电源开关。

6.擦干患者面部，整理床单，取舒适体位。雾化器倒掉水槽内的水，其他消毒擦干、备用。

（四）注意事项

1.护士要熟悉雾化器的性能，水槽内要保持足够的水量，水温不超过50℃。如水量不足或水温超过50℃，应关闭机器，换上或加入冷开水。

2.注意保护雾化罐底部的透声膜及晶体换能器，在操作清洗过程中，动作轻柔，防止损坏。

3.连续使用雾化器时，中间需间隔30分钟。

4.中药加水浸泡30分钟后浓煮成30~50mL一剂，装入无菌袋中。中药雾化每日2次，1周1个疗程，间隔2~3天后再进行治疗。

十六、针刺疗法

（一）目的

通过针刺，刺激人体一定的穴位，以起到疏通经络、行气活血、调整阴阳的作用，从而达到扶正祛邪、防治疾病的目的。眼科针刺疗法常用于治疗视神经疾病、眼底病、眼肌病等。

（二）用物准备

治疗盘、无菌毫针、皮肤消毒剂、消毒棉签、污物桶。

（三）操作步骤

1. 根据病情及部位，协助患者选择合适的体位，尽量选择仰卧位或仰坐位。

2. 仔细检查针体，有无锈蚀、弯曲，针尖有无卷钩等。

3. 选择准确穴位，局部皮肤常规消毒后，嘱患者向规定方向注视（一般眼眶下方穴位向上方注视，眼眶上方穴位反之，鼻侧穴位向颞侧注视，颞侧穴位向鼻侧注视），进针避开血管和瘢痕。

4. 运用合适的手法快速进针到一定腧穴后，针刺部位产生酸、胀、重、麻等感觉，得气后根据病情运针、留针。手法要熟练，指力要轻、匀、稳，动作轻快而准确，捻转幅度要适宜。

具体手法：左手轻按穴位旁，右手拇指、食指消毒后持针，露出针尖2cm左右，对准穴位，将针尖轻抵穴位的表皮上，稍微轻加压力，快速刺入皮下，根据病情及部位，轻而缓慢地捻插入应刺的深度。如遇到阻力，不可强行刺入，应将针退出，改变方向，调整位置后再次进针。

5. 治疗结束后，用左手持无菌干棉球按住针孔周围皮肤，右手持针柄轻微捻针，缓缓退至皮下，然后迅速拔出。

6. 出针后清点针数。适当休息后再活动。

（四）注意事项

1. 患者在饥饿、疲劳、精神高度紧张时不宜立即进行针刺，体弱者不宜用强刺激。孕妇、妇女行经期尽量不采用针刺法。

2. 针刺时注意无菌技术操作，防止交叉感染。

3. 针刺避开皮肤瘢痕、感染、溃疡、肿瘤部位，有出血倾向疾病者不宜针刺。

4. 对眼部穴位针刺，须严格掌握进针的深度和角度，以免刺伤眼球和损伤颅内组织。如刺伤眼球，按眼球穿破伤处理；如颅内组织损伤，须请颅脑外科会诊处理。

5. 针刺过程中要注意随时观察患者有无不适，有不适随时报告医师进行处理。

6. 注意观察有无并发症发生，如出现以下并发症应进行相应处理。

（1）如出血，轻者为皮下出血或球结膜下出血，一般不用特殊处理，7~10天，可自行吸收。如严重的球后出血，可加压包扎1~2天，3~4天进行湿热敷，慢慢可以吸收。

（2）如复视，轻者可不处理，能自行恢复；重者，可热敷，或肌内注射维生素B_1、B_2等。

（3）如晕针、滞针、弯针、折针等，都同普通针刺治疗的方法相同。

第四节　眼科常用的专科检查及护理配合

一、视力检查法

视力（visual acuity）分为近视力和远视力，是测量、分辨二维物体形状和位置的能力，反映黄斑中心凹的视觉敏锐度。一般人的正常视力为 1.0 或以上，世界卫生组织规定较好的眼矫正视力低于 0.3 为低视力，低于 0.05 为盲。

（一）目的

检查视力，辅助眼科疾病诊断。

（二）用物准备

对数视力表（图 2-1）、标准近视力表、遮眼罩、视标指示棒，必要时备平面镜。

（三）操作步骤

1. 远视力测量法

（1）受检者取坐位，距离视力表正对面 5m，若置平面镜则距离 2.5m。先右后左，先健眼后患眼。测试时用遮眼罩或空心手掌遮好非检测眼，但不要压迫眼球。

（2）检测者由上而下指点视标，受检者应在 3 秒内说出视标"E"的开口方向，记录其最后能辨清的视标字号为视力数值。

（3）若受检者不能辨认 0.1，嘱其向前靠近视力表，直至能辨认 0.1 为止。记录方法以实际距离折算，如在距离视标 3m 处能辨认，则视力为 0.1×3/5=0.06，依此类推。

（4）若距离视标 1m 处仍不能辨认 0.1 者，则改辨认"手指"，距离从 1m 开始，记录辨认指数的最远距离，如"指数 /30cm"。

（5）若距离 5cm 处仍不能辨认指数，则改测"手动"，记录在眼前摆动手指的距离，如"手动 /15cm"。

（6）若连眼前手动也无法辨认，则到暗室内用烛光或手电筒光照射眼睛，如能察觉，记为"光感"。如有光感，还应判断其定位能力，即光定位，通常用 9 个方位测定，呈"米"字型，记录时应标出各方位。用"+"和"−"表示光定位的阳性和阴性。如各方位光感均丧失，记录为"无光感"。

2. 近视力测量法

在照明充分的情况下，将近视力表置于距眼 30cm 处检查，如在 30cm 处不能看到最大字符，也可移近检查，记录时需标明实际距离。

临床上用 J1 ～ J7 表示近视力的好坏，J1 最好，J7 最差，如患者在 10cm 处能看清 J1，则记录为"J1/10cm"。

国际标准视力表

图 2-1　标准对数视力表

（四）注意事项

1. 检查视力的环境应光线充足、照明度稳定。

2. 被检眼应与 1.0 视标在同一高度。

3. 戴眼镜者应先测裸眼视力，再测矫正视力和记录矫正眼镜度数。

4. 遮挡眼睛时勿压迫眼球。

5. 被检者应正视前方，不要歪头、斜视、眯眼或偷看等。

二、眼压测量法

眼压是眼球内容物作用于眼球内壁的压力，正常眼压的范围为 10～21mmHg。眼压测量可采用指压测量法和眼压计法。

（一）指压测量法

1. 目的　粗略估计眼压高低，协助诊断。

2. 操作步骤

（1）核对患者姓名、眼别，向患者解释操作方法、目的及注意事项。

（2）检查者清洁双手，患者与检查者相对而坐，嘱患者眼睑放松，双眼下视。

（3）检查者将食指尖放于患者的一眼上睑皮肤上，其余手指置于患者前额部以作支撑。

（4）双食指交替轻压眼球，感觉眼球软硬度，估计眼压高低。

（5）判断眼压高低并记录，T_{+1}～T_{+3} 表示眼压增高，T_n 表示眼压正常，T_{-1}～T_{-3} 表示眼压降低。

3. 注意事项

（1）指压测量法需依赖经验，应将该法判断的结果与眼压计测量的结果做比较，以积累经验。初学者可触压自己的前额、鼻尖和嘴唇，粗略感受高、中、低三种眼压。

（2）按压时需轻柔，不要过分按压眼球。

（3）测量次数一般不超过 3 次，以免产生按摩效应。

（二）Schiotz 眼压计测量法

1. 目的　测量眼压，协助诊断。

2. 用物准备　Schiotz 眼压计、表面麻醉剂、75% 酒精棉球、干棉球、抗生素滴眼液。

3. 操作步骤

（1）核对患者姓名、眼别，向患者说明检查目的及注意事项，取得合作。

（2）协助患者取低枕仰卧位，测量前滴表面麻醉剂。

（3）将眼压计调整至"0"，使用前用 75% 酒精棉球消毒底盘，待干后使用。

（4）嘱患者双眼向正上方注视固定目标。操作者一手分开患者上下睑，并固定于上下眼眶，另一手持眼压计，将眼压计垂直向下，底盘轻轻放于角膜中央。

（5）读出眼压计刻度值，并按照换算表计算出眼压值。

（6）测量完毕，滴抗生素滴眼液，防止感染。

4. 注意事项

（1）急性结膜炎，角膜溃疡、穿孔者禁忌测量眼压。

（2）保持眼压计清洁，做好消毒隔离，防止交叉感染。

（3）同一眼不可重复多次测量，否则影响准确性，且易损伤角膜。

（4）嘱患者2小时内不得用手揉眼，以防角膜上皮脱落。

（5）此法多用于非接触式眼压测量不出的患者。

（三）非接触式眼压测量法

1.目的　了解患者的眼压情况，协助诊断。

2.用物准备　非接触式眼压计、消毒棉签。

3.操作步骤

（1）核对患者姓名、眼别，向患者解释操作目的、方法及注意事项，取得合作。

（2）患者坐于非接触眼压计前，根据患者身高调节升降台。

（3）嘱患者将下巴放在下颌托上，前额抵住额托，并根据患者脸型调节下颌托，使患者外眦角对齐眼压计的尺度。

（4）调节调焦手柄，将眼压计测压头对准待测眼，眼压计监视屏上自动显示待测眼别。

（5）嘱患者睁大眼睛，注视测压头内的绿色注视灯。

（6）调节眼压计使角膜反光点落在测量范围内。

（7）在控制面板选择自动测压，监视屏上显示3次眼压值和平均值。

（8）更换眼别测量。

（9）打印输出测量结果。

4.注意事项

（1）角膜异常者谨慎测量眼压。

（2）不能睁大眼睛者，可用棉签轻拉开眼睛，但勿压迫眼球，以免眼压增高。

三、色觉检查法

色觉为人眼的辨色能力。从事许多工作如交通运输、美术、医学、化学、军事工作等必须具备正常的色觉。色觉异常分为先天性和后天性。色觉异常根据其轻重可分为色盲和色弱。最常见的色盲为红绿色盲。色觉可通过假同色图、色相排列和色觉镜检查。下面介绍假同色图检查法。

（一）目的

判断被检者的辨色能力是否正常。

（二）用物准备

《色盲检查图》。

（三）操作步骤

在充足光线下，被检者距离《色盲检查图》40～80cm，先用示教图告知被检者正确方法，再依次检查。通常要求被检者在5秒内读出图中的图形或数字。一般双眼同时检查，必要时双眼分别检查。按每图的说明判断被检者的色觉为正常或异常，若为异常，进一步分辨其为全盲、绿色盲、红色盲、红绿色盲或色弱。

（四）注意事项

1.检查光线以自然光线为好，避免阳光直射。

2.检查图保持清洁、完好，若有污染或褪色需要更换。

3. 每图辨认时间不超过 5 秒。

四、裂隙灯显微镜检查法

（一）目的

1. 检查眼前节改变，如结膜、角膜、虹膜、晶状体等。

2. 加用不同透镜可检查眼前房角、眼底、玻璃体。

3. 激光治疗眼病的主要器械。

（二）用物准备

电源，裂隙灯显微镜，各种辅助镜，如前房角镜、三面镜等。

（三）操作步骤

1. 使患者头部舒适地固定在下颌架上，嘱患者双眼暂闭。

2. 调整裂隙灯，右手调节显微镜的手柄、裂隙的宽度和隔板的孔洞，使光线束来自患眼的颞侧，光线角度与显微镜成 40°，并根据需要调整角度，调节光线使之在上睑皮肤上聚焦清晰。

3. 嘱患者睁眼，由外向内的基本检查顺序为：眼睑→睑缘→睫毛→泪器→睑结膜→球结膜→结膜囊→角膜巩膜缘→泪膜→角膜→前房→前房角→虹膜→瞳孔→后房→晶状体。

4. 检查完毕，关闭电源，擦拭裂隙灯显微镜，盖防尘罩。

（四）注意事项

1. 在暗室内使用。

2. 避免长时间使用强光照射患眼。

3. 注意保持裂隙灯清洁，做好消毒隔离工作。

4. 暗室内注意患者安全。

五、直接检眼镜检查法

（一）目的

用于检查眼底及屈光间质有无混浊。

（二）用物准备

直接检眼镜，电源。

（三）操作步骤

1. 向患者说明检查目的，取得配合。

2. 协助患者至暗室并取坐位，根据需要散大瞳孔。

3. 检查右眼时，站于被检者的右侧，用右手持检眼镜，右眼观察。检查左眼时相反。

4. 将检眼镜转盘拨到 +8D ~ +12D，使检眼镜的光线自 10 ~ 16cm 远射入被检眼内，嘱患者转动眼球，检查屈光间质有无混浊。然后让患者双眼平视前方，尽量将检眼镜靠近被检眼前，将镜盘拨到 0 处，如有屈光不正，调拨镜盘片至看清眼底为止。

5. 检查完毕，关闭电源，协助患者离开暗室。

（四）注意事项

1. 检查者所站位置要正确。

2.按顺序检查，以防遗漏。

3.保持检查物品的清洁、完好。

4.注意患者的安全。

六、视野检查法

视野（visual field）指眼固定注视一点时（或通过仪器）所能看见的空间范围。与中心视力相比，它反映了周边视力，是重要的视功能之一。距注视点 30°以内的范围称中心视野，30°以外的范围为周边视野。世界卫生组织规定视野小于 10°者，即使中心视力正常也属于盲。

视野的检查种类有对比法、平面视野计法、Amsler 方格法、Goldmann 视野计和自动视野计。

（一）目的
协助疾病诊断，如青光眼、黄斑疾病、神经系统疾病等。

（二）操作配合
1.检查前告知患者检查的目的，取得理解和配合。

2.根据选择的检查方法，告知患者相应的配合注意事项，提高检查结果的准确性。

七、眼底血管造影检查法

眼底血管造影是将造影剂从肘静脉注入，利用特定滤光片和眼底照相机，拍摄随血液在眼底内流动及其灌注的过程。分为荧光素血管造影（fundus fluorescence angiography，FFA）及吲哚菁绿血管造影（indocyanine green angiography，ICGA）两种。前者主要反映视网膜血管的情况，后者反映脉络膜血管的情况。

（一）目的
了解眼底血管及灌注情况，协助诊断疾病。

（二）用物准备
医用消毒棉签、棉签、压脉带、5mL 注射器、7 号头皮针、灭菌敷贴、造影剂 1 支、抢救用物。

（三）操作配合
1.操作前做好心理护理，向患者解释检查的目的、意义、过程及注意事项，取得理解和配合，缓解患者的紧张情绪。

2.操作前详细询问患者的过敏史。

3.评估患者的全身情况，协助医生对患者做全身检查，包括血压、心电图、肝肾功能等，避免出现意外情况。

4.注射荧光素前应先做过敏试验，确认患者有无过敏反应。若患者在注射过程中出现恶心、呕吐等反应，告诉患者不要紧张，休息后常可恢复。

5.确保操作室的急救设备完好。

6.荧光素不能被人体吸收，24 小时内从体内完全排出。因此若患者发现尿液颜色有改变是正常现象，嘱其不必紧张。

NOTE

（四）注意事项

1. 造影前需做过敏试验，有严重的肾功能障碍、碘过敏史、过敏性哮喘和精神疾患的患者禁做眼底血管造影。

2. 吲哚菁绿稀释时，只能用其附带的灭菌注射用水，不能用其他溶液稀释。

3. 确保造影室内的急救设备及物品的完好。

八、光学相干断层成像检查法

光学相干断层成像（optical coherence tomography，OCT）是指对眼透光组织做断层成像。利用眼内不同组织对光的反射性不同，通过低相干性光干涉测量仪，比较反射光波和参考光波来测定反射光波的延迟时间和反射强度，分析不同组织的结构及其距离，然后计算机处理成像，以伪彩和黑白地方显示组织的断面结构。对黄斑部及视盘疾病的诊断有重要应用价值。视网膜断层中明确区分视网膜各层组织光带和脉络膜光带。扫描方式有水平、垂直、环行、放射状及不同角度的线性扫描，扫描线越长，分辨率越低。

（一）目的

了解黄斑部及视盘的情况，协助诊断疾病。

（二）操作配合

1. 检查前告知患者检查的目的，取得理解和配合。

2. 告知患者相应的配合注意事项，提高检查结果的准确性。

3. 若瞳孔较小，或屈光间质浑浊，检查时根据情况可先散大瞳孔，但要注意眼压。

第三章 眼睑疾病护理

第一节 睑腺炎

睑腺炎（hordeolum）又称麦粒肿，为化脓性细菌侵入眼睑腺体而引起的急性炎症。若睫毛毛囊或其附属的皮脂腺或变态汗腺感染，称为外睑腺炎；若睑板腺感染，称为内睑腺炎。本病类似于中医学的针眼。

一、病因与发病机理

（一）中医病因病机

本病多因外感风热，客于胞睑，气血不畅，发为本病；或过食辛辣刺激，脾胃积热，火热毒邪上攻胞睑，局部酿脓溃破；或脾气虚弱，余邪未清，卫外不固，复感风热之邪，致本病反复发作。

（二）西医病因及发病机制

本病大多由葡萄球菌，特别是金黄色葡萄球菌感染眼睑腺体而引起。

二、护理评估

（一）健康史

评估患者有无体弱、营养不良、屈光不正、睑缘及结膜的慢性炎症，有无糖尿病病史。

（二）临床表现

1. 症状 患部有红、肿、热、痛急性炎症的症状表现。

2. 体征 外睑腺炎的炎症反应集中在睫毛根部的睑缘部，初期局部红肿、疼痛，有硬结，压痛明显。病重者，同侧耳前淋巴结肿大，伴有压痛。如感染靠近外眦部，可引起反应性球结膜水肿。2～3天后局部皮肤出现黄白色脓点，硬结软化，可自行溃破排出脓液。溃脓后红肿迅速消退，症状缓解，多数在1周左右痊愈。亦可不经穿破排脓，而自行吸收消退。

内睑腺炎的炎症反应多局限于睑板腺内，一般范围较小，局部有硬结、疼痛和压痛。病变区间睑结膜充血、肿胀，2～3日后其中心形成黄白色脓点，大多可自行穿破睑结膜而痊愈。

儿童、年老体弱及有慢性消耗性疾病等抵抗力低下者，炎症可在眼睑皮下组织间蔓延扩散，形成眼睑蜂窝织炎。严重者可引起海绵窦脓毒血栓或败血症而危及生命。

（三）辅助检查

结膜囊细菌培养和药物敏感试验可协助诊治。

（四）心理社会评估

因眼睑红肿疼痛，从而产生恐惧不安心理。注意评估患者的年龄、文化层次、工作环境、

NOTE

卫生习惯、对疾病的认识及心理状态。

三、处理原则

（一）中医处理原则

未成脓者，内外兼治，促其消散；已成脓者，切开排脓，使其早愈。

（二）西医处理原则

未成脓者，局部热敷，助炎症消散；病情重者，可全身应用抗生素；当脓肿形成后，应切开排脓。

四、护理诊断

1. 疼痛　与睑腺炎炎症有关。

2. 体温过高　与病情严重，全身中毒症状有关。

3. 知识缺乏　与缺乏睑腺炎的防治知识有关。

4. 潜在并发症　全身化脓性感染、败血症、眼睑蜂窝织炎、海绵窦脓毒血栓等，与机体的抵抗力低下、清热解毒药或抗生素应用不足或不敏感、局部处理方法不当等因素有关。

五、护理目标

1. 疼痛缓解或消失。

2. 体温下降或恢复正常。

3. 能说出睑腺炎的防治知识，积极配合治疗。

4. 能陈述预防全身化脓性感染、败血症、眼睑蜂窝织炎、海绵窦脓毒血栓等并发症的措施。

5. 无并发症发生。

六、护理措施

1. 心理护理　嘱患者保持心情舒畅，解释疾病的发展、转归，使患者积极配合治疗。

2. 休息与饮食

（1）注意休息，保证睡眠充足，防止过度疲劳。

（2）饮食应有规律，宜清淡，易消化，禁食葱、蒜、辣椒、韭菜及腥发食物。

（3）可用金银花、野菊花泡茶饮。保持大便通畅。

3. 病情观察　观察局部疖肿皮色、结膜肿胀、眼球转动及全身情况，如出现头痛、高热、烦躁或嗜睡等，应及时报告医生，采取措施。

4. 治疗护理

（1）患眼滴熊胆滴眼液或抗生素滴眼液，每日3～4次。晚上临睡时可涂抗生素眼药膏。

（2）中药汤剂宜温服，每日2次。

（3）局部已成脓者，应行切开排脓术。外睑腺炎在外睑皮肤面切开，切口与睑缘平行，以减少瘢痕形成，脓腔大者放置引流条，每日换药至愈；内睑腺炎则在睑结膜面切开，切口与睑缘垂直，以免损伤过多的睑板腺管。本病在脓成前、脓成后或切开排脓时，严禁挤压，以防脓毒扩散变生他症。

5. 健康教育

（1）注意个人卫生，勿用脏手或不干净纸揉眼。切忌挤压。

（2）饮食有节，平素少食辛辣、肥甘及海腥食物，多食蔬菜、水果。小儿要注意营养。保持大便通畅。

（3）锻炼身体，增强体质。

（4）注意用眼卫生，避免用眼过度。屈光不正者应验光配镜，矫正屈光不正。

（5）室内光线应适中，生活起居要有规律。

七、结果评价

眼睑疼痛是否减轻或消失，体温是否下降或恢复正常，对睑腺炎防治知识的掌握程度，是否有并发症发生。

第二节　睑板腺囊肿

睑板腺囊肿（chalazion）又称霰粒肿，是睑板腺特发性无菌性慢性肉芽肿性炎症。外围有一完整的纤维结缔组织包裹，囊内含有睑板腺分泌物及慢性炎症细胞浸润。本病类似于中医学的胞生痰核。

一、病因与发病机理

（一）中医病因病机

多因脾失健运，湿痰内聚，上阻胞睑脉络，与气血混结而成本病；或由于恣食炙煿厚味，脾胃蕴结湿热，灼湿生痰，痰热相结，阻滞脉络，以致气血与痰热混结于睑内，隐隐起核，发为本病。

（二）西医病因及发病机制

由于慢性结膜炎或睑缘炎的长期刺激，睑板腺分泌过盛或上皮增生，导致睑板腺管口阻塞，腺体的分泌物潴留，刺激周围组织所致。皮脂腺和汗腺分泌功能旺盛或因维生素 A 缺乏，造成腺体上皮组织过度角化，从而使睑板腺排出管阻塞。

二、护理评估

（一）健康史

1. 评估患者有无慢性结膜炎、睑缘炎病史。

2. 评估患者的饮食习惯，发病时间、部位、肿块大小，是否反复发作，诊治过程，有无外伤史、手术史。

（二）临床表现

1. 症状　小的睑板腺囊肿可无明显自觉症状，多偶然发现；肿核较大者，眼睑可有重坠感；若肿核于睑内溃破而生肉芽肿者，可有异物样摩擦感。本病病程缓慢，上睑较为多见，单

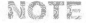

个或多发，亦有反复发作者。

2.体征　病变区眼睑皮下有圆形硬结，与皮肤不粘连，无触压痛，囊肿较大时可使局部皮肤隆起，囊肿较小者，外观正常，仔细触摸才能发现。与肿块对应的睑结膜面上可见局限性紫红色或灰红色隆起，小的囊肿可自行吸收消失，但多数长期不变或逐渐增大，质地变软，最后自行溃破，排出胶样内容物，在睑结膜面形成蘑菇状肉芽肿块，到达睑缘开口处，形成乳头状增生。如有继发感染，形成急性化脓性炎症时，临床表现与内睑腺炎相同。

（三）心理社会评估

注意评估患者的年龄、文化层次、生活方式、饮食习惯、工作环境、对疾病的认识及焦虑的程度。

三、处理原则

（一）中医处理原则

肿核小者，一般无须治疗，可自行消散；较大或有溃破趋势者，宜手术治疗。内服中药主要在于清热化痰散结。

（二）西医处理原则

小而无症状者无须治疗，待其自行吸收；大者可行热敷，或向囊肿内注射糖皮质激素促其吸收；不能消退者，应在局部麻醉下手术切除。对于老年睑板腺囊肿患者，若手术切除后在原部位复发，应将切除标本送病理检验，以排除睑板腺癌的可能性。

四、护理诊断

1.舒适改变　与睑板腺囊肿较大引起的不适、异物感有关。

2.知识缺乏　与缺乏睑板腺囊肿的防治知识有关。

3.潜在并发症　继发感染，与病情严重、抵抗力下降有关。

五、护理目标

1.睑板腺囊肿缩小，异物感减轻。

2.说出睑板腺囊肿的防治知识，积极配合治疗。

3.能够陈述预防继发感染等并发症的措施。

4.无感染发生。

六、护理措施

1.心理护理　介绍本病的有关知识和治疗意义，嘱患者保持心情舒畅。

2.休息与饮食

（1）注意休息，保持睡眠充足，防止过度疲劳。

（2）忌食辛辣刺激、肥甘之品，以防痰热内生。

（3）宜多食海带、紫菜、山楂等软坚活血之品。

3.病情观察

（1）注意观察囊肿的大小变化。

（2）观察胞睑有无红肿、疼痛等并发症。

4. 治疗护理

（1）若睑内紫红或有肉芽时，可点抗生素滴眼液，每日4~6次。

（2）局部按摩或湿热敷，适用于本病初起，可促其消散。

（3）对于肿核大或已溃破形成肉芽肿者，宜在局部麻醉下行霰粒肿刮除术。即用霰粒肿夹夹住肿核部位，翻转眼睑，在睑内面做与睑缘相垂直的切口，切开睑结膜及囊肿内壁，刮出囊肿内容物，并向两侧分离囊肿壁，将囊壁摘除。若已在睑内面自溃生肉芽者，先剪除肉芽肿后，再摘除囊壁。

5. 健康教育

（1）注意个人用眼卫生，勿用脏手或脏物揉眼。

（2）饮食有节，不偏食，忌肥甘及腥膻食物，多食蔬菜、水果，保持大便通畅。小儿要注意营养。

（3）锻炼身体，增强体质。

（4）继发感染时，切忌挤压和针挑。

七、结果评价

睑板腺囊肿是否缩小或消失，对睑板腺囊肿防治知识的掌握程度，有无感染的发生。

第三节　睑缘炎

睑缘炎（blepharitis）为睑缘皮肤、睫毛毛囊及其腺体组织的亚急性或慢性炎症。包括鳞屑性睑缘炎、溃疡性睑缘炎、眦部睑缘炎三种类型。本病类似于中医学的睑弦赤烂。

一、病因与发病机理

（一）中医病因病机

本病多因脾胃蕴热，复受风邪，风热合邪触染睑缘，伤津化燥；或脾胃湿热，外感风邪，风、湿、热三邪相搏，循经攻于睑缘而发病；或心火内盛，风邪犯眦，引动心火，风火上炎，灼伤睑眦而致本病。

（二）西医病因及发病机制

1. 鳞屑性睑缘炎　多由于眼睑皮脂腺及睑板腺脂溢过盛所致。此外屈光不正、视疲劳、营养不良、长期使用劣质化妆品等因素也可诱发本病。

2. 溃疡性睑缘炎　多因金黄色葡萄球菌感染所致，睫毛毛囊及其附属腺体发生慢性或亚急性化脓性炎症。常见于贫血、营养不良，或全身有慢性病的儿童。

3. 眦部睑缘炎　多为Morax-Axenfeld双杆菌感染所引起的外眦部的慢性炎症。好发于维生素B_2缺乏者。

二、护理评估

（一）健康史

1. 评估患者有无屈光不正、视疲劳、营养不良或长期使用劣质化妆品等。

2. 评估患者的发病时间及治疗过程。

（二）临床表现

1. 症状   患者睑缘或眦部灼热疼痛，刺痒难忍，可伴干涩畏光。

2. 体征

（1）鳞屑性睑缘炎   睑缘充血、肿胀，睫毛及睑缘表面附有上皮鳞屑，并伴有睑缘点状皮脂溢出。去除鳞屑后可见睑缘充血，但无溃疡或脓点。睫毛易脱落，但可再生。

（2）溃疡性睑缘炎   睑缘充血，睫毛根部有散在的小脓包和痂皮覆盖，去除痂皮后，有脓液渗出，并露出小溃疡。睫毛常被脓液和皮脂粘在一起呈束状，随着痂皮的剥落而脱落，睫毛脱落后不能再生，日久则睫毛稀疏或成秃睫。

（3）眦部睑缘炎   眦部睑缘和皮肤充血、肿胀、糜烂、脱屑，局部伴有结膜炎症。

（三）辅助检查

细菌培养和药物敏感试验。

（四）心理社会评估

评估患者的文化层次、职业、工作环境、卫生习惯、对疾病的认识及焦虑的程度。

三、处理原则

（一）中医处理原则

风热偏重者，以祛风止痒、清热凉血为主；湿热偏盛者，以清热除湿、祛风止痒为主；心火上炎者，以清心泻火为主。

（二）西医处理原则

病因治疗，消除各种诱因。

四、护理诊断

1. 舒适改变   与睑缘炎炎症刺激有关。

2. 自我形象改变   与睑缘肥厚、糜烂致面容受损有关。

3. 焦虑   与睑缘肥厚致面容受损有关。

4. 知识缺乏   与缺乏睑缘炎的防治知识有关。

5. 潜在并发症   角膜炎、睑外翻、泪溢、下睑湿疹等，与病情的严重或治疗不及时有关。

五、护理目标

1. 痒痛、畏光、流泪症状减轻或消失。

2. 能够正确对待面容的改变。

3. 能够表达焦虑心理障碍的原因，情绪稳定。

4. 能够陈述睑缘炎的防治知识，并能正确执行。

5.能够说出预防角膜炎、睑外翻、泪溢、下睑湿疹等并发症的措施。

六、护理措施

1.心理护理　关心患者，解释疾病的原因、发展、转归及治疗的效果，增强其治疗的信心。

2.休息与饮食

（1）室内保持清洁、安静、空气流通、光线柔和，避免强光直射患眼。注意休息，勿过度疲劳。

（2）饮食均衡，合理有节，增加营养。忌食辛辣、肥甘之品。

（3）保持大便通畅，减少烟酒的刺激。

3.病情观察

（1）观察患者的自觉症状，如疼痛、畏光、流泪等。

（2）观察患者分泌物的质和量。

（3）观察睑缘充血、糜烂及睫毛分布的情况。

4.治疗护理

（1）中药汤剂宜温服，每日1剂，早晚分服。

（2）用内服药渣再次煎水，毛巾浸泡拧干湿热敷眼部。

（3）用0.5%熊胆滴眼液、0.5%硫酸锌滴眼液或抗生素滴眼液滴眼，每日3～4次，晚上临睡前涂抗生素眼膏。

（4）患眼清洗时，应拭去鳞屑、脓痂、已松脱的睫毛，并清除毛囊中的脓液，充分暴露病损处。①可用内服药渣煎液，或选用千里光、白鲜皮、苦参、野菊花、蒲公英、蛇床子等药煎水熏洗，每日2～3次。②用生理盐水或3%硼酸溶液清洗睑缘，每日2～3次。

（5）伴有倒睫者，应及时拔除倒睫，以防损伤角膜。

5.健康教育

（1）注意锻炼身体，增强体质。

（2）有屈光不正者，及时验光配镜，矫正屈光不正。

（3）注意个人清洁卫生，勿用手及脏物揉擦眼睛，每日用无刺激的洗面奶或肥皂清洁睑缘。勿强行去除睑缘皮屑。

（4）生活要有规律，饮食宜清淡、易消化，忌食辛辣海腥之品，减少烟酒的刺激，保持大便通畅。

（5）防止过度疲劳，保证睡眠充足。

（6）按医嘱使用滴眼液或洗眼，教会患者正确洗眼和使用眼药的方法。

七、结果评价

痒痛、畏光、流泪症状是否减轻或消失；能否正确对待面貌的改变，保持情绪的稳定；是否能够表达引起焦虑的原因；对睑缘炎防治知识的掌握程度；能否说出预防角膜炎、睑外翻、泪溢、下睑湿疹等并发症的措施。

第四节　上睑下垂

上睑下垂（ptosis）指上睑提起受限的一种眼病。即患者向前方注视时上睑缘遮盖上部角膜超过2mm。轻者不遮盖瞳孔，重者部分或全部瞳孔被遮盖。前者只影响外观，后者如发生在幼儿，若不及时矫正，会造成弱视。可单眼或双眼发病，有先天与后天之分。本病类似于中医学的上胞下垂。

一、病因与发病机理

（一）中医病因病机

多因先天禀赋不足，命门火衰，脾阳不足，睑肌发育不全，胞睑乏力而不能上提；或脾虚中气不足，清阳不升，睑肌失养，上胞无力提举；或脾虚聚湿生痰，风邪客睑，风痰阻络，胞睑筋脉弛缓不用而下垂。

（二）西医病因及发病机制

1.先天性上睑下垂　为先天发育异常，是一种常染色体显性或隐性遗传病。主要由于动眼神经核或提上睑肌发育不良所致。

2.后天性上睑下垂　病因主要有动眼神经麻痹、提上睑肌损伤、交感神经疾病、重症肌无力、上睑新生物或炎性肿胀等。

二、护理评估

（一）健康史

1.评估患者的发病时间、诊断过程、家族史。

2.评估患者有无相关病史和其他症状，有无外伤、眼部手术史。

（二）临床表现

1.症状　患眼不能将睑裂睁开到正常程度，多数患者伴有视力障碍，先天性上睑下垂者大部分伴有弱视。

2.体征

（1）睑裂变窄　两眼自然睁开向前平视时，有不同程度的睑裂变窄，上睑遮盖角膜上缘超过2mm，甚至遮盖部分或全部瞳孔。

（2）仰面俯视　由于上睑提起受限，瞳孔被挡，视物困难引起的一种代偿头位。单侧下垂可引起斜颈，日久可导致脊柱畸形。

（3）额纹加重　由于瞳孔被挡，为了能看清物体，患儿常将头向后仰，并用额肌的力量抬高上睑，导致额部皮肤皱纹增多加深。下垂严重者，多伴有眼球上转运动障碍。

（4）先天性上睑下垂　睑裂变窄多为双侧，常伴有其他眼睑发育异常如内眦赘皮、小睑裂、眼球震颤等。

（5）后天性上睑下垂　有相关病史或伴有相关症状。如重症肌无力患者，常伴有全身横纹肌疲劳的现象，临床表现为晨轻暮重，注射新斯的明后症状明显改善；动眼神经麻痹者可伴有其他眼外肌麻痹的症状。

（6）估测提上睑肌功能的方法 用拇指置患者眉弓处，用力压住以阻断额肌的提睑作用，令其用力向上看而提睑。然后测定眼球极度向上、向下注视时的上睑睑缘位置。正常人应相差 8mm 以上。如前后相差不足 4mm 者，表示提上睑肌功能严重不全。

（三）心理社会评估

评估患者的年龄、文化层次、职业、对疾病的认识及焦虑程度。

三、处理原则

（一）中医处理原则

先天性者，宜行手术矫治；后天性者，在内服中药的基础上，常配合针灸治疗，无效可考虑手术。

（二）西医处理原则

先天性上睑下垂患者以手术治疗为主，单侧性矫治宜早，以防形成弱视。对后天性上睑下垂患者应针对其病因进行治疗。

四、护理诊断

1. 感知改变 与睑裂不能睁开至正常有关。

2. 自我形象改变 与上睑下垂影响面容有关。

3. 焦虑 与上睑肌功能障碍导致心理紊乱及担心手术有关。

4. 有外伤的危险 与视力障碍有关。

5. 知识缺乏 与缺乏上睑下垂的防治知识有关。

6. 潜在并发症 弱视，与上睑下垂程度较重，遮挡瞳孔有关。

五、护理目标

1. 睑裂恢复至正常宽度，视力障碍减轻或消除。
2. 能够正确对待面容的改变。
3. 能够描述焦虑等心理障碍的原因，情绪稳定。
4. 能够描述预防外伤的措施。
5. 掌握上睑下垂的有关防治知识，并积极配合治疗。
6. 能够陈述预防弱视的措施。

六、护理措施

1. 心理护理 关心患者，向患者解释疾病发生的原因、发展、预后及治疗效果，劝其正确对待自己的疾病，鼓励其树立战胜疾病的信心，使患者情绪稳定，积极配合治疗。

2. 休息与饮食

（1）注意休息，保证睡眠充足，防止过度疲劳。

（2）饮食宜清淡、易消化、富营养，忌肥甘炙煿之品。

（3）多食水果、蔬菜，保持大便通畅。

3. 病情观察

（1）对于后天性上睑下垂，注意观察有无全身横纹肌疲劳现象或神经麻痹现象，以及用药的疗效、对视力的影响等。

（2）上睑下垂矫正术后，要注意观察有无缝线和睫毛刺激角膜，了解睑裂的闭合状态、角膜的暴露情况，防止发生暴露性角膜炎；保持局部创口干燥，一般术后加压包扎24小时，术后7天拆线。

4. 治疗护理

（1）中药汤剂每日2次，宜饭后温服。

（2）先天性上睑下垂，行手术矫正。根据提上睑肌功能的情况，选择额肌悬吊术或提上睑肌缩短术。

（3）后天性上睑下垂，应积极查找病因，对因治疗。半年以上查不到原因，药物治疗无效者再考虑手术。

（4）术后按外眼手术护理常规进行护理。

5. 健康教育

（1）加强优生优育，及早发现遗传病。

（2）注意寒暖，适时添衣，避免风邪入侵。

（3）饮食宜富有营养。

（4）积极锻炼身体，增强体质。

（5）双眼发病或视力较差者，活动时要有人陪同。

（6）嘱患者坚持治疗，定期随访，适时进行手术，以免发生弱视。

七、结果评价

睑裂是否正常，视力障碍是否减轻或消除，能否正确认识对待疾病，焦虑等心理障碍症状是否减轻或消失，意外性伤害有无发生，对上睑下垂防治知识的掌握程度，是否配合治疗，弱视是否发生。

【眼睑疾病的辨证施护】

1. 风热外袭

证候：针眼初起，胞睑局部红肿痒痛，可扪及硬结，压痛明显。舌质红，苔薄黄，脉浮数。

治法：疏风清热，消肿散结。

方药：银翘散加减。

护理：

（1）局部湿热敷，以促消散。

（2）用内服中药渣煎水，过滤后熏洗患眼。

2. 热毒壅盛

证候：胞睑红肿灼热，硬结较大，疼痛拒按，或硬结变软，或顶端出现脓点，甚则球结膜水肿；伴有口渴喜饮，便秘溲赤；舌红苔黄，脉数。

治法：清热解毒，消肿止痛。

方药：仙方活命饮加减。

护理：

（1）针刺太阳、合谷、风池等穴，或针刺放血，以清泻热毒。

（2）保持大便通畅，必要时给予通便剂，以导热下行。

3. 痰湿阻络

证候：胞睑内生核状硬结，不红不痛，与胞睑皮肤无粘连，若大者硬结隆起，胞睑有重坠感，睑内呈黄白色隆起；舌红，苔薄白，脉缓。

治法：化痰散结。

方药：化坚二陈汤加减。

护理：

（1）局部按摩、理疗或湿热敷，促其消散。

（2）生南星加冰片少许研末，用醋调糊状，调匀涂敷患部皮肤，以化痰散结，注意不要将药误入眼内。

4. 湿热兼风

证候：睑弦赤烂，生脓结痂，痒痛并作，眵泪胶黏，睫毛成束、脱落或倒睫、秃睫；舌质红，苔黄腻，脉濡数。

治法：祛风清热除湿。

方药：除湿汤加减。

护理：

（1）清除胞睑局部脓痂，及时拭去眵泪，保持眼部干燥。

（2）中药内服药渣再煎过滤，熏洗患眼。

5. 脾虚气弱

证候：上胞下垂，晨起病轻，午后加重，严重者，眼珠转动不灵，视一为二；伴有神疲乏力，食欲不振等症；舌质淡，苔薄，脉虚弱。

治法：健脾益气。

方药：补中益气汤加减。

护理：

（1）避免劳累，注意休息。

（2）观察全身横纹肌疲劳现象，以免病情迅速发展而危及生命。

NOTE

第四章　泪器疾病护理

第一节　泪　溢

泪溢（epiphora）是指泪液不循常道而溢出。多见于冬春季节，可单眼或双眼患病，常见于病后体弱的妇女、老年人。本病类似于中医学的冷泪。

一、病因与发病机理

（一）中医病因病机
多因肝血不足，泪窍不密，风邪外袭；或气血亏虚，肝肾不足，不能固摄泪液，泪液失其约束；或椒疮迁延不愈，侵及泪道，致泪道阻塞而成。

（二）西医病因及发病机制
多因眼睑及泪点位置异常，泪点不能接触泪湖；泪点狭窄、闭塞或缺如，泪液不能进入泪道；泪小管至鼻泪管阻塞或狭窄等，包括先天性闭锁、炎症、肿瘤、外伤、异物、药物毒性等各种因素引起的泪道结构异常，泪液不能通过泪道排出而致。

二、护理评估

（一）健康史
1.评估患者是否患有沙眼、泪道外伤、慢性鼻炎、鼻窦炎、下睑外翻等病史。
2.评估发病时间、流泪程度是否与外界环境、季节有关。

（二）临床表现
1.症状　流泪，寒冷或遇风时流泪加重。
2.体征　泪液不时溢出，内眦部皮肤潮湿；或见泪点外翻。冲洗泪道通畅，或通而不畅，或不通，但均无黏液或脓液从泪点反流。

（三）辅助检查
1.染料试验　可将2%荧光素钠溶液滴入患眼结膜囊内，稍后用湿棉签擦下鼻道，观察棉签是否带荧光素钠的颜色，若有则说明泪道尚通畅，否则为不通。
2.X线碘油造影　能准确显示泪道阻塞的部位。

（四）心理社会评估
评估患者的文化程度、对疾病的认识及焦虑的程度。

三、处理原则

（一）中医处理原则

治宜补虚为主。泪道阻塞者，可手术治疗。

（二）西医处理原则

局部用药，泪道狭窄或阻塞者，可手术治疗。

四、护理诊断

1. 舒适改变　与泪液不时溢出，内眦皮肤经常浸湿有关。

2. 焦虑　与长期泪溢不适、害怕手术及术后置管时间长有关。

3. 知识缺乏　与缺乏泪溢的防治知识有关。

4. 潜在并发症　睑外翻，与长期流泪、拭擦眼睑有关。

五、护理目标

1. 泪溢症状减轻或消失。

2. 能够描述引起焦虑的原因。

3. 能够说出泪溢的防治知识。

4. 能够陈述预防睑外翻等并发症的措施。

六、护理措施

1. 心理护理　耐心向患者解释病情及治疗情况，消除患者的焦虑等心理。

2. 休息与饮食

（1）室内保持清洁、安静、空气流通、光线柔和，避免强光直射眼部。

（2）禁食葱、蒜、韭菜及腥发等刺激之物。

（3）观察泪点大小及位置，有无下睑外翻。

（4）冲洗泪道时，是否有冲洗液反流及反流多少，从何处反流。

3. 治疗护理

（1）局部点熊胆滴眼液，或抗生素滴眼液，或硫酸锌滴眼液，每日 3～4 次。

（2）皮肤受泪液浸泡而出现潮红时，应涂抗生素眼药膏加以保护。

（3）泪道冲洗。

（4）泪点狭窄者，用泪点扩张器扩张泪点。

（5）泪道狭窄或阻塞，可考虑手术治疗，可行激光治疗或用泪道硅管留置治疗等。

（6）泪道冲洗通畅者，可温针睛明穴。方法：取平卧位，将毫针置酒精灯上烧热，用棉球擦干净，稍停片刻，刺入患侧睛明穴，深 0.5～1 寸，留针 15 分钟，以防出血。

4. 健康教育

（1）注意眼部卫生，流泪时可用干净手帕擦拭，切勿用脏手或脏物擦拭。

（2）擦拭时动作宜轻，避免损伤皮肤。皮肤松弛者，宜从下向上擦拭，以防下睑外翻。

（3）外出戴有色眼镜，避免风沙、强光刺激。

（4）对有鼻部疾病、沙眼者，应及时治疗，防止本病发生。

七、结果评价

泪溢是否减轻或消失，能否陈述引起焦虑的原因，对泪溢防治知识的掌握程度，是否养成良好的卫生习惯，有无睑外翻等并发症的发生。

第二节　急性泪囊炎

急性泪囊炎（acute dacryocystitis）是以泪囊处突发红肿疼痛，继之溃破出脓为特征的眼病，常发生在慢性泪囊炎的基础上，亦可突然发生。本病类似于中医学的漏睛疮。

一、病因与发病机理

（一）中医病因病机

素有漏睛，邪毒存留，复感风热，内外合邪，壅阻内眦；或嗜食辛辣，心脾热毒壅盛，上乘大眦，气血瘀滞，肉腐成脓。若肉腐溃后，阴津已伤，余热未清，蒸灼腠理而成瘘管，则脓汁不尽，长久不愈。

（二）西医病因及发病机制

大多在慢性泪囊炎的基础上发生，与侵入的细菌毒力强大或机体抵抗力降低有关。常见致病菌为链球菌。

二、护理评估

（一）健康史

评估有无慢性泪囊炎病史，发病前有无挤压泪囊或行泪道探通术史。

（二）临床表现

1.症状　泪囊区红肿、灼热、疼痛、流泪。严重者可伴恶寒、发热、头痛。

2.体征　泪囊区局部皮肤红肿、坚硬，压痛剧烈。严重者，炎症可扩展到眼睑、鼻根及面颊部，眼睑红肿难开，结膜充血，耳前及颌下淋巴结肿痛等。数日后红肿局限，出现脓点，脓肿自溃，脓液排出，炎症减轻；或形成泪囊瘘管，经久不愈，泪液常从瘘管溢出。

（三）辅助检查

血常规检查：可见白细胞总数及中性粒细胞比例增高。

（四）心理社会评估

评估患者的文化层次、对疾病的认识及恐惧的程度。

三、处理原则

（一）中医处理原则

未成脓时，治以疏风清热解毒，采用内服中药、热敷、药物敷等方法；已成脓时，宜切开排脓。

（二）西医处理原则

早期热敷，局部和全身使用抗生素控制炎症；脓肿形成，应切开排脓。

四、护理诊断

1. 疼痛　与泪囊区的急性炎症有关。

2. 恐惧　与局部红肿明显及害怕手术有关。

3. 知识缺乏　与缺乏急性泪囊炎的防治知识有关。

4. 潜在并发症　眶蜂窝织炎，与病情严重、炎症扩散有关。

五、护理目标

1. 泪囊区皮肤红肿、疼痛减轻或消除。

2. 能够稳定情绪，积极配合治疗。

3. 能够说出急性泪囊炎的防治知识。

4. 能够说出预防眶蜂窝织炎等并发症的措施。

六、护理措施

1. 心理护理　关心体贴患者，耐心向患者解释病情及治疗情况，消除患者的恐惧心理，取得患者的密切配合。

2. 休息与饮食

（1）注意休息，保证睡眠充足。

（2）饮食宜清淡，忌食辛辣等刺激性食物，以防病情加重。

3. 病情观察

（1）注意观察泪囊区的红肿程度及范围，及疼痛轻重。

（2）观察泪囊区是否已有脓肿形成。

（3）若脓已成，自行溃破或切开排脓时，要注意脓的颜色、性质、量的多少。

4. 治疗护理

（1）点抗生素滴眼液，睡前涂抗生素眼药膏。

（2）病情严重时，全身应用抗生素。

（3）早期宜用湿热敷、药敷，使用外用药时注意勿入眼内。

（4）脓已成者，当切开排脓，切口宜选弧形。脓未成或切开排脓时不宜挤压。

（5）切开排脓后，应每日换药至创口痊愈；若置有引流条，要注意引流的情况，无脓液流出时方可取出引流条。

（6）炎症期间切忌冲洗泪道及行泪道探通术。

5. 健康教育

（1）外出戴防护眼镜，避免风沙、强光刺激。

（2）如有流泪，勿揉擦眼部，注意眼部卫生。

（3）分泌物多时可轻轻用棉签或干净手帕擦之，保持眼部的清洁。

（4）有慢性泪囊炎者，待急性炎症控制后，积极治疗慢性泪囊炎，防止本病发生。

NOTE

（5）告知挤压泪囊区的危险性。

（6）锻炼身体，增强抗病能力。

七、结果评价

泪囊区皮肤红肿疼痛的程度是否减轻或消失，恐惧等心理障碍是否减轻或消失，对急性泪囊炎防治知识的掌握程度，是否养成良好的卫生习惯，有无眶蜂窝织炎等并发症的发生。

第三节　慢性泪囊炎

慢性泪囊炎（chronic dacryocystitis）是指泪囊及鼻泪管的慢性炎症，以常有黏液或脓性分泌物自泪小点溢出为临床特征，病情顽固，多见于中老年女性。此外，亦有新生儿罹患本病者，称为新生儿泪囊炎。由于黏液或脓性分泌物不断溢出，对眼球的安全构成威胁，故应注意预防护理。本病类似于中医学的漏睛。

一、病因与发病机理

（一）中医病因病机

风热外袭，停留泪窍，泪道不畅，积伏日久，泪液受灼，渐变稠浊；或心有伏火，脾蕴湿热，移于窍内，湿热内聚，积聚成脓。若复感风热毒邪，或多食辛辣炙煿之物，则可演变为漏睛疮，使病情更加严重。

（二）西医病因及发病机制

多因鼻泪管狭窄或阻塞，致泪液滞留于泪囊，伴发细菌感染而致。常见致病菌为肺炎双球菌、链球菌、葡萄球菌等。新生儿泪囊炎是由于鼻泪管下端的胚胎性残膜未退化，阻塞鼻泪管下端所致。

二、护理评估

（一）健康史

评估患者有无沙眼、泪道外伤、慢性鼻炎、鼻窦炎、鼻甲肥大、鼻息肉、鼻中隔偏曲等病史及发病时间、诊治过程。

（二）临床表现

1. 症状　流泪，有脓性分泌物外溢。

2. 体征　指压泪囊区有大量黏液或脓性分泌物自泪点溢出；严重者，内眦部位的皮肤潮湿、糜烂、粗糙肥厚及湿疹，结膜充血。

（三）辅助检查

1. 冲洗泪道有大量黏液或脓性分泌物自泪点反流。

2. 分泌物检查可查到致病菌。

（四）心理社会评估

评估患者的年龄、文化层次、对疾病的认识及焦虑的程度。

三、处理原则

（一）中医处理原则

内服药仅能改善证候，病轻者宜祛风清热，重者宜清热利湿。主要以外治为主，如点滴眼液、泪道冲洗、手术等。

（二）西医处理原则

以手术治疗为主。

四、护理诊断

1. 舒适改变　与鼻泪管阻塞引起的泪溢有关。

2. 焦虑　与泪点长期有脓性分泌物溢出、害怕手术有关。

3. 知识缺乏　与缺乏慢性泪囊炎的防治知识有关。

4. 潜在并发症　细菌性角膜溃疡、化脓性眼内炎，与慢性泪囊炎患者发生角膜外伤及施行眼内手术，继发细菌感染有关。

五、护理目标

1. 溢泪、脓性分泌物减轻或消除。

2. 能够说出焦虑等心理障碍的原因。

3. 能够说出慢性泪囊炎的防治知识。

4. 能够说出预防角膜感染和眼内感染等并发症的措施。

六、护理措施

1. 心理护理　关心体贴患者，耐心向患者解释病情及治疗情况，介绍手术方式，消除患者焦虑、紧张等心理状态，帮助患者以最佳心理状态接受手术。

2. 休息与饮食

（1）室内保持清洁通风，光线宜暗，外出戴有色眼镜，以免强光与烟尘刺激。

（2）禁食葱蒜、韭菜及腥发等刺激之物，忌食油腻、厚味之品，以防引发急性泪囊炎。

（3）手术当天勿进食过热、过硬的食物。

3. 病情观察

（1）注意观察内眦部皮肤的情况。

（2）冲洗泪道时应注意泪点反流出分泌物的颜色、性质及流出量。

（3）注意邻近部位的组织是否被感染，尤其是角膜的情况。

4. 治疗护理

（1）局部点抗生素滴眼液，如左氧氟沙星滴眼液，每日 3~6 次，点滴眼液前压迫泪囊部，尽量将黏液或脓性分泌物挤出，使药液直达病所。

（2）用清热解毒的中药液或抗生素稀释液进行泪道冲洗，冲洗前挤压泪囊部，将脓液排出后，用棉签擦净，然后冲洗，冲洗至水清无脓液为止。

（3）日久不愈者，可采用手术治疗，常采用泪囊鼻腔吻合术、鼻泪管置管术、泪囊摘除

NOTE

术。泪囊切除后病灶得以消除，但仍然有泪溢。泪囊鼻腔吻合术是最常用的术式。对老年患者或无法行泪囊鼻腔吻合术者，可采用鼻泪管置管术或泪囊摘除术。

（4）泪囊鼻腔吻合术当天用1%麻黄碱液滴鼻，以收缩鼻黏膜，利于引流及预防感染。鼻腔填塞物的作用是压迫伤口止血，嘱患者勿牵拉填塞物及用力擤鼻。术后取半坐卧位，以利于分泌物的引流。

（5）鼻泪管置管术者术后需置管6个月，嘱患者勿牵拉置管。

5. 健康教育

（1）保持结膜囊的清洁，分泌物多时可轻轻用棉签或干净手帕擦之。

（2）指导患者正确点滴眼液：先用手指压泪囊区，排空泪囊内的分泌物，然后用抗生素滴眼液点眼。

（3）介绍细菌性角膜炎及眼内炎等并发症的预防措施。

（4）对有鼻部疾病、沙眼者，应及时治疗，防止本病发生。

（5）术后定期复诊，按时冲洗泪道。

七、结果评价

泪溢、脓性分泌物外溢的程度是否减轻或消失，焦虑等心理障碍是否减轻或消失，对慢性泪囊炎防治知识的掌握程度，是否养成良好的卫生习惯，有无角膜感染和眼内感染等并发症的发生。

【泪器疾病的辨证施护】

1. 风热上攻

证候：患眼热泪频流，内眦部红肿疼痛，其下方隆起，可扪及肿核，疼痛拒按；头痛，或见恶寒发热；舌质红，苔薄黄，脉浮数。

治法：疏风清热，消肿散结。

方药：驱风散热饮子加减。

护理：

（1）局部湿热敷，或热盐水敷，每次15～20分钟，每日3次。注意敷料的温度，防止烫伤皮肤。

（2）用新鲜的野菊花、芙蓉叶、紫花地丁等中草药洗净捣烂外敷，或用如意金黄散和生理盐水调成糊状，纱布隔垫敷患部，以促病变吸收。注意勿令药物误入眼。

2. 里热炽盛

证候：泪囊部红肿热痛，疼痛难忍，核硬拒按，热泪频流，甚而红肿蔓延至颜面胞睑；耳前或颌下有肿核及压痛，可兼头痛身热，心烦口渴，大便燥结，小便赤涩；舌质红，苔黄燥，脉洪数。

治法：清热解毒，消瘀散结。

方药：黄连解毒汤加减。

护理：饮食宜清淡，多食蔬菜、水果，多饮开水，大便燥结者用番泻叶代茶饮。

3. 窍虚招风

证候：目无赤烂肿痛，遇风泪出，初起冬月重夏月轻，久则冬夏皆然；伴头晕目眩，面色无华；舌质淡，苔白，脉细。

治法：补养肝血，兼祛风邪。

方药：止泪补肝散加减。

护理：注意避开风寒刺激，预防感冒。

4.肝肾两虚

证候：冷泪绵绵，拭之遂出，清稀不稠；可兼头昏耳鸣，腰膝酸软；脉细。

治法：补益肝肾，收摄止泪。

方药：杞菊地黄丸或左归饮加减。

护理：可食用补益肝肾的食物，如黑枣、胡桃、黑芝麻等。或用枸杞子、菊花泡水代茶饮。

5.气血不足

证候：泪液常流，清冷而稀；常兼面色苍白，体倦乏力；舌质淡，脉细。

治法：养血益气，固摄敛泪。

方药：八珍汤加减。

护理：饮食宜清淡、易消化、富有营养，可用益气养血食疗方配合治疗。

第五章　结膜和巩膜疾病护理

第一节　急性细菌性结膜炎

急性细菌性结膜炎（acute bacterial conjunctivitis），又称急性卡他性结膜炎（acute catcarrhal conjunctivitis），是细菌感染引起的常见的急性流行性眼病。本病发病急，潜伏期 1～3 天，传染性强，好发于春秋季节，双眼同时或先后发病。本病类似于中医学的暴风客热。

一、病因与发病机理

（一）中医病因病机

多因骤感风热之邪，风热相搏，客留肺经，上犯白睛所致；或肺经素有蕴热，则病症更甚。

（二）西医病因及发病机制

常见的致病菌为表皮葡萄球菌、金黄色葡萄球菌、流感嗜血杆菌、肺炎链球菌等。

二、护理评估

（一）健康史

评估患者有无疾病接触史，了解生活、工作环境及卫生习惯。

（二）临床表现

1. 症状　自觉异物感、灼热感、刺痛及流泪，分泌物多。

2. 体征　眼睑肿胀，结膜充血、水肿，以睑部及穹隆部结膜最为显著。结膜表面有黏液性或脓性分泌物，严重时可形成伪膜。

（三）心理社会评估

由于起病急，体征明显，具有流行性和传染性，容易产生恐惧的心理，评估患者的年龄、学历、心理状态及对疾病的认识程度。

三、处理原则

（一）中医处理原则

内治以祛风清热为基本原则，外治则应用清热解毒滴眼液或抗生素滴眼液。

（二）西医处理原则

局部与全身抗感染治疗。

四、护理诊断

1. 舒适改变 与结膜急性炎症引起的眼部刺激症状有关。

2. 恐惧 与本病的传染性、流行性有关。

3. 知识缺乏 与缺乏急性结膜炎的防治知识有关。

4. 有感染传播的危险 与细菌性结膜炎的传染性有关。

5. 潜在并发症 角膜炎，与病情未得到及时控制及病情严重有关。

五、护理目标

1. 异物感、灼热感、眼痛程度减轻或消失。

2. 能够表达恐惧心理障碍的原因，表现出积极的应对方式。

3. 能够说出细菌性结膜炎的防治知识和预防角膜炎等并发症的措施。

4. 患者及家属无交叉感染发生。

六、护理措施

1. 心理护理 关心患者，耐心向患者解释疾病的发展、转归，消除患者的恐惧心理，使患者积极配合治疗。

2. 休息与饮食

（1）室内保持清洁通风，温、湿度适宜，光线宜暗，外出戴有色眼镜，以避免强光及烟尘刺激，加重病情。

（2）如单眼患者，取患侧卧位。

（3）饮食宜清淡，多食蔬菜、新鲜水果等，忌葱、蒜等刺激性食物，多饮水，保持大便通畅。

3. 病情观察

（1）观察分泌物的性质及量，以及灼热、疼痛、流泪的轻重程度。

（2）观察眼睑红肿、结膜充血的程度。

（3）注意有无伪膜及结膜下出血。

4. 治疗护理

（1）局部宜频点抗生素滴眼液，如妥布霉素、左氧氟沙星滴眼液。

（2）及时擦拭分泌物，如有伪膜应一并去除。

（3）冲洗结膜囊，常用冲洗剂有生理盐水、3% 硼酸溶液等。

5. 消毒与隔离

（1）患者的洗脸用具、眼部用品及滴眼液等宜单独使用，且经常消毒。

（2）对单眼患病者，实行一眼一瓶眼药；双眼患病者实行一人一瓶眼药。

（3）医护人员接触患者的手、医疗器械及污染物均需按消毒隔离常规处理，防止交叉感染。

（4）医护人员做检查、治疗时，应先检查健眼，后检查患眼，以免传染到健眼。

NOTE

6. 健康教育

（1）按时点滴眼液，分泌物多时，先用棉签轻轻擦去，然后再点滴眼液。

（2）忌包扎患眼，忌热敷，以免眼内分泌物结聚，致热毒更甚，加重病情。

（3）注意眼部卫生，勿用脏手及脏物揉眼，不共用洗脸用具；滴眼液前应洗手。

（4）患病期间，患者避免出入游泳池及公共场所，以免疾病传播流行。

（5）向患者及家属宣传结膜炎的预防知识，提倡一人一巾一盆，减少传染源的传播途径。

七、结果评价

异物感、灼热感、眼痛程度是否减轻或消失，恐惧等心理障碍是否减轻或消失，对细菌性结膜炎的防治知识的掌握程度，有无结膜炎的交叉感染，有无角膜炎的发生。

第二节 病毒性结膜炎

病毒性结膜炎（viral conjunctivitis）是由病毒感染所致的急性传染性结膜炎。具有高度传染性，曾在世界许多国家和地区引起暴发流行，好发于夏秋季。临床上以流行性角结膜炎、流行性出血性结膜炎最为常见。本病类似于中医学的天行赤眼。

一、病因与发病机理

（一）中医病因病机

多因猝感疫疠之气，疫热伤络；或肺胃积热，肺金凌木，侵犯肝经，上攻于目而发病。

（二）西医病因及发病机制

流行性角结膜炎是由腺病毒 8、19 和 37 型感染所致，传染性强，可散在或流行发病。流行性出血性结膜炎的病原体为微小 RNA 病毒中的肠道病毒 70 型和柯萨奇病毒 A24 的变异株。本病为接触感染，以手 – 眼接触为最主要的传播途径。

二、护理评估

（一）健康史

评估患者有无疾病接触史，了解发病情况及诊治经过等。

（二）临床表现

1. 流行性角结膜炎

（1）症状 眼红、眼痛、畏光，伴有水样分泌物等。

（2）体征 眼睑水肿，结膜充血水肿，48 小时内睑结膜和穹隆部结膜有大量滤泡形成，结膜下出血或形成伪膜。角膜出现上皮下和浅基质层点状浸润，呈圆形，数量不等，多位于角膜中央。

2. 流行性出血性结膜炎

（1）症状 剧烈眼痛、异物感、畏光及水样分泌物等。

（2）体征 眼睑红肿，结膜充血水肿，结膜下片状出血，睑结膜滤泡显著增生，部分患者伴有耳前淋巴结肿大和压痛。

（三）心理社会评估

评估患者的心理状况，了解其家庭、社会支持状况。

三、处理原则

（一）中医处理原则

早期的治则以祛风清热为本，病重者则以泻火解毒为本。配合中药超声雾化、中药熏洗等治疗。

（二）西医处理原则

以局部抗病毒治疗为主。

四、护理诊断

1.疼痛　与病毒侵犯角膜有关。

2.舒适改变　与结膜、角膜病变引起的眼痛、畏光、流泪有关。

3.恐惧　与本病具有传染性、结膜下出血、角膜混浊有关。

4.知识缺乏　与缺乏病毒性结膜炎的防治知识有关。

5.有感染传播的危险　与病毒性结膜炎的传染性有关。

五、护理目标

1.眼痛、畏光、流泪的程度减轻或消失。

2.能够说出恐惧心理障碍的原因。

3.能够说出病毒性结膜炎的防治知识，注意用眼卫生，并能正确执行。

4.患者及家属无交叉感染发生。

六、护理措施

1.心理护理　安慰患者，耐心讲解疾病发生的原因、治疗及转归，消除患者及家属的恐惧心理。

2.休息与饮食

（1）室内保持清洁通风，温、湿度适宜，光线宜暗，外出戴有色眼镜，以避免强光及烟尘刺激，加重病情。

（2）如单眼患者，取患侧卧位。

（3）注意休息，少用目力。

（4）饮食宜清淡，多食水果、新鲜蔬菜等，勿食刺激性食物，戒烟酒。

3.病情观察

（1）观察结膜的充血、水肿程度，有无结膜下出血。

（2）若角膜有混浊、视力下降，及时报告医生。

（3）观察耳前淋巴结肿大、压痛等情况。

4. 治疗护理

（1）局部宜频点广谱抗病毒药，如阿昔洛韦、更昔洛韦或干扰素滴眼液。

（2）配合使用抗生素滴眼液，如左氧氟沙星滴眼液。

（3）角膜基质浸润者，可酌情使用糖皮质激素，如氟米龙滴眼液。

5. 消毒与隔离

（1）患者接触过的用具应严格消毒，滴眼液应单独使用，避免交叉感染。

（2）医护人员在接触患者之后必须洗手消毒，医疗器械及污染物均需消毒处理，以防交叉感染。

（3）医务人员做检查时，应先检查健眼，后查患眼，以免传染。

6. 健康教育

（1）培养良好的卫生习惯，不用手揉眼。分泌物多时，用干净手帕拭之。

（2）分盆、分巾、流水洗脸，毛巾、手帕要勤洗、勤晒。

（3）忌包扎患眼，应保持分泌物从结膜囊顺利引流。

（4）患病期间勿出入游泳池、浴池等公共场所。

七、结果评价

眼痛、畏光、流泪的程度是否减轻或消失，角膜点状混浊的程度是否减轻或消失，视力是否稳定或提高，恐惧等心理障碍是否减轻或消失，对病毒性结膜炎防治知识的掌握程度，有无交叉感染的发生。

第三节　免疫性结膜炎

免疫性结膜炎（immunologic conjunctivitis）是结膜对某种致敏原的免疫性反应，又称变态反应性结膜炎。致敏原包括植物、动物、药物、尘埃、某些化学物质及微生物。临床常见的有春季角结膜炎和泡性角结膜炎。春季角结膜炎是一种季节性、反复发作的免疫性结膜炎，多在春夏发作，秋冬缓解。泡性角结膜炎是以结膜、角膜疱疹结节为特征的免疫性结膜炎。本病多见于儿童及青少年，类似于中医学的时复目痒与金疳。

一、病因与发病机理

（一）中医病因病机

1. 时复目痒　多因肺卫不固，风邪侵袭，上犯白睛；或脾胃湿热内蕴，复感风邪，风湿热邪相搏，上壅于目；或肝血亏虚，血虚生风所致。

2. 金疳　多因肺经燥热，宣发失职，肺火偏盛，上攻于目，气血郁滞而成；或肺阴不足，虚火上炎，郁滞白睛；或脾胃失调，土不生金，肺脾失调所致。

（二）西医病因及发病机制

1. 春季角结膜炎　一般认为是对外源性过敏原的高度过敏反应。过敏原通常是花粉、各种微生物的蛋白质成分、动物皮屑、羽毛、紫外线等。

2. 泡性角结膜炎　可能是对微生物蛋白质发生过敏所致，常见的致病微生物包括：结核杆菌、金黄色葡萄球菌、白色念珠菌、球孢子菌属等。多见于营养不良或体质虚弱的儿童和青少年。

二、护理评估

（一）健康史
评估患者的年龄、过敏史、有无营养不良或体质虚弱等。

（二）临床表现
1. 春季角结膜炎　按病变部位可分为睑结膜型、角膜缘型和混合型。

（1）症状　奇痒难忍，灼热不舒。

（2）体征　①睑结膜型：上睑结膜布满大小不等、硬韧而扁平的淡红色粗大乳头，呈铺路石样。②角膜缘型：角膜缘有黄褐色或污红色胶样增厚。③混合型：上述两种表现同时存在。

2. 泡性角结膜炎　根据病变部位分为泡性结膜炎、泡性角膜炎、泡性角结膜炎。

（1）症状　异物感、畏光、流泪和眼睑痉挛。

（2）体征　①泡性结膜炎：在睑裂部球结膜上出现灰红色疱疹结节，其周围局限性充血，疱疹顶端易溃烂形成溃疡，愈后不留瘢痕。②泡性角膜炎：角膜上有灰白色点状浸润，可发展成溃疡并有血管侵入，愈后可留有疤痕。③泡性角结膜炎：在角膜缘及附近球结膜可见灰白色小结节，周围结膜充血。

（三）心理社会评估
评估患者的心理状况及对疾病的认识。

三、处理原则

（一）中医处理原则
外感风热者当疏风止痒，湿热夹风者当清热除湿，血虚生风者当养血息风，肺经燥热者当清肺润燥，肺阴不足者当养阴润肺，肺脾亏虚者当益气养脾。

（二）西医处理原则
对症治疗，应用糖皮质激素、非甾体类抗炎药、肥大细胞稳定剂和抗组胺药。

四、护理诊断

1. 舒适改变　与结膜、角膜病变引起的眼痒、畏光、流泪有关。

2. 焦虑　与疾病反复发作有关。

3. 知识缺乏　与缺乏免疫性结膜炎的防治知识有关。

4. 潜在并发症　角膜感染、继发性青光眼，与糖皮质激素治疗的不良反应有关。

五、护理目标

1. 眼痒、畏光、流泪程度减轻或消失。

2. 能够说出焦虑等心理障碍的原因，并采取正确的应对方式。

3. 能够说出免疫性结膜炎的防治知识。

六、护理措施

1. 心理护理　多与患者沟通，及时予以心理疏导，消除焦虑情绪，使患者积极配合治疗。

2. 休息与饮食

（1）保持空气流通，外出戴深色眼镜，减少与光线、花粉的接触及刺激。

（2）饮食以清淡，易消化，含有丰富维生素、足够热量的食物为宜，不宜食用鱼、虾、蟹等易过敏食物。

3. 病情观察

（1）观察结膜乳头形态及角膜缘情况。

（2）若发于角膜边缘，应观察有无视力变化。

4. 治疗护理

（1）局部使用糖皮质激素滴眼液，如氟米龙滴眼液。

（2）可配合使用非甾体类抗炎药，如普拉洛芬滴眼液。

（3）眼睑冷敷可减轻症状。

5. 健康教育

（1）避免接触过敏原，停戴角膜接触镜。

（2）遵医嘱用药，不能随意使用或停用眼药。长期用药应警惕激素性青光眼的发生，注意观察眼痛、头痛和眼压变化。

（3）加强营养，多补充各种维生素，加强锻炼，以增强体质。

（4）根据疾病发作的季节性和规律性，提前1个月应用抗组胺药和肥大细胞稳定剂，如色甘酸钠，以预防疾病发作或减轻症状。

七、结果评价

眼痒、畏光、流泪程度是否减轻或消失，焦虑等心理障碍是否减轻或消失，对免疫性结膜炎防治知识的掌握程度，有无继发性青光眼等并发症的发生。

第四节　干　眼

干眼（dry eye）是由于泪液的量或质或流体动力学异常引起的泪膜不稳定和（或）眼表损害，从而导致眼不适症状的一类疾病。干眼是常见的眼表疾病。本病类似于中医学的白涩症。

一、病因与发病机理

（一）中医病因病机

多因风沙尘埃侵袭或久留干燥环境，燥邪伤津，加之素有肺阴不足，内外合邪，燥热犯目所致；或久病，致气虚津亏，精血不足，目失濡养所致。

（二）西医病因及发病机制

病因繁多。主要因素包括眼表上皮病变、免疫性炎症、眼表或泪腺细胞凋亡、性激素水平降低及外界环境因素等。发病的核心机制为泪液渗透压增高和泪膜稳定性下降。

1. 水液缺乏型干眼　由水液性泪液生成不足和（或）质的异常引起。如 Sjögren 综合征和许多全身性因素引起的干眼。

2. 蒸发过强型干眼　由于脂质层质或量的异常引起，如睑板腺功能障碍、睑缘炎、视频终端综合征、眼睑缺损等异常引起泪液蒸发增加。

3. 黏蛋白缺乏型干眼　为眼表上皮细胞受损引起，包括眼表的药物毒性、化学伤、热烧伤及角膜缘功能障碍等。

4. 泪液动力学异常型干眼　由泪液的动力学异常引起，包括瞬目异常、泪液排出延缓、结膜松弛引起的眼表炎症而导致的动力学异常等。

5. 混合型干眼　是临床上常见的干眼类型，为以上两种或两种以上原因所引起的干眼。

二、护理评估

（一）健康史

评估患者的用眼习惯，既往有无眼病和免疫性疾病史、长期用药史。

（二）临床表现

1. 症状　视疲劳、异物感、干涩感、烧灼感、时有眼痒、眼红、畏光、视物模糊、视力波动等。

2. 体征　球结膜血管扩张、增厚、皱褶而失去光泽，下穹隆见黏丝状分泌物，泪河变窄或中断。睑裂部角膜上皮不同程度点状脱落，荧光素染色可见角膜上皮缺损。泪液分泌试验低于10mm/5 分钟，泪膜破裂时间（BUT）<10 秒，泪河线宽度小于 0.3mm。

（三）心理社会评估

评估患者的年龄、职业、工作环境、生活条件、饮食习惯、心理状况、对疾病的认识程度。

三、处理原则

（一）中医处理原则

肺阴不足者宜滋阴润肺明目，气阴两亏者宜益气养阴明目。

（二）西医处理原则

消除诱因，缓解症状。对于不同病情的干眼患者，选择泪液补充、保存、刺激分泌、抗炎等方法，必要时戴硅胶眼罩、湿房镜或潜水镜，对重症干眼患者，需配合手术治疗。

四、护理诊断

1. 舒适改变　与缺乏泪液、泪膜异常引起的眼干涩、异物感等有关。

2. 焦虑　与眼干涩、影响工作有关。

3. 知识缺乏　与缺乏干眼的相关知识有关。

4. 潜在并发症　角膜感染，与角膜上皮缺损有关。

NOTE

五、护理目标

1. 眼干涩感、易疲劳等程度减轻或消失。

2. 能够表达焦虑心理障碍的原因。

3. 能够说出干眼的防治知识，注意用眼卫生。

4. 能够说出预防角膜感染的措施。

六、护理措施

1. 心理护理 耐心讲解疾病的诱因、治疗及预防知识，消除焦虑情绪，积极配合治疗。

2. 休息与饮食

（1）室内保持清洁通风，温、湿度适宜，避免接触花粉、烟尘等过敏原。

（2）注意用眼卫生，避免长时间阅读和使用电子设备。

（3）饮食宜清淡，宜摄入富含维生素 A、蛋白质的食物；忌食辛辣刺激性食物。

3. 病情观察

（1）观察结膜是否充血及充血程度。

（2）注意泪液分泌量的变化。

（3）注意有无分泌物及分泌物的性质。

（4）观察角膜是否染色及染色的范围。

（5）有无口干、关节痛等表现。

4. 治疗护理

（1）局部使用人工泪液，每日 3～6 次。

（2）有眼表炎症者根据病情应用抗炎药或免疫抑制剂。

（3）中药汤剂宜温服。

（4）泪道栓塞：适用于长期滴用人工泪液且每日滴入次数较多者。

（5）配合使用中药熏洗、眼睑按摩、热敷等物理疗法。

5. 健康教育

（1）科学用眼，避免长时间阅读和操作电脑，注意休息；经常做瞬目动作，保持眼部湿润。

（2）屈光不正者，应佩戴适合度数的眼镜，如选戴角膜接触镜时应配用质量较好的护理液。

（3）避免接触花粉、烟尘等过敏原，使用空调时应增加环境湿度。

（4）注意保持乐观情绪，增加体育锻炼，增强体质。

七、结果评价

眼干涩感、易疲劳等程度是否减轻或消失，焦虑等心理障碍是否减轻或消失，对干眼防治知识的掌握程度，有无角膜溃疡等并发症的发生。

第五节　翼状胬肉

翼状胬肉（pterygium）是局部球结膜纤维血管组织增生侵犯角膜的一种良性增生性病变，因其形状酷似昆虫的翅膀而得名。翼状胬肉的存在不仅影响美观，还会引起角膜损伤导致视力下降。多见于中老年人及户外工作者。本病类似于中医学的胬肉攀睛。

一、病因与发病机理

（一）中医病因病机

风热外袭，客于心肺，内外合邪，热郁血滞，脉络瘀阻；或嗜食辛辣，脾胃湿热，壅滞目眦；或忧思劳怒，扰动心神，心火盛而刑金，上壅于目；或过度劳欲，心肾阴亏，虚火上炎而致。

（二）西医病因及发病机制

由内因（遗传）和外因（环境）共同作用的结果。可能与紫外线照射损害角膜缘干细胞有关；也可能与结膜慢性炎症、烟尘、风沙等长期刺激，使结膜结缔组织变性增生，肥厚的球结膜及结膜下组织由球结膜向角膜表面侵袭所致。

二、护理评估

（一）健康史

评估工作环境，有无眼部疾病史。

（二）临床表现

1.症状　视力下降、畏光、异物感、眼红。

2.体征　翼状胬肉多发于睑裂部球结膜，伸入到角膜表面，单侧者多见于鼻侧，双侧者分别位于角膜的鼻、颞两侧。胬肉伸入角膜内的尖端为头部，位于角膜缘表面的为颈部，位于球结膜的宽大部分为体部。

按其病变进展情况分为进展期和静止期。

（1）进展期　眼部不适，头部浸润，体部充血肥厚，病灶增生较快。

（2）静止期　病灶头部扁平，体部薄如膜状，透明如蝉翼，病灶生长慢或静止。

（三）心理社会评估

注意评估患者的文化层次、职业、工作环境、对疾病的认识及心理状态。

三、处理原则

（一）中医处理原则

治疗上实火宜泻，虚火宜清，局部用眼药。若药物无效，发展较快者，当采用手术治疗。

（二）西医处理原则

进展期胬肉以局部用药为主，若胬肉发展遮盖瞳孔时，可考虑手术切除。

NOTE

四、护理诊断

1. 感知改变　与翼状胬肉遮挡瞳孔区致视力下降有关。

2. 恐惧　与视力下降、害怕手术及术后复发率高有关。

3. 知识缺乏　与缺乏翼状胬肉的防治知识有关。

五、护理目标

1. 视力改善。

2. 能够说出恐惧等心理障碍的原因，并采取适当的应对措施。

3. 能够说出翼状胬肉的防治知识。

六、护理措施

1. 心理护理　关心患者，耐心向患者解释病情及治疗情况，消除患者的恐惧心理。

2. 休息与饮食

（1）注意避免眼睛受风沙、烟尘、有害气体、强光及寒冷等因素的刺激。

（2）注意休息，减少用眼。

（3）饮食宜清淡，忌食辛辣肥甘厚腻之品，戒烟限酒。

3. 病情观察

（1）观察胬肉的大小，是否侵及角膜。

（2）观察胬肉对视力的影响。

4. 治疗护理

（1）进展期的小胬肉可用糖皮质激素或非甾体类抗炎滴眼液。

（2）若胬肉发展迅速，侵犯角膜而影响视力时，可予手术治疗。术时务求彻底，以减少复发。常用的手术方法有单纯胬肉切除术、翼状胬肉切除联合结膜瓣转位术、胬肉切除联合角膜缘干细胞移植术等。术后每日换药，注意眼局部反应，缝线、结膜瓣是否在位，以及切口愈合等情况。

（3）术后可点用糖皮质激素滴眼液，可降低复发率。

5. 健康教育

（1）注意眼部卫生，不用脏手或脏手帕揉眼，保持眼部清洁。

（2）户外活动时戴防风及防紫外线的眼镜。

（3）有结膜充血者，要积极治疗。

七、结果评价

视力改善的程度，恐惧等心理障碍是否减轻或消失，对翼状胬肉的防治知识的掌握程度，是否养成良好的用眼习惯。

NOTE

第六节　沙　眼

沙眼（trachoma）是沙眼衣原体感染所致的慢性传染性结膜角膜炎，是致盲性眼病之一。双眼发病，感染率和发病程度同当地居住条件和卫生习惯密切相关。传播方式为直接接触和污染物间接传播，传播媒介为被病眼分泌物污染的水、飞沫及洗脸用具和节肢昆虫。本病类似于中医学的椒疮。

一、病因与发病机理

（一）中医病因病机

外感风热邪毒，内有脾胃积热，内外合邪，上壅胞睑，脉络阻滞，气血失和而致。

（二）西医病因及发病机制

由 A、B、C 或 Ba 抗原型沙眼衣原体感染结膜、角膜所致。

二、护理评估

（一）健康史

评估患者的生活环境、居住条件、卫生习惯、发病时间及诊治过程。

（二）临床表现

1. 症状　一般起病缓慢，双眼发病。急性期有畏光、流泪、异物感、黏液或黏液脓性分泌物。慢性期无明显不适，仅眼痒、异物感、干燥和烧灼感。

2. 体征　急性期眼睑红肿，结膜充血，上下穹隆结膜布满滤泡，乳头增生，伴耳前淋巴结肿大。慢性期结膜轻度充血，污秽肥厚，伴有乳头和滤泡增生，以上睑和上穹隆部显著，出现垂帘状的角膜血管翳。病变过程中，结膜的病变被结缔组织代替，形成瘢痕。最早在上睑结膜的睑板下沟处，称之为 Arlt 线，渐成网状，以后全部变为白色平滑的瘢痕。角膜缘滤泡发生瘢痕化改变，临床上称为 Herbert 小凹。沙眼性角膜血管翳和睑结膜瘢痕为沙眼的特有体征。

（三）沙眼的临床分期

1979 年我国制定的沙眼分期法如下：

（1）Ⅰ期（进行活动期）　上睑结膜乳头与滤泡并存，上穹隆结膜模糊不清，有角膜血管翳。

（2）Ⅱ期（退行期）　上睑结膜自瘢痕出现至大部分变为瘢痕，仅留少许活动性病变。

（3）Ⅲ期（完全瘢痕期）　上睑结膜活动性病变完全消失，代之以瘢痕，无传染性。

（四）心理社会评估

评估患者的文化层次、卫生习惯、对疾病的认识及心理状态。

三、处理原则

（一）中医处理原则

轻症局部点药，重症配合内治。必要时，可采用手术治疗。

NOTE

（二）西医处理原则

局部用药与全身给药相结合，对症治疗其并发症与后遗症。

四、护理诊断

1. 舒适改变　与结膜、角膜受损有关。

2. 焦虑　与本病病程长、视力下降有关。

3. 有传播感染的危险　与沙眼的传染性有关。

4. 知识缺乏　与缺乏沙眼的相关知识有关。

5. 潜在并发症　睑内翻与倒睫、慢性泪囊炎、角膜溃疡、角膜血管翳、角结膜干燥症、上睑下垂、睑球粘连等，与病情严重或治疗不及时有关。

五、护理目标

1. 眼部不适症状减轻或消失。

2. 能够说出引起焦虑心理障碍的原因。

3. 消毒措施到位，无交叉感染发生。

4. 能够说出沙眼的防治知识，注意眼部卫生，并能积极配合治疗。

六、护理措施

1. 心理护理　关心体贴患者，耐心向患者解释疾病的发展、转归，疾病的传播途径及预防措施，消除患者的焦虑情绪，使患者积极配合治疗。

2. 休息与饮食

（1）室内保持清洁通风，光线宜暗，外出戴有色眼镜，以免强光与烟尘刺激，加重病情。

（2）饮食宜清淡，多食蔬菜、新鲜水果等，忌葱、蒜等腥发之物，禁烟酒。

3. 病情观察

（1）观察睑结膜有无瘢痕形成及瘢痕程度。

（2）注意有无睑内翻与倒睫、角膜溃疡等。

（3）观察分泌物的量及性质。

4. 治疗护理

（1）常用利福平滴眼液，每日4次，睡前应用红霉素眼膏，疗程至少1~3个月。

（2）成人可口服阿奇霉素。7岁以下儿童和孕妇忌用四环素，避免产生牙齿和骨骼的损害。

（3）手术矫正倒睫及睑内翻，是防止晚期沙眼瘢痕形成致盲的关键措施。

5. 消毒与隔离

（1）医护人员接触患眼的手、医疗器械及污染物均需消毒处理，以防交叉感染。

（2）患者的洗脸用具要与健康人分开使用，养成经常洗手、不用手揉眼的良好卫生习惯。

6. 健康教育

（1）加强卫生宣教，讲解疾病的临床表现、传播途径及防治知识。

（2）培养良好的卫生习惯，提倡一人一巾，流水洗脸；不用脏手及脏手帕揉眼，防止交叉感染。

（3）重症沙眼患者不宜去公共场所活动，如游泳场馆、公共浴池。

七、结果评价

眼部不适是否减轻或消失，焦虑等心理障碍是否减轻或消失，对沙眼防治知识的掌握程度，是否养成良好的卫生习惯，有无睑内翻和倒睫、角膜溃疡等并发症及交叉感染的发生。

第七节 巩膜炎

巩膜炎（scleritis）是指巩膜实质层的炎症，以细胞浸润、胶原破坏、血管组织重塑为特征。双眼可先后或同时发病。按部位分为前巩膜炎和后巩膜炎。本病类似于中医学的火疳。

一、病因与发病机理

（一）中医病因病机

心肺郁热，不得宣泄，日久伤阴，虚火上炎，上逼白睛；或素有痹证，风湿久郁经络，郁久化热，风湿热邪循经上犯所致。

（二）西医病因及发病机制

自身免疫性疾病是临床上最常见的病因，如类风湿关节炎、系统性红斑狼疮、结节性多动脉炎、Wegener 肉芽肿病等。发病机制可能与局部产生的抗原或循环复合物在眼内沉积诱发超敏反应有关。

二、护理评估

（一）健康史

评估患者有无免疫性疾病，如类风湿关节炎、系统性红斑狼疮等病史及发病时间、诊治过程。

（二）临床表现

1. 症状 前巩膜炎：持续性眼痛，眼红，视力下降。后巩膜炎：眼痛和视力下降。

2. 体征 前巩膜炎：巩膜呈弥漫性充血水肿，或见紫红色充血、隆起而形成结节。后巩膜炎：眼睑及球结膜水肿，巩膜表面血管怒张，眼球突出或出现复视。眼后节检查可见玻璃体混浊、视盘水肿、视网膜条纹、渗出性视网膜脱离和黄斑水肿等。

（三）心理社会评估

评估患者的文化层次、年龄、性别、对疾病的认识及焦虑的程度。

三、处理原则

（一）中医处理原则

本病以治肺为本，宜清泻肺热，可酌加活血散结之品。

（二）西医处理原则

病因治疗与对症治疗相结合。局部和全身应用糖皮质激素和非甾体类抗炎药物。

NOTE

四、护理诊断

1. 舒适改变　与巩膜炎引起的眼痛、畏光流泪有关。

2. 焦虑　与本病病程长及易反复、视力下降、可能长期使用激素有关。

3. 知识缺乏　与缺乏巩膜炎的防治知识有关。

4. 潜在并发症　硬化性角膜炎、葡萄膜炎等，与病情严重或治疗不及时有关。

五、护理目标

1. 眼部不适症状减轻或消失。

2. 患者能够表达焦虑心理障碍的原因，情绪稳定，积极配合治疗。

3. 患者能够叙述巩膜炎的防治知识及预防并发症的措施。

六、护理措施

1. 心理护理　做好心理护理，耐心向患者解释病情及治疗情况，消除患者的焦虑心理，保持心情舒畅。

2. 休息与饮食

（1）居室环境宜安静，光线宜柔和且偏暗，避免噪音干扰，温湿度适宜，避免潮湿。

（2）饮食宜清淡，忌辛辣炙煿之品。

3. 病情观察

（1）观察疼痛程度。

（2）观察巩膜病变的范围、色泽情况。

（3）注意巩膜病变对邻近角膜、葡萄膜等组织的影响。

（4）若有结核性、风湿性等疾病，应注意相关疾病症状的变化，如有无咽痛、咳嗽、关节酸胀肿痛等情况。

4. 治疗护理

（1）选用泼尼松龙滴眼液或妥布霉素地塞米松滴眼液，每日4～6次。

（2）并发前葡萄膜炎，应及时扩瞳，常用阿托品滴眼液或凝胶。

5. 健康教育

（1）加强身体锻炼，增强体质。

（2）按时用药，若长期应用激素者要定期监测眼压。

（3）定期复诊，若发现视力下降应及时就诊。

七、结果评价

眼痛、眼红是否减轻或消失，焦虑等心理障碍程度是否减轻或消失，对巩膜炎防治知识的掌握程度，是否配合治疗，有无硬化性角膜炎、葡萄膜炎等并发症的发生。

【结膜和巩膜疾病的辨证施护】

1. 风热犯目

证候：暴风客热初起，羞明流泪，胞睑微肿，白睛红赤，涩痒刺痛；或初感疬气，白睛点片状溢血；或椒疮轻症，睑内脉络模糊，有少量颗粒，色红而坚。舌质红，苔黄，脉浮数。

治法：疏风清热。

方药：银翘散加减。

护理：

（1）注意气候变化，避免感冒。

（2）可用内服药渣再煎水，或桑叶、野菊花煎水，过滤后洗眼，每日1次。

2. 肺火炽盛

证候：暴风客热重症，胞睑红肿，白睛刺痛较甚，眵多黄稠，热泪如汤，灼热羞明；或天行赤眼，白睛红赤水肿溢血；或火疳白睛，里层紫红色结节隆起，疼痛拒按。兼见咽干咳嗽，便秘尿赤；舌质红，苔黄，脉数。

治法：清肺泄热。

方药：泻肺饮加减。

护理：

（1）可饮菊花茶或决明子茶。

（2）饮食宜清淡，保持大便通畅，便秘者可适当用番泻叶代茶饮。

3. 肺阴不足

证候：眼部隐涩微痛，眼睑干结，白睛表层生小泡，周围赤脉淡红，反复发作；或目珠干燥无光泽，干涩疼痛；或白睛里层结节微隆起，色紫暗，压痛不明显。兼见口咽干燥，舌质红，少苔或少津，脉细数。

治法：养阴润肺。

方药：养阴清肺汤加减。

护理：

（1）加强体质锻炼。

（2）饮食宜清淡，可用鲜芦根、天冬、麦冬、生地、玄参、天花粉代茶饮。

4. 血热瘀滞

证候：眼内刺痛灼热、沙涩畏光、流泪，眼睑厚硬、重坠难开，睑内红赤、颗粒累累或有白色条纹，赤膜下垂或血翳包睛、视物不清；舌质暗红，苔黄，脉数。

治法：清热凉血，活血化瘀。

方药：归芍红花散加减。

护理：

（1）避免风沙、烟尘及强光刺激。

（2）睑内颗粒累累者，可采用海螵蛸棒摩擦法、滤泡压榨术。

（3）睑内翻倒睫者，宜结合行睑内翻倒睫矫正术。

第六章　角膜疾病护理

第一节　单纯疱疹病毒性角膜炎

单纯疱疹病毒性角膜炎（herpes simplex keratitis，HSK）是由单纯疱疹病毒引起的角膜炎性病变。依据其病变形态的不同，又分别被命名为树枝状角膜炎、地图状角膜炎、盘状角膜炎。多在感冒后发生，常单眼为患，也可双眼同时或先后发生，病程长，常反复迁延。本病类似于中医学的聚星障。

一、病因与发病机理

（一）中医病因病机

外感风热，上犯于目；或素有肝经伏火，外邪入里化热，内外合邪，以致肝胆火炽，灼伤黑睛；或恣食肥甘厚味或煎炒之物，损伤脾胃，湿热内蕴，熏蒸黑睛；或素体阴虚，正气不足，或患热病后，津液耗伤，以致阴津亏乏，复感风邪引起。

（二）西医病因及发病机制

主要由单纯疱疹病毒Ⅰ型感染所致。分原发和复发两种类型。其复发的根源是病毒在三叉神经节内潜伏，在一定条件下，潜伏的病毒被活化，沿三叉神经逆轴浆流移行到达角膜上皮细胞，引起本病复发。其发病机理为：病毒在上皮细胞内感染、复制，损伤上皮细胞，其病变形态多呈树枝状。病变可进一步向深层发展，引起溃疡扩大加深；病毒抗原和抗体在角膜实质内引起迟发性超敏反应。

二、护理评估

（一）健康史

评估有无感冒、高热、慢性疾病或劳累史，是否有明确的诱发因素。评估发病时间、次数及诊治过程。

（二）临床表现

1. 症状　眼痛、畏光、流泪、异物感，或不同程度的视力下降。

2. 体征

（1）树枝状角膜炎初起时角膜表面有颗粒状小疱，小疱破溃后即相互融合形成条状溃疡，并伸出分支，呈树枝状。荧光素染色阳性。

（2）地图状角膜炎多因树枝状角膜炎发展而来，溃疡向纵深发展，扩大融合如地图状。

（3）盘状角膜炎的角膜基质浸润水肿，后弹力层皱褶，角膜后沉着物。

（4）本病病变区角膜知觉减退。严重者，可并发前葡萄膜炎。

（三）辅助检查

1. 角膜组织刮片　行角膜组织刮片做病毒分离。

2. 荧光抗体染色技术　行上皮刮片荧光抗体染色及房水细胞荧光抗体染色。在被感染的细胞质或核内可找到特殊的荧光染色区，证明有单纯疱疹病毒的存在。

（四）心理社会评估

评估患者的文化层次、生活习惯、工作环境、对疾病的认识及焦虑的程度。

三、处理原则

（一）中医处理原则

感受外邪者当疏散外邪，肝火者当清泻肝火，湿热者当清热化湿，阴虚夹风者需扶正祛邪。

（二）西医处理原则

用抗病毒滴眼液点患眼。

四、护理诊断

1. 感知改变　视力下降，与角膜混浊有关。

2. 舒适改变　与角膜炎症刺激引起的疼痛、畏光、流泪、异物感有关。

3. 焦虑　与病程长、反复发作、担心预后有关。

4. 知识缺乏　与缺乏有关单纯疱疹病毒性角膜炎的防治知识有关。

5. 潜在并发症　前葡萄膜炎、角膜穿孔等，与病情严重有关。

五、护理目标

1. 角膜混浊程度减轻或消失，视力稳定或提高。

2. 疼痛、畏光、流泪、异物感等程度减轻或消失。

3. 能够表达焦虑等心理障碍的原因，情绪稳定。

4. 能说出单纯疱疹病毒性角膜炎的防治知识。

5. 能够说出预防前葡萄膜炎等并发症的措施。

六、护理措施

1. 心理护理　做好心理护理，耐心向患者解释病情及治疗情况，消除患者的焦虑心理，增强其治疗的信心，保持心情舒畅。

2. 休息与饮食

（1）室内光线宜暗，外出戴有色眼镜，避免强光刺激。

（2）患者的饮食宜清淡而富有营养，多食富含维生素 A 的食物，忌鹅、公鸡、葱、蒜、韭菜等辛辣刺激及腥发之物。

3. 病情观察

（1）注意角膜混浊的范围、形态、数目，以及病变深浅。

（2）观察结膜充血、睫状充血的轻重。

NOTE

（3）注意畏光、流泪、疼痛的轻重，对视力的影响程度。

（4）观察房水有无混浊及瞳孔大小，如有特殊情况及时报告医生。

（5）注意全身有无恶寒发热、鼻塞、咽痛、头痛、便秘等情况。

4. 治疗护理

（1）选用清热解毒类中药制剂滴眼液滴眼，如鱼腥草滴眼液，每日 4～6 次。

（2）局部点抗病毒滴眼液，如阿昔洛韦滴眼液、更昔洛韦凝胶，每日 4 次。

（3）晚间涂抗病毒眼膏，如阿昔洛韦眼膏。

（4）若病灶扩大加深者，根据病情选用阿托品滴眼液或凝胶，每日 3 次；或托吡卡胺滴眼液，每日 3 次。

（5）树枝状、地图状角膜病变者，禁用糖皮质激素。

（6）用金银花、连翘、蒲公英、大青叶、薄荷、紫草、柴胡、秦皮、黄芩等煎水后熏眼，或用内服药渣煎水熏眼，每日 2 次。

5. 健康教育

（1）本病常在机体抵抗力下降的情况下发病，故应注意锻炼身体，如散步、打太极拳，以增强体质，提高机体抗病能力。

（2）注意休息，少用目力，不可长时间阅读及看电视、电脑、手机等，要劳逸结合。

（3）注意寒温，预防感冒。感冒发烧时如有眼部不适，及时到医院就诊，做到早期发现，早期治疗。

（4）注意眼部清洁，流泪时用干净手帕或面纸擦拭，切不可揉眼。

（5）平时要注意饮食调理适宜，多食蔬菜、水果，保持大便通畅。

七、结果评价

视力是否稳定或提高，疼痛、畏光、流泪、异物感等程度是否减轻或消失，焦虑等心理障碍是否减轻或消失，患者对单纯疱疹病毒性角膜炎防治知识的掌握程度，是否减少或阻止前葡萄膜炎等并发症的发生。

第二节　细菌性角膜炎

细菌性角膜炎（bacterial keratitis，BK）是由细菌感染引起的角膜炎。起病急，发展快，变化多，愈后多遗留角膜瘢痕，影响视力。若病情严重，可造成角膜溃疡穿孔，甚至引起眼内炎或全眼球炎，最终导致眼球萎缩。本病类似于中医学的凝脂翳。

一、病因与发病机理

（一）中医病因病机

因黑睛外伤，或角膜异物剔除，或戴角膜接触镜后，或聚星障等黑睛疾病，迁延不愈，邪毒乘伤袭入；若素有漏睛日久，邪毒已伏，乘虚而入；或因风热外邪入里化热，或嗜食辛热炙煿，日久酿成火热，致肝胆火炽或脏腑热盛，火热上炎，蒸灼而成；或病久伤阴，无力抗邪，致正虚邪留。

（二）西医病因及发病机制

多因角膜外伤或角膜异物剔除术后感染。某些局部及全身因素，如慢性泪囊炎、倒睫、戴角膜接触镜、糖尿病、长期使用免疫抑制剂等，使机体全身或局部抵抗力下降，一些存在于结膜囊的条件致病菌也可造成角膜感染。最常见的致病菌有葡萄球菌、铜绿假单胞菌、肺炎链球菌和大肠杆菌等。

二、护理评估

（一）健康史

1. 评估患者在发病前有无角膜外伤，如指甲刮伤、铁屑溅入及角膜异物剔除术史。有无倒睫、慢性泪囊炎、糖尿病、戴角膜接触镜史。

2. 评估患者的发病时间、诊治过程。

（二）临床表现

1. 症状　患眼疼痛、畏光、流泪、异物感、视力下降，伴较多脓性分泌物。

2. 体征　眼睑水肿，球结膜水肿，睫状充血或混合充血。角膜上出现溃疡，底部污浊，有坏死组织覆盖，周围有致密浸润灶，组织水肿，常伴前房积脓。绿脓杆菌性角膜溃疡可产生大量黄绿色黏稠分泌物，角膜溃疡呈黄白色坏死灶，前房严重积脓，数天内可致全角膜坏死穿破，眼球内容物脱出或全眼球炎。

（三）辅助检查

角膜溃疡表面刮片检查，分泌物做细菌培养可鉴定细菌类型。

（四）心理社会评估

评估患者的文化层次、职业、工作环境、对疾病的认识及恐惧的程度。

三、处理原则

（一）中医处理原则

早期多以祛风清热为主，中期以清肝泻火、通腑泄热为主，后期常用退翳明目法以缩小和减薄瘢痕翳障。局部点滴眼液、涂眼药膏、熏眼等。

（二）西医处理原则

选用广谱高浓度抗生素滴眼液频繁滴眼，治疗过程中应根据细菌学检查和药物敏感试验，及时调整所用的抗生素。若病情急剧发展，导致溃疡穿孔，可考虑治疗性角膜移植术。

四、护理诊断

1. 感知改变　视力下降，与角膜混浊有关。

2. 舒适改变　与角膜炎症刺激引起的疼痛、畏光、流泪、异物感有关。

3. 恐惧　与视力下降及角膜溃疡穿孔，导致失明有关。

4. 知识缺乏　与个人卫生不佳及缺乏细菌性角膜炎的防治知识有关。

5. 潜在并发症　角膜溃疡穿孔、眼内炎或全眼球炎、眼球萎缩，与病情严重或治疗不及时有关。

NOTE

五、护理目标

1. 角膜混浊减轻，视力稳定或提高。

2. 疼痛、畏光、流泪、异物感程度减轻或消失。

3. 能够表达恐惧心理障碍的原因，并采取积极的应对措施。

4. 患者能陈述细菌性角膜炎的防治知识，并能正确执行。

5. 能够说出预防角膜穿孔等并发症的措施。

六、护理措施

1. 心理护理　关心体贴患者，耐心讲解疾病的治疗、发展、预后等情况，消除患者的恐惧心理，帮助患者树立信心。

2. 休息与饮食

（1）保持环境安静，嘱患者注意休息。室内光线宜暗，外出戴有色眼镜保护，避免强光刺激。

（2）饮食宜清淡，患者应食富含维生素 A 的食品，如动物肝脏、禽蛋类、胡萝卜等。

3. 病情观察

（1）观察角膜溃疡的范围，分泌物的颜色和量，及时与医生联系。

（2）注意眼部充血的程度，前房积脓的多少。

（3）注意瞳孔大小，有无虹膜后粘连。

（4）观察眼部疼痛、畏光、流泪、异物感的程度。

（5）若发现角膜有穿孔趋势，立即报告医生。

4. 治疗护理

（1）用广谱或敏感的抗生素滴眼液，高浓度频点，如左氧氟沙星滴眼液、妥布霉素滴眼液，病情控制后渐减次数。

（2）睡前涂抗生素眼膏。

（3）若出现前葡萄膜炎、前房积脓，要及时扩瞳，用阿托品滴眼液或凝胶点眼，每日 3 次，点药后需压迫泪囊 5 分钟。

（4）可用内服药渣煎水熏眼，每日 2 次，每次 15～20 分钟。

（5）眼部分泌物多时要及时清除或冲洗。冲洗时动作宜轻巧，切忌压迫眼球或用力开睑，以免诱发角膜穿孔。

（6）角膜即将穿孔或已穿孔，可施行角膜移植术。术后每日换药，注意观察眼局部反应、切口愈合等，尤其注意有无排异反应。

5. 消毒与隔离　绿脓杆菌感染患者应注意消毒隔离，其滴眼液、敷料、器械要单独使用和消毒，生活用品及生活垃圾要单独处理，限制活动范围，严防交叉感染。

6. 健康教育

（1）注意用眼卫生，不要用手揉眼或用不洁物品擦眼；面巾、脚巾分开，定期消毒，不与他人合用脸盆。

（2）加强劳动保护，防止角膜外伤，从事有铁屑等飞溅工作的工人要戴防护眼镜。

（3）如有角膜异物，应及时到医院处理，术后滴用抗生素滴眼液。切勿用脏手、脏物强行剔除。

（4）有慢性泪囊炎者，应及时治疗，消除角膜感染的潜在因素。

（5）佩戴角膜接触镜的患者，要教会其佩戴方法及注意事项，如眼睛有不适感，应停止佩戴，并及时到医院诊治。

（6）患病期间，勿用力揉眼、咳嗽、打喷嚏、提重物，防止外物撞击，以防引起眼压升高，造成角膜穿孔。

（7）正确使用滴眼液，定期复诊。

（8）少用目力，不可长时间阅读及看电视、电脑、手机等。

（9）注意锻炼身体，营养均衡，增强机体抵抗力，防止感冒。

七、结果评价

视力是否稳定或提高，疼痛、畏光、流泪、异物感等症状是否减轻或消失，恐惧等心理障碍是否减轻或消失，对细菌性角膜炎的防治知识的掌握程度，是否有角膜穿孔等并发症的发生。

第三节　真菌性角膜炎

真菌性角膜炎（fungal keratitis，FK）是由致病真菌所致的感染性角膜炎。多发生于温热潮湿气候及夏秋收割季节，农民发病占大多数，一旦患病，则病程长，致盲率高。本病类似于中医学的湿翳。

一、病因与发病机理

（一）中医病因病机
多因湿邪外侵，或湿郁化热，湿热上乘，熏灼黑睛所致。

（二）西医病因及发病机制
多因角膜上皮被稻芒、麦秆、树枝、树叶等植物外伤后，也可发生在其他原因所致的角膜损伤后，感染真菌所致。这些菌株存在于泥土、农作物及动物身上，也可在正常的结膜囊中分离出来。长期使用抗生素、糖皮质激素或免疫抑制剂，免疫功能失调，有利于真菌的生长。致病真菌主要有曲霉菌属、镰孢菌属、弯孢菌属、念珠菌属等。

二、护理评估

（一）健康史
评估有无植物性眼外伤、戴角膜接触镜，或长期局部应用糖皮质激素等病史及发病时间、季节、诊治过程。

（二）临床表现
1.症状　眼痛、异物感、畏光、流泪、视力障碍。

2.体征　睫状充血或混合充血。角膜溃疡为不规则形状，色呈灰白或黄白，表面隆起，浸润致密，有干燥粗糙感，如舌苔样或豆腐渣样外观。溃疡周围出现浅沟，或出现"伪足"或卫星样浸润灶，角膜内皮水肿增厚，伴有皱褶，角膜后可出现斑块状沉着物，可伴黏稠的前房积脓。

（三）辅助检查

病变组织真菌培养，角膜共焦显微镜检查。

（四）心理社会评估

评估患者的年龄、文化层次、职业、工作环境、居住条件、对疾病的认识及恐惧的程度。

三、处理原则

（一）中医处理原则

以清热除湿为法，局部用滴眼液、熏眼等。

（二）西医处理原则

局部应用抗真菌滴眼液及阿托品滴眼液散瞳。

四、护理诊断

1.感知改变　视力下降，与角膜混浊有关。

2.舒适改变　与角膜炎症刺激引起的眼痛、畏光、流泪、异物感有关。

3.恐惧　与病程长、治疗效果不显及担心预后有关。

4.知识缺乏　与个人卫生不佳及缺乏真菌性角膜炎的防治知识有关。

5.潜在并发症　角膜溃疡穿孔、眼内炎或全眼球炎，最终导致眼球萎缩，可能与病情严重或治疗不及时有关。

五、护理目标

1.角膜混浊减轻，视力稳定或提高。

2.疼痛、畏光、流泪、异物感程度减轻或消失。

3.能表达自己的感受，说出恐惧心理障碍的原因，情绪稳定。

4.能陈述真菌性角膜炎的防治知识，并能正确执行。

5.能够说出预防角膜穿孔等并发症的措施。

六、护理措施

1.心理护理　关心体贴患者，耐心讲解疾病的治疗、发展、预后等情况，消除患者的恐惧心理，乐观对待本病。

2.休息与饮食

（1）室内应保持通风干燥，避免潮湿，光线宜暗。外出戴有色眼镜保护，避免强光刺激。

（2）患者应食富含维生素 A 的食品，如动物肝脏、禽蛋类、胡萝卜等。忌烟、酒，以及刺激性、肥甘油腻之品。保持大便通畅。

3. 病情观察

（1）观察角膜溃疡的范围，溃疡周围有无浅沟或"伪足"或卫星样浸润灶，角膜溃疡有无穿孔。

（2）注意眼部充血的程度，前房积脓的程度。

（3）注意瞳孔大小，有无虹膜后粘连。

（4）注意疼痛、畏光、流泪、异物感的程度。

4. 治疗护理

（1）使用抗真菌药物，如用那他霉素滴眼液，或用氟康唑滴眼液滴眼。严重者可口服或静脉滴注抗真菌药物。

（2）用1%阿托品滴眼液或凝胶散瞳，每日2~3次，保持瞳孔散大，防止虹膜后粘连。

（3）中药汤剂宜凉服。

（4）用苦参、白鲜皮、车前草、金银花、龙胆草、紫草、秦皮等煎水，熏眼。

（5）角膜有穿孔趋势或已穿孔者，可行角膜移植术等。术后每日换药，注意观察眼的局部反应、切口愈合等，尤其注意有无排异反应。

5. 健康教育

（1）尽可能避免角膜外伤。意外伤及角膜后，不可滥用抗生素、糖皮质激素及免疫抑制剂。

（2）本病忌用糖皮质激素，如果患者正在使用糖皮质激素，应在医生指导下迅速减药至停用。

（3）已发生病变的患者，需配合医生积极治疗，以防止病情进一步发展和产生严重并发症。

（4）患病期间，勿用力揉眼、咳嗽、打喷嚏、提重物，防止外物撞击，以防角膜穿孔。

（5）如有足癣者，要注意卫生，不要用毛巾或手擦脚又擦眼。

七、结果评价

视力是否稳定或提高，眼痛、畏光、流泪、异物感等症状是否减轻或消失，恐惧等心理障碍症状是否减轻或消失，对真菌性角膜炎防治知识的掌握程度，是否掌握用眼卫生知识，是否有角膜穿孔等并发症的发生。

【角膜疾病的辨证施护】

1. 风热客目

证候：眼痛，羞明，流泪，或眵多，抱轮红赤，黑睛浅层生翳；或黑睛起翳较小，覆盖凝脂较薄。伴口干咽痛，舌苔薄黄，脉浮数。

治法：疏风清热。

方药：新制柴连汤加减。

护理：

（1）注意避风寒，预防感冒。

（2）用菊花、金银花沸水泡后代茶饮。

2. 肝胆火炽

证候：患眼碜涩疼痛，灼热畏光，热泪频流，白睛混赤，黑睛生翳，呈树枝状或地图状；或黑睛生翳，覆盖凝脂。伴口苦咽干，溺黄，舌质红，苔黄，脉弦数。

治法：清肝泻火。

方药：龙胆泻肝汤加减。

护理：

（1）调畅情志，避免焦急、烦躁、暴怒等不良情绪。

（2）保持大便通畅。便秘者予通便剂，如麻仁丸。

（3）中药汤剂宜凉服，服药后要观察效果与反应。

3. 里热炽盛

证候：头眼剧痛，羞明难睁，热泪如汤，眵多似脓，白睛混赤，溃疡深大，凝脂大片而厚，黄液上冲。伴口渴便秘，舌质红，苔黄，脉数。

治法：清热泻火解毒。

方药：四顺清凉饮子汤加减。

护理：

（1）禁食辛辣刺激性食物，保持大便通畅，大便时勿强力努责，便秘者可用番泻叶代茶饮。

（2）中药汤剂宜凉服。

4. 湿热犯目

证候：眼痛畏光，眼眵胶黏，白睛混赤，黑睛生翳，如地图状；或黑睛深层生翳，呈圆盘状混浊、肿胀；或黑睛溃疡，表面稍隆起，如豆腐渣样堆积；或病情缠绵，反复发作。伴头重胸闷，口黏纳呆，便溏或便秘；舌质红，苔黄腻，脉濡数。

治法：清热除湿。

方药：三仁汤或甘露消毒丹加减。

护理：

（1）饮食宜清淡，食易消化之物，禁食辛辣刺激、肥甘厚味、生冷寒凉之品。

（2）头重胸闷、口黏纳呆者，可用藿香、佩兰、香薷、薏苡仁、扁豆等煎汤代茶饮。

5. 阴虚夹风

证候：眼内干涩不适，轻度眼痛，羞明较轻，抱轮微红，黑睛生翳日久，或溃疡较浅，迁延不愈或时愈时发。常伴口干咽燥，舌质红，少津，脉细或细数。

治法：滋阴祛风。

方药：加减地黄丸加减。

护理：饮食忌食辛辣之品，多饮水，多进富有营养的食物，以增强体质，提高抗病能力。

第七章　白内障和玻璃体混浊护理

第一节　年龄相关性白内障

年龄相关性白内障（age-related cataract）是指中老年开始发生晶状体混浊，视力缓慢下降的眼病。随年龄增长，患病率增高且晶状体混浊加重，由于它主要发生在中老年人，故又称老年性白内障，可一眼或两眼先后或同时发病，病程长。本病类似于中医学的圆翳内障。

一、病因与发病机理

（一）中医病因病机

多因肝热上扰，晶珠逐渐混浊；或年老体弱，肝肾不足，精血亏损，不能滋养晶珠而混浊；或年老脾虚气弱，运化失健，精微输布乏力，不能濡养晶珠而混浊；或水湿内生，上泛晶珠而混浊。

（二）西医病因及发病机制

可能是环境、营养、代谢和遗传等多种因素，对晶状体长期综合作用的结果。白内障的形成可能与紫外线照射、过量饮酒、吸烟、糖尿病、高血压等有关。一般认为，自由基损伤是各种致白内障因素作用的共同途径。

二、护理评估

（一）健康史

评估有无频繁地照射紫外线、营养不良、过量饮酒及吸烟、血管硬化等情况及发病时间、诊治过程。

（二）临床表现

1.症状　视物模糊，或视近尚明而视远模糊，或眼前可见固定不动的黑影，或视一为二，或色觉改变。视力下降是白内障最明显也最重要的症状，与病程长短及晶珠混浊部位密切相关。

2.体征　年龄相关性白内障分为皮质性、核性和后囊膜下三类。皮质性白内障是最常见的年龄相关性白内障的类型，按病变发展程度分为初发期、膨胀期、成熟期、过熟期。

（1）皮质性白内障　初发期，晶状体混浊首先从赤道部前后皮质开始，小瞳孔下常不易被发现，扩瞳后裂隙灯下可见到晶状体皮质中有空泡和水隙形成，或见晶状体周边皮质出现楔形混浊。以后在瞳孔区可见灰白色混浊逐渐发展、扩大、加重，皮质吸水肿胀，晶状体体积增大，斜照法检查可见虹膜投影，晶状体处于膨胀期（未成熟期）。继之晶状体逐渐全部混浊呈乳白色，皮质内水分溢出，肿胀消退，部分患者囊膜可以看到钙化点，晶状体处于成熟期。当

NOTE

成熟期仍未及时手术，则晶状体混浊进入过熟期，此期晶状体内水分继续丢失，囊膜皱缩，晶状体纤维分解、液化成乳白色颗粒，可透过变性的囊膜溢出，而诱发晶状体过敏性葡萄膜炎。此外，晶状体皮质颗粒等堵塞小梁网，产生继发性青光眼，称为晶状体溶解性青光眼。过熟期白内障的晶状体悬韧带发生退行性改变，容易发生晶状体脱位。

（2）核性白内障 发病较早，进展缓慢，晶体混浊发生在成人核内，初期核为黄色，逐渐加深而呈棕色、棕褐色，甚至黑色。此期患者可出现晶状体性近视，后期患者视力极度减退。

（3）后囊膜下白内障 后囊膜下浅层皮质出现棕黄色混浊，裂隙灯下可见由黄色小点、小空泡、结晶样颗粒构成的盘状混浊，外观似锅巴状。

（三）心理社会评估

评估患者的文化层次、年龄、生活方式、职业、工作环境、对疾病的认识及焦虑的程度。

三、处理原则

（一）中医处理原则

初发期，可用药物治疗；晶珠混浊程度较甚者，宜手术治疗。

（二）西医处理原则

若视力下降，影响工作、生活时，宜手术治疗。

四、护理诊断

1. 感知改变 视力下降，与晶状体混浊有关。

2. 焦虑   与视力下降、害怕手术及术后视力是否提高有关。

3. 自理缺陷   与视力下降有关。

4. 有受伤的危险   与视力下降有关。

5. 知识缺乏   与缺乏年龄相关性白内障的防治知识有关。

6. 潜在并发症   继发性青光眼、晶状体脱位、晶状体溶解等，与疾病发展和治疗不及时有关。

五、护理目标

1. 视力稳定或提高。

2. 能够描述引起焦虑等心理障碍的原因。

3. 生活能够自理或在他人帮助下完成日常生活。

4. 无意外性伤害的发生。

5. 患者能陈述年龄相关性白内障的防治知识，积极配合治疗。

6. 能够说出预防继发性青光眼、晶状体脱位等并发症的措施。

六、护理措施

1. 心理护理

（1）根据患者不同的文化层次、病情和心理特点，用通俗的语言进行启发、开导，进行细致关怀，使患者保持心胸开阔，情绪稳定。

（2）耐心讲解白内障产生的原因、预防措施、治疗手段及手术的基本知识，消除患者的焦虑、恐惧心理，积极配合治疗。

2. 休息与饮食

（1）经常参加户外活动，外出时戴防护眼镜，避免强光刺激。

（2）注意饮食调养，多食富含营养、易于消化、健脾补肾养肝的食物，多食新鲜蔬菜、水果，注意补充维生素、蛋白质和锌。少食辛辣及高胆固醇食物、禁烟酒。

3. 病情观察

（1）注意视力下降的程度。

（2）观察晶状体混浊的程度及瞳孔有无变化。

（3）观察眼压的变化，若发生头痛、眼痛、恶心及呕吐，应立即报告医生。

（4）术前需冲洗泪道，观察泪道是否通畅，有无脓液溢出。

（5）术后观察视力，角膜有无水肿，房水是否混浊，瞳孔大小，人工晶状体的位置等情况。

4. 治疗护理

（1）局部点滴治疗白内障的滴眼液，如吡诺克辛钠滴眼液、障翳散滴眼液等，每日3次。

（2）针刺睛明、球后、攒竹、鱼腰、风池、上星、头临泣、百会、承泣、合谷、足三里、三阴交等穴。每日或隔日针刺1次，适用于早期白内障。

（3）术前用抗生素滴眼液点眼，每日4～6次。术前半小时使用散瞳剂，如复方托吡卡胺滴眼液。

（4）若晶状体混浊，视力下降，影响日常工作、生活时，可考虑手术治疗，主要的手术方法有超声乳化白内障吸出联合人工晶状体植入术、白内障囊外摘除联合人工晶状体植入术。术后每日换药，应注意眼局部反应、切口愈合等情况。术后24小时内不要低头，避免突然翻身、坐起、大声说笑、咳嗽、弯腰，不要挤压眼球。

5. 健康教育

（1）发现本病应积极治疗，以控制或减缓晶状体混浊的发展。

（2）若患有糖尿病、高血压等全身疾病者，应及时治疗全身病。

（3）起居生活要有规律，不要过于劳累，注意休息，保持充足的睡眠。

（4）注意用眼卫生，少看电视，看电视时要与电视机保持一定的距离，不要长时间地看书报，尤其是字体过小的书报，以免过用目力。在使用目力一段时间后，要注意放松调节，以免眼疲劳。

（5）经常参加户外活动，如散步、慢跑、游泳、登山、健美操、跳舞、体操等，以锻炼身体，增强体质，延缓衰老。外出戴有色眼镜，避免受红外线、紫外线的照射。

（6）平时可阅读一些眼科科普书籍，了解白内障的有关知识。

（7）手术后，正确点滴眼液，勿对眼部施加任何压力。

（8）视力明显障碍者，生活起居需专人陪伴，防止意外损伤。

七、结果评价

视力是否稳定或提高，患者焦虑等心理障碍是否减轻或消失，是否适应目前的生活状

NOTE

况，有无意外伤害的发生，对年龄相关性白内障防治知识的掌握程度，能否陈述预防并发症的措施。

第二节　先天性白内障

先天性白内障（congenital cataract）为出生前后即存在或出生后才逐渐形成的先天遗传或发育障碍的白内障。表现为各种形态与部位的晶状体混浊。多为双侧，可为家族性的或散发性的；可以伴发或不伴发其他眼部异常或遗传性、系统性疾病。本病类似于中医学的胎患内障。

一、病因与发病机理

（一）中医病因病机

父母遗传或先天禀赋不足，脾肾两虚所致；或孕妇降息失度，不慎感受风毒，或误服用某些药物，影响胎儿发育而成。

（二）西医病因及发病机制

母亲怀孕第1~3个月患有风疹、单纯疱疹病毒感染、腮腺炎、麻疹、水痘、糖尿病、甲状腺功能不足等；或母亲孕期不慎应用糖皮质激素、磺胺类药物等；或母亲孕期营养和维生素极度缺乏，盆腔受放射线照射等，均可影响胎儿晶状体发育，发生先天性白内障。部分患者与遗传有关，有常染色体显性遗传、常染色体隐性遗传和 X 连锁隐性遗传三种方式。还有约 1/3 为散发病例，病因不明。

二、护理评估

（一）健康史

1. 评估母亲怀孕期间是否感染了风疹等病毒，或曾应用糖皮质激素等药物，或患有代谢性疾病。有无先天性白内障的家族史。

2. 评估发病时间与诊治过程。

（二）临床表现

1. 症状　多为婴幼儿，常依靠其父母观察才发现，多数为静止性，部分直至儿童期才影响视力。

2. 体征　晶状体出现不同形态的混浊。先天性白内障患者常合并其他眼病，如斜视、眼球震颤、先天性小眼球、视网膜脉络膜病变等。

（三）心理社会评估

评估患儿的生活条件、年龄，家长的文化层次、对疾病的认识及焦虑的程度。

三、处理原则

（一）中医处理原则

以补益肝肾为主要治法。严重影响视力者，手术治疗。

（二）西医处理原则

先天性白内障，如为静止性且对视力影响不大者，一般无需治疗。单眼、双眼完全性白内障或位于视轴中央、混浊明显的白内障，应在出生后及早手术，最迟不超过 6 个月。

四、护理诊断

1. 感知改变 视力下降，与晶状体混浊有关。

2. 家庭运作改变 与家长担心术后视力是否提高有关。

3. 父母角色冲突 与父母缺乏先天性白内障的防治知识有关。

4. 自理缺陷 与晶状体混浊导致视力下降有关。

5. 有受伤的危险 与视力下降有关。

6. 潜在并发症 弱视、斜视，与视功能发育受到抑制有关。

五、护理目标

1. 视力稳定或提高。

2. 家长能够正确照顾患儿，促进患儿康复。

3. 生活能够自理或在他人的帮助下完成日常生活。

4. 无意外性伤害的发生。

5. 家长能说出预防弱视、斜视等并发症的措施。

六、护理措施

1. 心理护理

（1）与患儿交朋友，同时争取家长的支持与配合。

（2）讲解疾病的发生原因、手术治疗方法、预后等，消除患儿家长的心理障碍，积极配合治疗。

2. 休息与饮食

（1）病室内保持清洁、安静、空气流通、光线柔和。

（2）注意饮食调养，多食新鲜蔬菜、水果，补充维生素、蛋白质。

（3）全麻术前 8 小时禁食，术后 6 小时内禁食。

3. 病情观察

（1）注意视力下降的程度。

（2）观察晶体混浊的部位、程度及瞳孔变化。

（3）观察术前结膜囊分泌物及眼红的变化，排除新生儿泪囊炎的可能。

（4）注意有无斜视、眼球震颤、先天性小眼球等其他眼部异常。

（5）术后观察视力，角膜有无水肿，房水是否混浊，瞳孔大小，人工晶状体的位置等情况。

4. 治疗护理

（1）术前三天点抗生素滴眼液，每日 4 ~ 6 次。术前半小时使用散瞳剂，如复方托吡卡胺滴眼液。术前应用阿托品注射液等。

（2）术后点糖皮质激素滴眼液，每日4次，并逐渐减量。

（3）明显影响视力者，宜手术治疗。手术方式可以选择白内障吸出术、白内障囊外摘除术、超声乳化术、膜性白内障切开术联合人工晶状体植入术（较多学者建议2周岁后植入人工晶状体）。术后每日换药，应注意眼局部反应、切口愈合等情况。术后24小时内禁止低头，术眼加盖防护眼罩，避免碰撞、揉压。

（4）先天性白内障摘除术后，应尽可能植入人工晶状体，对不能进行人工晶状体植入者，可用框架眼镜或角膜接触镜矫正、提高视力，预防弱视和促进融合功能的发育。

（5）角膜接触镜适用于大多数单眼的无晶状体患儿，但经常取戴比较麻烦，且容易发生角膜上皮损伤和感染。指导家长给患儿戴角膜接触镜的正确佩戴方法，戴镜时注意眼部卫生，如发现患儿眼睛不适，应停止佩戴，并及时到医院诊治。

5. 健康教育

（1）先天性白内障具有遗传性，应注意优生优育。

（2）对适龄期及孕期妇女进行宣教，注意休息，提高抵抗力，避免风疹、疱疹等病毒感染，孕早期避免服用糖皮质激素、磺胺类等药物。

（3）对于视力极差或手术效果不佳者，应作低视力康复教育及治疗。

（4）无晶状体眼需到医院进行屈光矫正和视力训练，防治弱视，促进融合功能的发育。

（5）指导患儿家长正确点滴眼液，眼部勿施加任何压力。

七、结果评价

视力是否稳定或提高；家长能否正确照顾患儿，促进患儿康复；患儿能否恢复自理能力，或在他人的帮助下完成日常生活；有无意外伤害的发生；患儿家长对先天性白内障防治知识的掌握程度；能否陈述预防弱视、斜视等并发症的措施。

第三节　玻璃体混浊

玻璃体混浊（vitreous opacification）是指玻璃体内出现除正常结构之外的不透明体的一类眼病。这些不透明混浊物多为玻璃体内的炎性渗出物、游走细胞、色素颗粒、类脂状物、纤维条索、出血及某些退变性产物等。其特征为眼外观端好，只觉眼前有飞蚊式云雾状物飘动，严重者可影响视力。本病随着社会的老龄化，高血压、动脉硬化、糖尿病、高度近视等患者的增加，发病率亦呈上升趋势。根据玻璃体混浊的程度及性质的不同，类似于中医学的云雾移睛、血灌瞳神。

一、病因与发病机理

（一）中医病因病机

多因肝肾亏损，气血亏虚，目窍失养；或痰湿内蕴，郁久化热，湿热浊气上泛，目中清纯之气被扰；或气滞血瘀，或阴虚火旺，血溢络外，滞于神膏。

（二）西医病因及发病机制

玻璃体混浊由玻璃体液化、变性、后脱离或玻璃体积血、炎症等引起。玻璃体液化多见于老年性和高度近视眼玻璃体变性，玻璃体发生胶体脱水凝缩，形成液腔，当液腔移至后部视网膜前时，胶样玻璃体下沉并前移，形成玻璃体后脱离。玻璃体积血中的血液来源于邻近组织，如糖尿病性视网膜病变、视网膜静脉阻塞、视网膜静脉周围炎等，病变血管或新生血管大量出血进入玻璃体内。玻璃体炎症大多由邻近的视网膜、葡萄膜炎症波及玻璃体而发生。

二、护理评估

（一）健康史

评估有无葡萄膜炎、视网膜静脉周围炎、高血压、动脉硬化、糖尿病、高度近视等病史及发病时间、诊治过程。

（二）临床表现

1. 症状 眼外观端好，自觉眼前有黑影飘动，视力可正常或有不同程度障碍。

2. 体征 玻璃体内可见细尘状、絮状、团块状混浊，或为灰白色、黑色、红色等。

（1）炎症性玻璃体混浊 除玻璃体内有点状或絮状混浊浮动外，还可见到眼内其他组织的炎性病变。

（2）出血性玻璃体混浊 玻璃体内见有条状、片状、块状红色混浊，视网膜有出血斑。重者则可使眼底红光反射消失，眼底不能窥见。裂隙灯下可发现玻璃体内有棕色小点浮动。

（3）玻璃体变性 除高度近视者所见玻璃体内的黑色点状、条状或块状物漂浮外，一般以结晶沉积为主要形态，可见玻璃体内有大量雪花样白色点状物飘荡或金币样漂浮物。

（三）辅助检查

1. 眼部 B 型超声检查，了解玻璃体的混浊程度。

2. 视觉电生理检查，对无法看清眼底者可了解其视功能状况。

（四）心理社会评估

评估患者的文化层次、年龄、对疾病的认识及焦虑的程度。

三、处理原则

（一）中医处理原则

内服中药，以补益、燥湿、理血为法。

（二）西医处理原则

应用碘剂、钙剂；针对不同的病因采取不同的措施；当玻璃体混浊久不吸收，伴玻璃体机化，牵拉视网膜时，可行玻璃体切割术。

四、护理诊断

1. 感知改变 视力下降、眼前黑影飘动，与玻璃体混浊有关。

2. 恐惧 与视力下降、害怕手术、术后视力是否恢复有关。

3. 自理缺陷 与视力严重障碍、术后双眼包封有关。

4. 有受伤的危险 与视力下降有关。

5.知识缺乏   与缺乏玻璃体混浊的防治知识有关。

6.潜在并发症   视网膜脱离，与病情严重或治疗不及时有关。

五、护理目标

1.眼前黑影飘动减轻或消失，视力稳定或提高。

2.能够描述引起恐惧的原因，并正确采取应对措施。

3.恢复正常的生活自理能力。

4.无意外性伤害的发生。

5.能够陈述玻璃混浊的防治知识，积极配合治疗。

6.能够说出预防视网膜脱离等并发症的措施。

六、护理措施

1.心理护理   耐心讲解疾病的发生原因、治疗的手术方法、预后等情况，消除患者的心理障碍，避免急躁、沮丧，使之情志调畅。

2.休息与饮食

（1）起居生活要有规律，不要过于劳累，注意休息，少用目力，保持充足的睡眠。

（2）饮食有节，宜食清淡易消化的食物，忌食辛辣、煎炸食物，保持大便通畅。大便干结者，每日食香蕉1～2根；或蜂蜜30mL，加入温开水100mL，睡前服；或晨起空腹饮淡盐水150mL，或腹部顺时针按摩10～15分钟，以促进肠蠕动。

3.病情观察

（1）注意视力下降的程度，眼前黑影飘动的多少及形态。

（2）观察玻璃体混浊的程度及眼底的改变。

（3）观察患者血糖、血压的情况。

4.治疗护理

（1）普罗碘胺针剂行肌内注射，或口服卵磷脂络合碘或钙剂。

（2）术前应用抗生素滴眼液点眼，每日4～6次。术前半小时使用扩瞳剂，如复方托吡卡胺滴眼液。

（3）术后予糖皮质激素滴眼液，每日4次，并逐渐减量。用药后观察眼压变化及用药反应，若有不良反应，报告医生及时处理。

（4）玻璃体积血者，选用三七、丹参液等做眼部电离子透入，但对新近出血所致本病者应避免使用。

（5）对玻璃体混浊久不吸收，明显影响视力，特别是形成机化膜牵引，易引起视网膜脱离者，应采用玻璃体切割术治疗。术后双眼包扎，卧床休息，每日换药，并注意眼局部反应、切口愈合等情况。若玻璃体腔注气或注硅油后应行面向下体位或遵医嘱行特殊体位。

5.健康教育

（1）高度近视及出血者，应避免头部震动。

（2）眼前黑影短期内增加或"闪光"频发时，应立即就诊，详查眼底，防止视网膜脱离。

（3）对各种原发病如葡萄膜炎、糖尿病、高血压、视网膜静脉阻塞、视网膜静脉周围炎要及时治疗，通过控制原发病变，才能防止混浊不进一步恶化。

（4）术后双眼包扎，要注意安全，活动时需有人陪伴。

（5）避免突然翻身、坐起、大声说笑、咳嗽、弯腰，不要挤压眼球，防止碰撞术眼。

（6）注意用眼卫生，少看电视，少阅书报。

（7）指导患者正确点滴眼液，定期复诊。

（8）注意保持大便通畅，避免用力努责。

七、结果评价

眼前黑影飘动是否减轻或消失；视力是否稳定或提高；恐惧等心理障碍症状是否减轻或消失；能否恢复自理能力，或在他人的帮助下能完成日常生活；有无意外伤害的发生；对玻璃体混浊防治知识的掌握程度；能否陈述预防并发症的发生措施。

【白内障和玻璃体混浊的辨证施护】

1.肝热上扰

证候：视物不清，视力缓降，晶珠混浊，目涩胀；头昏痛，口苦咽干，便结；舌质红，苔薄黄，脉弦或弦数。

治法：清热平肝，明目退障。

方药：石决明散加减。

护理：

（1）大便干结者，嘱患者不要用力努责，给予开塞露外用或苁蓉通便口服液内服。可每日食香蕉1～2根或睡前服蜂蜜1匙，温水冲饮。

（2）针刺太冲、蠡沟、风池、阳白、攒竹、太阳等。

（3）中药汤剂宜凉服。

2.肝肾不足

证候：视物昏花，视力缓降，晶珠混浊，或眼前似有飞蚊，逐渐增多，眼干涩，玻璃体内有点状、条状或块状混浊物漂浮，或可见玻璃体内有大量雪花样白色点状物飘荡；头昏耳鸣，少寐健忘，腰酸腿软，口干；舌质红，苔少，脉细。

治法：补益肝肾，明目退障。

方药：杞菊地黄丸加减。

护理：

（1）针刺睛明、肝俞、肾俞、太溪、太冲等。

（2）可用菊花、枸杞子泡水代茶饮。

（3）可长期服用中成药，选用杞菊地黄丸、明目地黄丸、石斛夜光丸等。

（4）少寐健忘者，要创造安静舒适的睡眠环境，远离噪音干扰，不喝酒、不饮浓茶和咖啡等兴奋性饮料。

3.脾气虚弱

证候：视物模糊，视力缓降，或视近尚明而视远模糊，晶珠混浊；伴面色萎黄，少气懒言，肢体倦怠，食少便溏；舌质淡，苔白，脉缓弱。

治法：益气健脾，利水渗湿。

方药：四君子汤或参苓白术散加减。

护理：

（1）宜少食多餐，忌暴饮暴食。慎食萝卜等破气之品，以免影响中药补气的效果。食物要便于咀嚼、易于消化、富有营养，如猪肝、银耳、山药、红枣。

（2）针刺足三里、三阴交、血海、承泣、脾俞、胃俞等穴。

（3）可服龙眼肉、酸枣仁膏等，以补益心脾。

4. 湿热蕴蒸

证候：自觉眼前黑影浮动，玻璃体内有尘状、絮状或团块物浮动，眼内有其他组织的炎性病变；胸闷纳呆，口苦心烦，头重；舌质红，苔黄腻，脉滑数。

治法：清热除湿，化浊明目。

方药：三仁汤加减。

护理：

（1）忌食生冷燥热、油腻辛辣及过甜之品，以免助湿生痰。可食藿香葛根饮、米汤、藕粉、鱼汤、瘦肉汤等。

（2）中药汤剂宜凉服。

5. 气滞血瘀

证候：自觉视力骤降或眼前黑花，检查玻璃体呈点状、条状、块状红色混浊，视网膜上有出血灶，重者则可使眼底的红光反射消失；可伴有情志不舒，胸闷胁胀，口苦；舌有瘀斑或紫暗，苔黄，脉弦涩。

治法：行气活血。

方药：血府逐瘀汤加减。

护理：

（1）情志不舒者，可食芹菜、香菇、黄花菜等，以疏肝理气。

（2）对新鲜的出血，则必须通过止血药物加以控制。如三七粉 2g，口服，每日 2 次；或予酚磺乙胺、氨甲苯酸等注射液静脉滴注。

（3）用白茅根、藕节等泡水代茶饮。

（4）新鲜出血者，必须卧床休息，采用高枕侧卧。

第八章 青光眼护理

第一节 原发性闭角型青光眼

原发性闭角型青光眼（primary angle closure glaucoma, PACG）根据眼压是骤然或逐渐升高，分为急性闭角型青光眼（类似于中医学的绿风内障）和慢性闭角型青光眼（类似于中医学的黑风内障）。急性闭角型青光眼（acute angle closure glaucoma）是一种眼压急剧升高并伴有相应症状和眼前端组织改变为特征的闭角型青光眼。其起病急，症状显，对视功能影响大，多发生在 40 岁以上，多双侧同时或先后发病，与遗传有关。

一、病因与发病机理

（一）中医病因病机

多因肝胆火邪亢盛，热极生风，风火上攻头目，目中玄府闭塞，神水排出受阻，积于眼内；或情志过伤，气郁生火，气火上逆，壅塞目中玄府，神水排出不畅，蓄积于目中；或脾湿生痰，痰郁化热生风，痰火郁结，上攻于目，阻塞玄府，神水滞留目内；或肝胃虚寒，饮邪上逆，积于眼内所致。

（二）西医病因及发病机制

1. 病因

（1）解剖因素　闭角型青光眼的眼球有特征性的解剖结构：眼轴短，前房较浅（尤其周边前房），房角窄。

（2）促发因素　如情绪激动，长时间阅读，过度劳累，暴饮暴食，气候突变，散瞳后或暗室停留时间过长，局部或全身应用抗胆碱类药物使瞳孔散大等。

2. 发病机制　主要是瞳孔阻滞，房水不能进入前房，在后房积聚使虹膜膨隆而造成房角关闭，房水排出不畅而致眼压急剧升高；而虹膜高褶也是亚洲青光眼患者房角关闭的重要原因，属非瞳孔阻滞机制；脉络膜渗漏和散瞳等原因引起周边虹膜体积改变造成房角关闭属于动态的生理因素变化引起的闭角型青光眼。

二、护理评估

（一）健康史

1. 评估患者发病的季节，发病前有无情志及环境因素，有无恶心、呕吐、头痛、眼胀、虹视等，有无遗传及家族史。

2. 评估患者有无白内障、外伤、手术等病史及发病时间、诊治过程。

NOTE

（二）临床表现

1. 症状和体征

（1）眼球剧烈胀痛，甚则牵及同侧头额，虹视，雾视，视力明显减退，严重者仅存光感，常伴有恶心、呕吐，甚至腹泻、体温增高和脉搏加速等全身症状。

（2）球结膜呈睫状充血或混合性充血，或并有结膜水肿。

（3）角膜雾状水肿或呈毛玻璃状混浊。

（4）瞳孔散大，多呈竖椭圆形或偏向一侧，对光反射消失。

（5）前房极浅，周边几乎消失，房角镜检查可见房角关闭。

（6）眼压明显升高，可达 50mmHg 以上，甚至超过 80mmHg。指测眼球坚硬如石。

（7）眼压恢复正常后，可遗留角膜后壁色素附着或（和）晶状体前囊色素沉着、虹膜节段性萎缩、晶体前囊下点状或片状灰白色混浊（青光眼斑），称为青光眼三联征。

青光眼急性发作如未能及时控制，眼压持续升高，可在数日内导致失明。部分患者可或多或少得到缓解，而转入慢性进展期。有些病例症状完全缓解而进入间歇期。

2. 病程及分期　临床上根据病程不同，典型的急性闭角型青光眼分为以下几期：临床前期、前驱期（先兆期）、急性发作期、间歇期、慢性期、绝对期。

（1）临床前期　有急性闭角型青光眼家族史，浅前房和窄房角，无青光眼发作史但激发试验阳性者；一眼被确诊为本病，另一眼虽无发作，但具有浅前房和窄房角，暗室激发试验可呈阳性。

（2）前驱期（先兆期）　为一过性或反复多次的小发作。多发生于疲劳或情绪波动后，常于傍晚或夜间发生，经睡眠或到光亮处，症状常可自行缓解。发作持续时间一般短暂而间隔时间较长，通常在 1～2 小时或数小时后，症状可完全消退。表现为轻度眼痛、视力减退、虹视、雾视，常伴轻度同侧偏头痛、鼻根和眼眶部酸痛和恶心。检查可见轻度睫状充血、角膜透明度稍减退，前房稍变浅，瞳孔形态正常、轻度开大、反应略迟钝。眼压轻度增高。

（3）急性发作期　表现出典型的急性闭角型青光眼的症状和体征。

（4）间隙期　青光眼急性发作或小发作经药物治疗或自然缓解后，症状和体征减轻或消失。此期病情可得到暂时的缓解或稳定在一个相当长的时期，长者数年，短者数月即可再次发作，个别甚至数日内再发作。检查可见房角重新开放，眼压和房水流畅系数恢复正常。多根据病史及激发试验来确定诊断。

（5）慢性期　急性闭角型青光眼大发作或多次小发作后，房角关闭过久，周边虹膜与小梁组织产生了粘连，小梁功能严重损害，当房角 > 1/2～2/3 圆周发生粘连时，房水排出仍然受阻，眼压则继续升高。表现为眼压中等度增高，视力进行性下降。慢性期的早期视盘尚正常，当病情发展到一定阶段时，视盘逐渐出现病理性凹陷和萎缩，视盘和视野出现青光眼性典型损害。最后完全失明而进入绝对期。

（6）绝对期　眼压持续升高，眼组织特别是视神经遭到严重破坏，视力完全丧失，无光感，瞳孔极度散大强直，角膜上皮水肿，知觉减退。由于长期高眼压，患者已耐受，自觉症状常不显，或轻度眼胀头痛，但有些病例尚有明显症状，出现顽固性眼胀痛、头痛。最后眼球萎缩，最终形成眼球痨。

（三）辅助检查

1. 裂隙灯检查前房深度。

2. 眼压测量。

3. 视野检查。

4. 房角镜检查或超声生物显微镜（UBM）检查以观察前房角是否有粘连及粘连的程度，对诊断和治疗均有重要意义。

5. 本病发作前症状多不典型，若疑为本病者可行暗室试验检查。即患者在清醒状态下，暗光检查眼压，在暗室内静坐 1～2 小时后，再次暗光检查眼压，眼压升高超过 8mmHg 者为阳性。目前认为暗室＋俯卧试验阳性率更高。

（四）心理社会评估

评估患者的年龄、性别、文化层次、职业、工作环境、性格、对疾病的认识及情感、情绪状态。

三、处理原则

（一）中医处理原则

本病主要由风、火、痰、郁及肝之阴阳失调，引起气血失和，经脉不利，目中玄府闭塞，气滞血郁，神水郁积所致。临证时，除审因论治、消除病因、治疗根本外，还应注意收缩瞳孔，开通玄府，尽快消除瘀滞，改善症状，保护视力。

（二）西医处理原则

积极抢救，尽快使房角开放，以免房角发生永久性粘连，迅速降低眼压，及时选择手术治疗，减少组织损害，挽救视力，应用保护视神经的药物。

四、护理诊断

1. 感知改变　与眼压升高导致角膜水肿、视网膜及视神经损害引起的视力下降有关。

2. 舒适改变　眼胀痛伴头痛，恶心伴呕吐，与高眼压有关。

3. 焦虑　与对青光眼手术的恐惧、担心预后有关。

4. 睡眠形态改变　与舒适的改变有关。

5. 自理缺陷　与视力下降、视野损害有关。

6. 有外伤的危险　与视力下降、视野损害有关。

7. 知识缺乏　与缺乏急性闭角型青光眼的防治及护理知识有关。

8. 潜在并发症　视神经萎缩，与眼压高、病程长有关。

五、护理目标

1. 视力稳定或提高，眼压恢复正常。

2. 眼胀痛及头痛、恶心呕吐等症状减轻或消失。

3. 患者能够表达焦虑的原因，焦虑、恐惧程度减轻，情绪稳定，能配合治疗及护理。

4. 患者睡眠状况改善。

5. 患者的生活能在他人的帮助下进行。

NOTE

6. 为患者提供安全的环境及相关知识，减少或无意外伤害的发生。

7. 患者和家属能讲述有关青光眼的防治及护理知识，掌握青光眼口服药及滴眼液的使用方法。

8. 能够说出预防视神经萎缩等并发症的措施。

六、护理措施

1. 心理护理

情绪因素可作为青光眼的诱因存在，不良的情绪可诱发青光眼的急性发作；反之，疾病发生后的临床表现有可能加重患者的不良情绪，形成"恶性循环"。应告知患者及家属不良情绪对疾病的影响，使其注意控制和调节，保持良好的心理状态。

（1）关心体贴患者，给予生活护理。医护人员应主动接近患者，做好解释工作，了解其心理活动，解除其思想顾虑。

（2）给患者讲解眼胀痛的原因，帮助其放松，避免紧张。并鼓励其进行一些活动来分散注意力，如听音乐、与其他患者交谈等。

2. 休息与饮食

（1）为患者提供安全、安静、舒适的环境，保证充足睡眠。病室物品的设置要定点定位，方便使用。注意地面干燥清洁，防止患者滑倒。

（2）饮食宜清淡、易消化，多食蔬菜、水果，忌辛辣刺激之品。

3. 避免促发因素

（1）情绪平和。

（2）避免短时间内大量饮水，一次饮水量不超过 300mL，可少量多次饮水。

（3）避免饮用兴奋性饮料，如咖啡、浓茶等。

（4）嘱咐患者不在暗室内长时间停留。

（5）避免长时间低头、阅读、过度劳累、暴饮暴食。

（6）避免局部或全身使用抗胆碱类药物使瞳孔散大。

（7）取仰卧位或侧卧位休息，禁止俯卧位休息。

（8）避免过分用力排便。

4. 病情观察

（1）术前观察

①注意观察眼压及瞳孔的改变。观察瞳孔的大小及形态。一般眼压愈高，瞳孔愈大，头痛愈剧烈，则表示病情愈严重，应及时报告医生，采取积极降压措施。

②观察结膜、角膜水肿的情况。

③观察前房的深浅和形态。

④观察视神经损害的情况。

（2）术后观察

①同术前观察。

②监测生命体征，尤其是体温的变化。

③观察伤口有无渗血、渗液，若有，应及时通知医生并更换敷料；保持敷料的清洁与干

燥，如有污染及时更换；及时通知医师滤过泡有无异常改变。

④评估患者的疼痛情况，了解疼痛的性质及程度，及时告知医生并给以正确的处置；如眼痛伴同侧头痛，患者感恶心呕吐，要考虑眼压升高，及时给予降眼压处理。

⑤青光眼术后不需要卧床休息，可适当下床活动，但应避免剧烈活动，勿碰伤揉搓术眼，睡眠取非术眼侧卧或仰卧。

⑥向患者及家属宣教卫生知识，眼药一旦污染即刻抛弃，每次点眼药前洗手，术后至少半月内仰面洗头，以免脏水入眼等。

（3）术后常见严重并发症的处理及护理

①恶性青光眼：患者表现为视力下降、眼痛、头痛、恶心呕吐、眼压升高、前房极浅甚至消失。局部滴用睫状肌麻痹剂：如1%阿托品滴眼液或眼膏以散瞳，松弛睫状肌，提高晶状体悬韧带的张力，使晶状体后移；静脉滴注甘露醇和口服减少房水生成的药物；皮质类固醇抗炎治疗，以减少组织水肿和炎症反应，可局部和全身应用；必要时手术。

②前房积血：患者表现为视力下降，眼痛，前房积血。采取半卧位，限制运动，必要时双眼包扎，有利于积血吸收和减少再次出血；全身使用止血药；必要时手术清除积血。

5. 治疗护理

（1）滴眼液应用时注意：①应避免污染，滴滴眼液时勿将药瓶的瓶口直接接触眼睛、眼周组织、手指及其他物体的表面，以免药液被可致眼睛感染的细菌污染；②滴药后一旦出现眼部不适等不良反应，应及时向医生反应，考虑是否停药；③滴多种滴眼液时，每两种药物的使用至少应间隔5分钟；④滴完后须压迫泪囊区3~5分钟，可减少或防止全身反应。

（2）频滴缩瞳剂以缩小瞳孔，增加房水排出。常用0.5%~1%毛果芸香碱滴眼液。症状严重时每5~10分钟滴患眼1次，症状缓解后，可视病情改为1~2小时1次或每日3次。滴后注意观察瞳孔大小及角膜水肿的情况，滴药后须压迫泪囊部3~5分钟，以免药液流入鼻腔吸收，防止全身中毒反应如流涎、出汗、胃肠道反应和支气管痉挛。

（3）β受体阻滞剂可以减少房水生成而降低眼压。可选用马来酸噻吗洛尔滴眼液、盐酸卡替洛尔滴眼液、盐酸左布诺洛尔滴眼液或盐酸倍他洛尔滴眼液滴眼，每日2次。该药不影响瞳孔大小和调节功能，但有心脏传导阻滞、窦房结病变、支气管哮喘者禁用。该药可掩盖低血糖症状，自发性低血糖患者及接受胰岛素或降糖药的患者应监测血糖。

（4）碳酸酐酶抑制剂可减少房水生成而降低眼压，常用的有布林佐胺滴眼液或多佐胺滴眼液滴眼，每日2次。乙酰唑胺或醋甲唑胺片口服，首次量为500mg，以后每次250mg，每日2~3次，一般在饭后半小时服用，以减少胃肠道反应，不宜长期使用。如出现口唇、四肢发麻，头晕肢软，肾绞痛，血尿及小便困难等，此为碳酸酐酶抑制剂引起的感觉异常、低钾、尿路结石所致，所以在口服碳酸酐酶抑制剂时应同时服用碳酸氢钠和氯化钾缓释片，用于碱化尿液及补钾，避免副作用。

（5）高渗脱水剂可减少眼内容积而降低眼压。常用20%甘露醇或甘油果糖注射液快速静脉滴注。对年老体弱或有心血管疾患者，应注意呼吸、脉搏、电解质的变化，以防止发生意外。

（6）中药汤剂宜每日2次，温服，如服药后出现不适，应及时报告医生。如出现泛呕，可针刺内关、合谷穴。

（7）药物治疗时，应定时测量眼压，眼压下降接近正常时报告医生，即可进行手术治疗，主要方式有虹膜周切术、小梁切除术、青光眼白内障联合手术（用于前房极浅者、青光眼患者白内障也明显者）、睫状体光凝或冷冻术（用于晚期失明青光眼）等。

（8）手术患者按内眼手术术前准备及术后护理。

6. 健康教育

（1）向患者介绍有关青光眼的发病诱因、治疗及自我保健知识。

（2）向患者介绍紧张、情绪不稳定与眼压升高的关系。

（3）指导患者避免一些引起眼压升高的诱因。

（4）保证患者的睡眠时间，并指导患者采取一些促进睡眠的方法：①减少睡前活动量，不看刺激情绪的电视、书籍，避免情绪激动；②睡前避免喝浓茶、咖啡及饮食过饱，可喝牛奶1杯，以促进睡眠；③用热水泡脚、听轻音乐等方式帮助入睡。

（5）教会患者用手指指腹轻轻按摩眼球，以降低眼压，缓解疼痛。

（6）指导患者正确用药，关注用药后的不良反应。青光眼术后按医嘱滴用抗生素和散瞳眼液，防止术眼感染和恶性青光眼的发生，特别注意阿托品眼药的用法及用量。

（7）青光眼应终身复查。术后第1周、半个月、1个月、3个月定期门诊随访，以后视病情而定。主要检查视力、眼压、眼底、视野等。

七、结果评价

眼压是否降低或恢复正常，视力是否稳定或提高，眼胀痛及头痛、恶心、呕吐等症状是否减轻或消失，焦虑等心理障碍是否减轻或消失，有无意外伤害的发生，患者和家属对青光眼的防治及护理知识的认知程度，有无视神经萎缩等并发症的发生。

第二节　原发性开角型青光眼

原发性开角型青光眼（primary open angle glaucoma，POAG）是一种慢性、进行性的视神经病变，病理性的高眼压是造成视神经损伤的重要因素之一。其特点为发病缓慢，症状较轻，眼压虽然升高但房角始终是开放的，并有典型的青光眼性视盘和视野损害。病程进展较为缓慢，而且自觉症状轻，不易早期发现，具有更大的危险性。本病类似于中医学的青风内障。

原发性开角型青光眼有以下两种情况：①高眼压型：病理性高眼压（24小时眼压峰值超过21mmHg），青光眼特征性损害（眼底视网膜神经纤维层缺损或视盘形态改变）和（或）视野出现青光眼性损害，房角开放，并排除其他引起眼压升高的因素。②正常眼压型：24小时眼压峰值不超过正常峰值上限（眼压≤21mmHg），其他青光眼的特征性眼底和（或）视野损害等均同高眼压型开角型青光眼。

一、病因与发病机理

（一）中医病因病机

多因情志抑郁，肝失条达，肝郁气滞，气郁化火；或脾虚生痰，痰郁化热生风，痰火升扰；或久病肝肾亏虚，目窍失养，神水滞涩。以上因素皆可导致气血失和，脉络不利，神水郁滞，而酿成本病。

（二）西医病因及发病机制

开角型青光眼的眼压升高是由于房水排出通道的病变，使房水流出阻力增加所致，阻力的部位主要在小梁网。主要原因为：①小梁组织的局部病变，如小梁网的胶原纤维及弹力纤维变性，内皮细胞增生和水肿导致小梁网增厚，小梁间隙变窄或消失；②小梁后阻滞，即房水流经小梁组织后的 Schlemm 管到集液管和房水静脉部位的病变，包括表层巩膜静脉压升高等；③血管 – 神经 – 内分泌或大脑中枢对眼压的调节失控。分子生物学研究表明，开角型青光眼具有多基因或多因素的基因致病的倾向性，确切的发病机制尚未阐明。在黑色人种、高龄、青光眼家族史的人群中发病率较高。

二、护理评估

（一）健康史

1. 评估患者有无青光眼家族史，有无近视眼、糖尿病、高血压、视网膜静脉阻塞、颈动脉狭窄及斑块等病史。

2. 评估患者的发病时间、诊断和治疗过程，有无外伤、手术史。

（二）临床表现

1. 症状

（1）原发性开角型青光眼为双眼疾病，发病隐蔽，进展缓慢。

（2）早期几乎无任何自觉症状，当病变发展到一定程度时，可有轻度眼胀、视疲劳和头痛，中心视力一般不受影响，而视野逐渐缩小。

（3）眼压较高或眼压波动较大时，可出现眼胀痛，甚至有虹视、雾视。

（4）病变到了晚期，双眼视野损害，则可有行动不便和夜盲等。

2. 体征

（1）眼部体征　在发病早期眼部可无任何改变，球结膜不充血，前房深度正常。晚期眼压升高时可有角膜水肿，瞳孔稍开大，对光反应迟缓。

（2）眼压　主要表现为眼压不稳定，波动大，可有昼夜和季节波动，随着病情发展，眼压水平逐渐升高，一般不出现突然增高的急性发作，常在 60mmHg 以下。

（3）眼底　早期眼底正常。但眼底出现青光眼视神经损害时，表现为视盘凹陷的进行性扩大和加深，是青光眼发展到一定阶段后的共同特征。早期的特征性改变有视网膜神经纤维层缺损，视盘局限性盘沿变窄，盘沿宽窄不一，特别是上下方盘沿变窄或局部变薄，视盘杯凹的切迹。病程继续发展，视盘凹陷进行性扩大加深，最终导致杯 / 盘（C/D）比的增加。晚期视盘呈盂状凹陷，视盘色泽淡白，凹陷达乳头的边缘，视网膜中央血管在越过视盘边缘处呈屈膝或爬坡状。正常人 C/D 多在 0.3 以下，且双侧对称。若 C/D > 0.6 或两眼 C/D 差值 > 0.2，多视为异常，须做进一步检查。

（4）视功能　中心视野的损害是早期出现旁中心暗点和鼻侧阶梯。随着病情进展，旁中心暗点渐渐扩大，多个暗点融合形成弓形暗点；周边视野也出现变化，通常是鼻侧周边缩小，从鼻上方开始，然后是鼻下方，最后是颞侧，与鼻侧缺损共同形成向心性缩小，最后可仅剩

5°～1°的一小块视野（管状视野）或颞侧视岛。

（5）房角　房角宽而开放，眼压升高时房角仍开放不关闭。

（三）辅助检查

1. 共焦激光眼底扫描系统、OCT、视神经分析仪检查　可对视盘改变、盘沿面积及杯容积等视盘参数进行定量分析，判断细微的形态结构变化，更早期地做出正确诊断。

2. 房角检查　房角大多较宽，无粘连，可以见到睫状带，当眼压升高时，房角仍开放。

3. 视野检查　包括阈值定量测定，需视神经纤维受损达一定程度后方能测出。

4. 眼电生理检查　P-ERG 振幅下降，P-VEP 峰潜时延迟。

（四）心理社会评估

评估患者的文化层次、年龄、生活方式、职业、工作环境、对疾病的认识及焦虑的程度。

三、处理原则

（一）中医处理原则

病初症状轻，病势缓，极易忽视。在防治过程中，应尽早尽快确诊，定期规范地进行各项检查，随访追踪，以便恰当地进行中西医结合治疗。

（二）西医处理原则

治疗的目的是尽可能地阻止青光眼的病程进展，减少视网膜神经节细胞的丧失，保护视功能。主要方法有药物治疗、激光治疗和手术治疗。

开角型青光眼原则上以药物治疗为主，药物不能控制眼压或视盘和视野损害继续进展时，则应考虑手术。

四、护理诊断

1. 感知改变　与视力下降、视野损害有关。

2. 舒适改变　眼痛、头痛，与眼压升高有关。

3. 焦虑恐惧　与害怕手术、担心本病预后不良有关。

4. 有外伤的危险　与视力降低、视野缺损，尤其晚期患者视野呈管状有关。

5. 知识缺乏　与缺乏开角型青光眼的防治知识有关。

6. 潜在并发症　视神经萎缩，与病程长、眼压高有关。

五、护理目标

1. 减轻视神经损害，视力或视野保持稳定，不再下降或损害。

2. 眼压下降，眼胀痛缓解。

3. 患者能够表达焦虑等心理障碍的原因，焦虑、恐惧程度减轻，能配合治疗及护理。

4. 为患者提供安全的环境及相关知识，防止意外发生；能够陈述预防意外损伤的措施。

5. 患者能够获取并陈述开角型青光眼的防治、护理知识。

6. 能够说出预防视神经萎缩等并发症的措施。

六、护理措施

1. 心理护理

（1）向患者讲解眼胀痛的原因，帮助其放松，避免情绪紧张。

（2）耐心向患者解释病情，消除其顾虑，帮助其正确对待疾病，使其能配合治疗。

2. 休息与饮食

（1）保证充足睡眠，避免俯卧，注意劳逸结合，防止过度疲劳。

（2）预防意外伤害，将床边、桌边及常用物品按方便患者使用的原则固定摆放，活动空间不留障碍物，避免下床时发生危险或跌倒。患者外出要有家人陪同。不要从事驾驶等工作。

（3）饮食宜清淡、富含营养，多食蔬菜、水果，忌烟、酒、浓茶。一次性饮水不超过250mL。

3. 避免促发因素 同原发性闭角型青光眼。

4. 病情观察

（1）术前观察

①密切观察患者视力、眼压情况及用药反应，如在治疗过程中出现头痛、恶心、眼胀、鼻根部酸胀等眼压升高症状，应及时报告医生。

②观察前房情况。

③观察视神经损害、视野损害的情况。

（2）术后观察 同原发性闭角型青光眼。

（3）术后常见并发症的处理及护理 同原发性闭角型青光眼。

5. 治疗护理

（1）药物治疗 若用药物能将眼压控制在安全水平，视野和眼底改变不再发展，患者能配合治疗，无并发症，并能定期复查，则可选用药物治疗。根据患者目标眼压的需要选择联合或单一药物治疗。滴眼液应用注意事项见闭角型青光眼。

①前列腺素衍生物：通过增加葡萄膜巩膜通路促使房水外流的机制来降低眼压，可作为开角型青光眼的一线用药。常用的有拉坦前列素、曲伏前列素、贝美前列素滴眼液，每晚1次，每次1滴。最常见的不良反应为结膜充血，虹膜色素加深，异物感，睫毛变深变粗变长、数量增加。

近年新型抗青光眼药物固定联合制剂陆续在我国上市。较之单一制剂，其降压效果更强，副作用更少，提高了治疗方案的便利性、患者的依从性和治疗的持久性。常见的如：拉坦前列素＋噻吗洛尔、曲伏前列素＋噻吗洛尔、贝美前列素＋噻吗洛尔。

②β受体阻滞剂：同闭角型青光眼。

③碳酸酐酶抑制剂：同闭角型青光眼。

④拟胆碱作用药物：1%～2%毛果芸香碱滴眼液滴眼，每日3次。作用机理是使睫状肌收缩，牵引巩膜突或小梁网，减少房水外流阻力，从而起到降低眼压的作用。

（2）中药汤剂 宜每日2次，温服。

（3）激光治疗 药物治疗效果不理想者，可试用激光小梁成形术。

（4）手术治疗 对药物或者激光不能控制病情、不能耐受药物治疗的患者，应该手术治疗。手术方式包括非穿透性小梁切除术、小梁切除术、青光眼引流装置（Ahmed 青光眼引流阀、Ee-PRESS 引流钉）植入术、睫状体光凝或冷冻术（用于晚期失明青光眼）等。手术患者按内眼手术术前准备及术后护理。

（5）视神经保护性治疗　在降眼压的同时服用一些改善微循环和营养神经的药物，以及扩张血管类的中成药。

6. 健康教育　同闭角型青光眼。

七、结果评价

眼压是否下降或恢复正常；视力是否稳定或提高，视野损害是否稳定；患者焦虑等心理障碍的症状是否减轻或消失；有无发生意外损伤；患者和家属对开角型青光眼防治及护理知识的掌握程度；是否阻止或减轻视神经萎缩等并发症的发生。

【青光眼的辨证施护】

1. 风火攻目

证候：发病急剧，头痛如劈，目珠胀硬，视力锐减，胞睑红肿，白睛混赤肿胀，黑睛雾状水肿，前房极浅，黄仁晦暗，瞳神中等度散大，瞳内呈淡绿色，眼珠变硬，甚至胀硬如石；可伴有恶心、呕吐，或恶寒发热；舌质红苔黄，脉弦数等。

治法：清热泻火，平肝息风。

方药：绿风羚羊饮加减。

护理：

（1）疏导患者，解除心烦、急躁易怒等不良情绪，保持充足的睡眠，勿过度疲劳。

（2）头痛剧烈者，针刺太阳、攒竹、阳白、风池、合谷、三阴交等穴。恶心呕吐者，针刺内关、合谷。中药应少量多次分服。

2. 气火上逆

证候：眼部主症同上；可伴有情志不舒，胸闷嗳气，恶心呕吐，口苦；舌质红苔黄，脉弦数等。

治法：清热疏肝解郁。

方药：丹栀逍遥散加减。伴恶心、呕吐者，加左金丸。

护理：针刺用泻法，选行间、风池、攒竹、四白、太阳等穴。

3. 痰火郁结

证候：眼部主症同上；常伴有动辄眩晕，身热面赤，呕吐痰涎；舌质红苔黄，脉弦滑。

治法：降火逐痰。

方药：将军定痛丸加减。

护理：

（1）针刺用泻法，选太冲、风池、昆仑、合谷、丰隆等穴。

（2）帮助患者掌握调节情绪的技巧，保持情绪稳定，如缓慢深呼吸、四肢肌肉放松、打太极拳等。

4. 肝胃虚寒

证候：头痛上及颠顶，眼珠胀痛，瞳神散大，视物昏朦；伴干呕吐涎，食少神疲，四肢不温；舌质淡苔白，脉弦。

治法：温肝暖胃，降逆止痛。

方药：吴茱萸汤加减。

护理：

（1）卧床休息，注意适当保温。

（2）频频干呕者，可针刺内关、合谷穴，中药煎剂宜少量多次热服。

（3）饮食要有规律，勿暴饮暴食，勿食生冷寒凉之品，宜少食多餐，常食山药、扁豆、红枣、大枣粥，可用党参、大枣煎汤代茶饮。

5. 肝肾两亏

证候：患病时久，视物不清，瞳神稍大，视野缺损或呈管状，视盘生理凹陷扩大加深，甚至呈杯状，颜色苍白；可伴头晕失眠，精神倦怠，腰膝无力，舌淡苔薄，脉细沉无力；或面白肢冷，精神倦怠，舌质淡苔白，脉细沉。

治法：补益肝肾。

方药：杞菊地黄丸或肾气丸加减。

护理：针刺肝俞、肾俞、太溪等穴，多针少灸，用平补平泻手法。

第九章 葡萄膜、视网膜、视神经疾病护理

第一节 葡萄膜炎

葡萄膜炎（uveitis）是虹膜、睫状体和脉络膜炎症的总称。是发病原因复杂的自身免疫性疾病，病程缠绵，容易反复发作，是常见的致盲性眼病。按发病部位可分为前部葡萄膜炎（虹膜睫状体炎）、中间葡萄膜炎、后部葡萄膜炎和全葡萄膜炎；按病因可分为感染性葡萄膜炎、非感染性葡萄膜炎；按病理改变可分为肉芽肿性和非肉芽肿性葡萄膜炎。本病多发生于20～50岁的人群，男女比例大致相等，常累及双眼，反复发作，可产生严重的并发症和后遗症，有4%～10%的目盲是由葡萄膜炎所致。本病按发病部位及病证特点，分别类似于中医学的瞳神紧小、瞳神干缺、视瞻昏渺、云雾移睛。本节主要介绍急性前葡萄膜炎。

一、病因与发病机理

（一）中医病因病机

多因肝经风热，肝胆火炽，循经上犯黄仁；或风湿热邪相搏，熏蒸黄仁；或久病伤阴，肝肾阴亏，虚火上炎，灼伤黄仁，引起瞳神紧小；或火盛水衰，阴精耗损，引起瞳神干缺。

（二）西医病因及发病机制

感染因素，由细菌、病毒、真菌、寄生虫等病原体直接侵犯或诱发的抗原抗体复合物而引起葡萄膜炎。非感染因素，分为外源性与内源性。前者多因眼球穿通伤、手术创伤及酸碱烧伤所致，后者多由于自身免疫反应所致。已发现多种类型的葡萄膜炎与特定的 HLA 抗原有关，部分疾病存在免疫遗传机制，如强直性脊柱炎、Bechet 病、Vogt– 小柳原田综合征等。

二、护理评估

（一）健康史

重点了解患者的发病时间，有无反复发作史和全身相关性疾病如风湿性疾病、结核病、溃疡性结肠炎、梅毒等。

（二）临床表现

1. 症状 急性前葡萄膜炎出现视力下降，眼痛，眼红，畏光，流泪。

2. 体征 睫状充血或混合充血，角膜后沉着物（keratic precipitates，KP），房水混浊，虹膜水肿、纹理不清，或后粘连，瞳孔缩小、对光反射迟钝或消失，瞳孔因虹膜后粘连而呈梅花状、梨状和不规则状等多种外观。可出现并发性白内障、继发性青光眼、低眼压及眼球萎缩等

并发症。

（三）辅助检查

了解患者的血常规、血沉、类风湿因子、HLA-B27 抗原、眼底荧光素血管造影、胸部 X 线等辅助检查，有助于查找病因。对怀疑病原体感染者，应进行相应的病原学检查。

（四）心理社会评估

通过与患者交流，了解患者对前葡萄膜炎的认识程度，有无紧张、焦虑等心理表现。

三、处理原则

（一）中医处理原则

辨证论治，以清肝泄热、除湿化浊、滋阴明目为主要治法。

（二）西医处理原则

及时散瞳，预防虹膜后粘连，迅速抗炎以防止眼组织破坏和并发症的发生。

四、护理诊断

1. 感知改变　视力下降，与角膜后沉着物、房水混浊、晶状体色素沉着、继发性青光眼、并发性白内障、玻璃体混浊和视网膜病变等有关。

2. 舒适改变　眼痛与眼部炎症有关。

3. 焦虑　与视力障碍、眼睛疼痛和疾病治疗效果有关。

4. 悲哀　与视力障碍，影响生活、学习和工作，生活不能自理，病程缠绵，反复发作和治疗效果等因素有关。

5. 自理缺陷　与视力下降、环境陌生有关。

6. 有外伤的危险　与视功能障碍有关。

7. 知识缺乏　与缺乏葡萄膜炎的防治知识有关。

8. 潜在并发症　继发性青光眼、并发性白内障、感染等，与疾病反复发作及长期应用糖皮质激素有关。

五、护理目标

1. 视力逐步提高直至恢复发病前的状况。

2. 眼痛、畏光、流泪等症状减轻或消失。

3. 情绪稳定，焦虑和悲观等心理症状逐渐减轻或消失，能够积极配合治疗。

4. 获得本病的防治知识。

5. 无并发症发生。

六、护理措施

1. 心理护理　了解患者的需要，理解、同情患者的感受，予以良好的生活护理，耐心讲解心理障碍与疾病的密切关系，解释病情及治疗情况，消除患者的焦虑悲观等心理障碍，增强患者信心，使之积极配合治疗。

2. 休息与饮食

（1）保持环境安静，室内光线宜柔和。户外活动时戴有色眼镜，避免强光刺激。注意气候变化，避风寒，防感冒。

（2）饮食宜清淡、富营养、易消化，多饮汤水；忌食生冷、煎炸油腻、葱蒜虾蟹等辛辣炙煿腥发之物；禁烟酒。

3. 病情观察

（1）观察视力和视觉的变化。

（2）观察睫状充血、角膜后沉着物、房水、虹膜、晶状体、玻璃体、视网膜与视盘的变化。

（3）观察瞳孔的大小、形态及瞳孔对光反射的变化。

（4）观察使用阿托品滴眼液后是否出现口干欲饮水、面色潮红、头晕心跳、烦躁不安等不良反应。

（5）注意眼压是否正常。

（6）观察使用糖皮质激素后是否出现肥胖、胃出血及骨质疏松等不良反应。

（7）观察是否出现口腔、外生殖器皮肤黏膜溃疡，白癜风，睫毛、眉毛等改变。

4. 治疗护理

（1）用 1% 阿托品滴眼液散瞳，每日 4～6 次。阿托品眼药膏涂眼，每日 1～2 次。虹膜后粘连严重者可用混合散瞳剂（1% 阿托品、1% 可卡因、0.1% 肾上腺素等量混合）球结膜下注射。

（2）选用糖皮质类激素，常用地塞米松、泼尼松和甲基泼尼松龙等。根据病情选择滴眼、口服、静脉滴注或眼局部注射等给药方式，并按医嘱渐减激素用量。

（3）病情严重者，可用环磷酰胺等免疫抑制剂。

（4）根据病情选用抗病毒类或广谱抗生素类药物。

（5）眼部湿热敷、干热敷、超短波透热理疗，或用中药熏眼、热敷。

5. 健康教育

（1）教会患者正确点眼药的方法。

（2）本病易反复发作，因此应指导患者戒烟酒，季节变换时注意预防感冒，减少复发。

（3）如明确有过敏物质，应避免与过敏原接触。如有全身性自身免疫性疾病或面部感染性疾病应积极治疗。

（4）出院后按医嘱用药，切忌自行停药，应用激素的患者注意监测不良反应，如有不适及时就诊。

七、结果评价

视力是否稳定或提高，眼痛等症状是否减轻或消失，是否能够描述引起焦虑和悲观等心理障碍的原因，是否能够积极配合治疗，生活是否能够自理或在他人的帮助下完成，是否适应患葡萄膜炎后的生活状况，是否能够陈述预防意外性损伤的措施，对葡萄膜炎防治知识的掌握程度，是否能够陈述预防潜在并发症发生的措施。

第二节　视网膜动脉阻塞

视网膜动脉阻塞（retinal artery occlusion，RAO）是指视网膜中央动脉或其分支阻塞。根据视网膜阻塞部位的不同可分为视网膜中央动脉阻塞、视网膜分支动脉阻塞、睫状视网膜动脉阻塞。视网膜中央血管为终末血管，动脉阻塞后，该血管供应的视网膜营养中断，视网膜发生急性缺血，导致视功能急剧损害或丧失。一般认为视网膜缺血时间超过 90 分钟，光感受器的死亡将不可逆转。一般而言，阻塞在 1 小时以内解除者，有可能恢复部分视力；阻塞时间在 4 小时以上者，恢复十分罕见。本病发病急骤，多为单眼发病，若治疗不及时，视功能难以恢复。本病类似于中医学的络阻暴盲。

一、病因与发病机理

（一）中医病因病机

主要病机是血络瘀阻，目窍失养。多因愤怒暴悖，气机逆乱，气血上壅，血络瘀阻；或偏食肥甘燥腻，或恣酒嗜辣，致痰热内生，遏阻脉络，血脉闭塞；或年老体弱，肝肾不足，水不涵木，肝阳上亢，气血并逆，瘀滞脉络；或心气亏虚，推动乏力，血行滞缓，血脉瘀塞。上述原因致目中脉络闭塞，神光无以发越，视力急剧下降。

（二）西医病因及发病机制

1. 各种血管栓子阻塞动脉　是发病的主要原因。常见的栓子有胆固醇栓子、血小板纤维蛋白栓子、钙化栓子、脂肪栓子等。

2. 血管改变　包括动脉硬化和血管炎症。

3. 血管外部受压　如眼压或眶压增高所致。

上述原因引起视网膜中央动脉阻塞，导致中央动脉供血区域的视网膜急性缺血、缺氧、坏死、变性，引起视功能的不可逆损害。

二、护理评估

（一）健康史

评估患者是否有高血压、高血脂、动脉粥样硬化、糖尿病、外伤、心内膜炎、颞动脉炎、肾病等病史。评估失明发生和持续的时间，有无伴随头痛眩晕，有无情绪激动、过度疲劳等诱发因素，以及诊治的经过。

（二）临床表现

1. 症状　自觉一眼视力突然急剧下降，甚至完全失明。部分患者可先有头痛、头昏等前驱症状。

2. 体征　视力下降，严重者仅存光感。瞳孔直接对光反射减弱或消失，间接对光反射存在。视网膜动脉显著变细，呈线状，部分病例可见血液呈节段性流动，血柱呈串珠状。视网膜后极部水肿，呈灰白色混浊，黄斑区可透见脉络膜红色背景，呈樱桃红色，又称樱桃红斑，是本病的特征性体征。视盘边界模糊，颜色变淡。

（三）辅助检查

1. 眼底荧光素血管造影　视网膜动脉无充盈或充盈迟缓，视盘低荧光。

2. 视野　若有睫状视网膜动脉存在，可残留小部分视野。视网膜中央动脉分支阻塞产生与该分支供血区相应的绝对性缺损。

3. 其他　血沉、出凝血时间、血常规、血小板、全血黏度、胆固醇、血脂及血糖等检查有助于分析病因。

（四）心理社会评估

评估患者的文化层次、对疾病的认识及心理障碍的程度。评估患者的性格和生活方式。

三、处理原则

（一）中医处理原则

以活血化瘀、通络明目为基本治法。

（二）西医处理原则

分秒必争，积极抢救，关键是扩张血管、吸氧、降低眼压和支持营养治疗。注意治疗心血管等相关的疾病。

四、护理诊断

1. 感知改变　与视力突然下降甚至丧失、环境陌生有关。

2. 恐惧　与视力突然下降甚至丧失，视野缺损有关。

3. 自理缺陷　与视力下降甚至丧失有关。

4. 有外伤的危险　与视力突然下降甚至丧失，或视野缺损有关。

5. 知识缺乏　与缺乏视网膜动脉阻塞的防治知识有关。

6. 潜在并发症　视神经萎缩，与病情严重或治疗不及时有关。

五、护理目标

1. 视力恢复或部分恢复。

2. 能够描述引起恐惧等心理障碍的原因。

3. 生活能够自理或在他人的帮助下完成日常生活，适应患视网膜动脉阻塞后的生活状况。

4. 能够描述预防外伤的措施。

5. 掌握视网膜动脉阻塞的基本知识。

6. 能够描述预防视神经萎缩等潜在并发症的措施。

六、护理措施

1. 心理护理　关怀患者，给予生活护理，耐心向患者解释病情及治疗情况，避免不良因素的刺激。消除患者的心理障碍，增强其治疗的信心，使之积极配合治疗。

2. 休息与饮食

（1）保持环境安静，室内光线宜暗，少用目力。户外活动宜戴有色眼镜或变色眼镜。

（2）饮食宜清淡，低盐饮食为佳，多食蔬菜、水果，如西红柿、紫菜、淡菜、柿子等。忌食肥甘厚味及辛辣助火刺激之物，禁烟戒酒。

3. 病情观察

（1）观察视力和视觉的变化。

（2）注意视网膜中央动脉及其分支的改变。

（3）注意瞳孔大小及瞳孔对光反射的变化。

（4）注意血压和眼压是否正常。

（5）注意视盘颜色的变化，是否有视神经萎缩的早期改变。

4. 治疗护理

（1）对患者进行眼球按摩，并教会患者自行按摩眼球。即闭眼后用手指指腹以中等力按压眼球 5～15 分钟，然后突然放松 5～15 分钟，如此重复 10～15 次。

（2）协助医师做前房穿刺术。

（3）吸入 95% 氧及 5% 二氧化碳混合气体，白天每小时 1 次，晚上 4 小时 1 次，每次 10 分钟。

（4）吸入亚硝酸异戊酯 0.2mL，每隔 1～2 小时再吸 1 次，连续 2～3 次。

（5）硝酸甘油，每次 0.3～0.6mg，每日 3 次，舌下含服。

（6）妥拉苏林注射液，或 1% 阿托品注射液，或 654-2 注射液，球后注射。

（7）乙酰唑胺首次 500mg，口服，以后每次 250mg，每日 2 次。同时服等量碳酸氢钠。

（8）高压氧治疗，每次 2 小时，每天 3 次。

（9）针刺睛明、球后、瞳子髎、承泣、攒竹、太阳、风池、合谷、内关、太冲、命门、肾俞、肝俞等穴位。每次选眼部穴位 2 个，远端穴位 1 个。

5. 健康教育

（1）如有高脂血症、动脉粥样硬化、心内膜炎、糖尿病、肾病等疾病者，应定期检查，及时治疗，以消除发生视网膜动脉阻塞的潜在因素。

（2）生活有规律，保证睡眠充足，惜用目力，节制性生活，保持大便畅通。锻炼身体，增强体质。

（3）保持身心健康，避免悲观和急躁情绪，以免因情绪悲观抑郁影响疗效，甚至加重病情。

七、结果评价

视力是否稳定或提高；是否能够描述引起恐惧等心理障碍的原因，保持情绪稳定；是否能够自理或在他人的帮助下完成日常生活；是否能够描述预防意外损伤的措施；对视网膜动脉阻塞防治知识的掌握程度；是否能够描述预防视神经萎缩等潜在并发症发生的措施。

第三节 视网膜静脉阻塞

视网膜静脉阻塞（retinal vein occlusion，RVO）是各种原因引起视网膜中央静脉的主干或分支发生阻塞，是以静脉迂曲扩张、血流淤滞、出血和水肿为特征的一种病变，是最常见的视网膜血管病，也是常见的致盲眼病之一。根据其病理改变，本病分为缺血型视网膜静脉阻塞和非缺血型视网膜静脉阻塞。多见于中老年人，多单眼发病，偶见双眼，多伴有高血压、动脉硬化、糖尿病等全身性疾病。缺血型视网膜静脉阻塞的预后较差，视网膜中央静脉主干阻塞可造成严重的视功能损害，甚至失明。本病类似于中医学的络瘀暴盲。

一、病因与发病机理

（一）中医病因病机

多由情志抑郁，气机失调，致气滞血瘀，阻塞脉络；或情志所伤，肝气郁结，郁久生热，肝热上扰目窍，郁热络脉；或素体阴虚，阴不制阳，虚火上炎，灼烁目络，血络受损致血溢络外；或饮食失节及劳倦过度，伤及脾胃，致脾虚气弱，血失统摄，溢于络外所致。

（二）西医病因及发病机制

视网膜静脉阻塞的原因有血管外的压迫、静脉血流的淤滞及静脉血管内壁的损害，致视网膜中央静脉的主干或分支发生栓塞，引起视网膜静脉血液回流障碍或中断。血管外的压迫多由于视神经内或视网膜动静脉交叉处的视网膜中央动脉或分支小动脉硬化，压迫其邻近的静脉所致，常见于高血压及动脉硬化等老年病；静脉血流的淤滞见于视网膜动脉灌注压不足或眼压增高及血液黏滞度增高，因而常发生于颈动脉供血不足、大量失血、低血压、青光眼、红细胞增多症、糖尿病、镰状细胞性贫血和血内蛋白异常等病；血管内壁的损害常由于视网膜血管炎所致，常见于糖尿病者。上述因素可互相影响。

二、护理评估

（一）健康史

评估患者是否有高血压、高脂血症、动脉粥样硬化、糖尿病、外伤、血管炎、肾炎等病史。评估视力下降发生的时间，有无伴随头痛、眩晕等症状，有无情绪激动、过度疲劳等诱发因素，以及诊治的经过。

（二）临床表现

1. 症状　视力突然下降。若属分支静脉阻塞，多表现为与阻塞静脉分布的视网膜区域相应的视野缺损，如出血未波及黄斑，则中心视力较少受到影响。

2. 体征　缺血型：视网膜静脉高度迂曲扩张，色暗红，断续，起伏于出血斑和水肿的视网膜中；动脉较细。以视盘为中心沿视网膜静脉呈放射状、火焰状及不规则分布的视网膜神经纤维层的广泛性出血，出血斑从视盘一直延续至视网膜周边部；或伴有棉绒斑；较大血管破裂所致的出血，可形成视网膜前出血或进入玻璃体内。视盘充血水肿，边界模糊，或被出血块遮盖。分支静脉阻塞者，视网膜出血、水肿、渗出及静脉迂曲扩张局限于阻塞静脉支分布区内。非缺血型：视盘及视网膜轻度水肿，静脉迂曲，扩张，有斑状或点状出血。

（三）辅助检查

1. 眼底荧光素血管造影　对本病的诊断和分型、治疗、预后评估有重要的参考意义。

2. 视野　根据视网膜静脉阻塞的程度有不同的视野改变。若分支静脉阻塞，为局限性扇形视野缺损。

3. 视网膜电图　非缺血型表现正常或轻度异常。缺血型则显示 b 波振幅下降，潜时延长，

b/a 波振幅比值降低，提示预后不良。

4. 其他　血沉、出凝血时间、血常规、血小板、全血黏度、血浆黏度、血脂及血糖等检查有助于分析病因。

（四）心理社会评估

评估患者的文化层次、对视网膜静脉阻塞的认识及心理障碍的程度。评估其年龄、性格、压力应对方式、生活方式与饮食习惯。

三、处理原则

（一）中医处理原则

早期以凉血止血为治法。中期以活血化瘀为治法，根据全身证候，兼以行气解郁、清热养阴、健脾益气等治法。后期以扶正为主，佐以活血养血，或补益肝肾，或养血疏肝，或健脾益气。

（二）西医处理原则

针对病因治疗。降低血压和眼压，降低血黏度，减轻血栓形成和组织水肿，促进出血的吸收，进行营养支持治疗。

四、护理诊断

1. 感知改变　与视力突然下降甚至丧失、环境陌生有关。

2. 恐惧　与视力突然下降甚至丧失、视野缺损有关。

3. 自理缺陷　与视力下降甚至丧失有关。

4. 有外伤的危险　与视力突然下降甚至丧失，或视野缺损相关。

5. 知识缺乏　与缺乏视网膜静脉阻塞的防治知识有关。

6. 潜在并发症　黄斑囊样水肿、虹膜或视网膜新生血管形成、新生血管性青光眼，与病情严重或治疗不及时有关。

五、护理目标

1. 视力恢复或部分恢复。

2. 能够描述引起恐惧等心理障碍的原因，症状逐渐缓解或消失。

3. 生活能够自理或在他人的帮助下完成，适应患视网膜静脉阻塞后的生活状况。

4. 能够描述预防外伤的措施。

5. 掌握视网膜静脉阻塞的常识。

6. 能够描述预防黄斑囊样水肿、虹膜或视网膜新生血管形成、新生血管性青光眼等潜在并发症发生的措施。

六、护理措施

1. 心理护理　关心体贴患者，向患者解释病情及治疗情况。可选播抒情浪漫的背景音乐，以消除患者不良的心理障碍。

2. 休息与饮食

（1）保持环境安静，室内光线宜暗。

（2）饮食宜低盐、低脂肪、低胆固醇，以细软、清淡、易消化的素食为主。忌肥甘厚味及辛辣腥发食品。

3. 病情观察

（1）观察视力和视觉的改变。

（2）注意视网膜静脉阻塞的程度。

（3）注意视网膜出血及渗出灶吸收的情况。

（4）注意血压和眼压是否正常。

（5）注意是否有眼部新生血管及黄斑部囊样水肿形成等。

4. 治疗护理

（1）尿激酶 5000～10000 单位，加入 0.9% 氯化钠注射液 250mL，静脉滴注。或用抗血小板聚集剂，如阿司匹林，每次 50～100mg，每日 3 次；或双嘧达莫，每次 25mg，每日 1 次。

（2）复方丹参注射液，每次 30mL，加入 0.9% 氯化钠注射液 250mL，缓慢静脉滴注。

（3）活血化瘀类中成药。

（4）复方当归注射液穴位注射：选睛明、球后、承泣、翳明、合谷、外关等穴，每次选眼部穴位 2 个，远端穴位 1 个，每穴注射 0.3～1.0mL，每日 1 次。

（5）常用睛明、球后、瞳子髎、承泣、攒竹、太阳、风池、合谷、内关、太冲、命门、肾俞、肝俞等穴位进行针刺治疗。每次选 2～4 穴，每日 1 次。

（6）激光治疗，适用于有毛细血管无灌注区、黄斑囊样水肿或视网膜新生血管等。

5. 健康教育

（1）室内环境安静整洁，空气流通，避免强光刺激。

（2）活动性出血期间不宜用热敷、热熨、艾灸等治疗方法。

（3）有高脂血症、动脉粥样硬化、心内膜炎、糖尿病等疾病者，应定期检查及时治疗，消除视网膜静脉阻塞发生的潜在因素。

（4）生活有规律，保证睡眠充足，惜用目力，节制性生活，保持大便畅通。锻炼身体，增强体质。

七、结果评价

视力是否稳定或提高；是否能够描述引起恐惧等心理障碍的原因，保持情绪稳定；生活是否能够自理或在他人的帮助下完成；是否能够描述预防外伤的措施；对视网膜静脉阻塞防治知识的掌握程度；是否能够描述预防潜在并发症发生的措施。

第四节　糖尿病性视网膜病变

糖尿病性视网膜病变（diabetic retinopathy，DR）是糖尿病早期微血管并发症之一。近年来，我国发病率逐渐增高，因此致盲者也呈上升趋势。糖尿病患者群中 30%～50% 合并视网膜病变，其中 1/4 有明显视力障碍，致盲率为 8% ~ 12%。该病的发生发展与糖尿病的类型、病程、发病年龄及血糖控制等情况密切相关，高血压、高血脂、肾病、肥胖、吸烟等均可使其加重。其发病与性别无关，多双眼发病，以视力下降、眼底出现糖尿病视网膜病变的特征性改变为主要表现。糖尿病视网膜病变类似于中医学的消渴目病。

一、病因与发病机理

（一）中医病因病机

阴虚燥热，虚火上炎，灼伤目中血络；阴虚日久，气无所化，目失所养；气虚帅血乏力，阴虚血行滞涩，目中瘀血阻络；或气不摄血，血不循经，溢于络外，或水液外渗；消渴日久，累及肝肾，目失濡养。

（二）西医病因及发病机制

主要是长期糖代谢紊乱损害视网膜的微循环。早期病理改变为基底膜增厚，内皮细胞增生，血管扩张导致微动脉瘤和血管结构改变，随之毛细血管管腔狭窄甚至闭塞，致使视网膜缺血缺氧，最终形成新生血管等增殖性改变。

二、护理评估

（一）健康史

评估患者的糖尿病病史、血糖控制状况，是否合并有其他糖尿病的并发症。

（二）临床表现

1. 症状　多数患者有糖尿病多饮、多尿、多食和体重下降等全身症状。眼部症状表现为不同程度的视力障碍等。

2. 体征　视网膜病变的表现为微动脉瘤、视网膜出血、新生血管、增生性玻璃体视网膜病变和牵引性视网膜脱离等。

（三）辅助检查

眼底荧光素血管造影有助于诊断和判断糖尿病视网膜病变的严重程度。

（四）心理社会评估

糖尿病性视网膜病变晚期严重影响视力，甚至失明，影响患者的生活、工作，患者可能产生严重的焦虑、悲观情绪，因此要注意评估患者的心理状态。还要注意评估患者的年龄、饮食习惯、经济状况、对疾病的认知等。

三、处理原则

（一）中医处理原则

肾阴不足、燥热内生证，予以滋阴润燥；气阴两虚、络脉瘀阻证，予以益气养阴、活血通络；肝肾亏虚、目络失养证，予以滋阴益肾、润燥生津。

（二）西医处理原则

严格将血糖控制在正常或接近正常的水平，同时积极治疗高血压和高血脂。

NOTE

四、护理诊断

1. 感知改变　视力下降，与视网膜出血及渗出有关。

2. 潜在并发症　新生血管性青光眼、牵引性视网膜脱离等。

3. 知识缺乏　与缺乏疾病的防治知识有关。

五、护理目标

1. 视力得到改善。

2. 无并发症发生。

3. 患者及家属了解疾病的预防及护理知识。

六、护理措施

1. 心理护理　向患者说明本病的发病机制和疗效，使其有充分的思想准备，客观对待疾病，保持良好的心理状态。

2. 视力障碍的护理

（1）视力严重下降的患者，应指导其家属在家庭和其他活动环境中如何保护患者，注意安全，防止意外。

（2）定期应散瞳检查眼底，以便能早期发现糖尿病视网膜病变，早期治疗。

（3）告知控制血糖的重要性。

3. 预防并发症的护理　观察视力、眼压变化，指导患者按医嘱用药和门诊复查，警惕新生血管性青光眼、牵引性视网膜脱离的出现。

4. 治疗护理

（1）控制血糖，采用饮食控制或联合降糖药物。

（2）早期可口服羟苯磺酸钙，改善局部微循环。

（3）可行视网膜光凝治疗。

（4）玻璃体切割术，用于大量玻璃体积血或有机化条带牵拉致视网膜脱离者。

5. 健康教育

（1）向患者和家属传授糖尿病和糖尿病视网膜病变的预防和治疗知识，强调控制血糖的意义。介绍饮食治疗的目的、意义及具体措施，并监督落实。

（2）指导患者按医嘱用药，并定期复查眼底。

（3）告知患者发现异常及时就诊，如出现眼痛、头痛、雾视、虹视、视力突然下降，可能是新生血管性青光眼的发生。

（4）保持身心健康，避免七情过度而影响疗效。

七、结果评价

视力是否维持稳定，是否能够预防并发症的发生，对糖尿病视网膜病变的预防及护理的了解程度。

第五节　中心性浆液性视网膜脉络膜病变

中心性浆液性视网膜脉络膜病变（central serous chorioretinopathy，CSC）简称中浆，是由于视网膜色素上皮的屏障功能障碍而引起的黄斑部疾病。临床以视力下降、中心或旁中心暗影、视物变形、黄斑部水肿渗出为主要特征。好发于 20 ~ 45 岁的青壮年或妊娠妇女，男多于女，单眼或双眼发病。有自限和复发倾向，预后好。本病类似于中医学的视瞻有色。

一、病因与发病机理

（一）中医病因病机

多因脾失健运，水湿内停，聚湿成痰，痰湿阻络；或湿热内蕴，痰湿化热；或情志不舒，气血瘀滞；或肝肾不足，阴精暗耗，精血不足，目失濡养所致。

（二）西医病因及发病机制

本病的病变部位为视网膜色素上皮，是由于视网膜色素上皮细胞之间的封闭小带受到损害，脉络膜与视网膜之间的屏障功能受到破坏，脉络膜毛细血管漏出的血浆经过此损害区进入视网膜神经上皮下积存，引起神经上皮脱离。但是，导致视网膜色素上皮封闭小带损害的原因尚不明确。该病诱发或加重因素包括情绪波动、精神压力、妊娠及大剂量全身应用糖皮质激素等。

二、护理评估

（一）健康史

评估患者是否存在失眠、熬夜、饮食不节或情志不调等容易诱发本病的因素，评估发病的时间、复发次数和诊治的经过。

（二）临床表现

1. 症状　视力下降，视物变暗、变形、变小、变远，伴有中央相对暗区。

2. 体征　视力多在 0.4 ~ 0.8，很少低于 0.2。眼前节无任何炎症表现，眼底黄斑区可见 1 ~ 3PD（视盘直径）大小、圆形或椭圆形扁平盘状浆液性脱离区，沿脱离缘可见弧形光晕，中心凹反射消失。病变后期，盘状脱离区视网膜下可有众多细小黄白点。

（三）辅助检查

1. 眼底荧光素血管造影　静脉期在视网膜浆液性脱离区内出现一个或数个荧光素渗漏点，呈喷射状上升或墨渍样弥散扩大。渗漏较重者，晚期视网膜下液荧光素染色，可显示出浆液性脱离区的轮廓。

2. 光学相干断层扫描　神经上皮隆起，其下液体呈无反射信号的液性暗区。

（四）心理社会评估

评估患者的年龄、性别、生活方式、饮食习惯、劳保与社会保险的状况、受教育的水平、对中浆的认识及心理障碍的程度。

三、处理原则

（一）中医处理原则

早期以疏肝行气，健脾化湿，清热除痰为主要治法；中后期以祛瘀散结，兼补益肝肾为主要治法。

（二）西医处理原则

无特殊药物治疗，应禁用糖皮质激素和血管扩张药。如渗漏点距中心凹200μm以外，可采用激光光凝渗漏点，可促进视网膜色素上皮屏障修复和视网膜下液吸收。

四、护理诊断

1. 感知改变　与视力下降、视物变形有关。

2. 焦虑　与视力下降，视物变形，病情反复发作，担心治疗效果和预后有关。

3. 有外伤的危险　与视力下降、眼前暗影遮盖、视物变形有关。

4. 知识缺乏　与缺乏中浆的防治知识有关。

五、护理目标

1. 视力提高或恢复正常。视物变形、眼前暗影遮挡等症状减轻或消失。

2. 能够描述引起焦虑等心理障碍的原因，积极配合治疗。

3. 能够描述避免意外性损伤发生的措施。

4. 掌握中浆的基本常识。

六、护理措施

1. 心理护理　向患者说明病情及治疗情况，避免不良因素的刺激。消除其焦虑等心理障碍，使其积极配合治疗。

2. 休息与饮食

（1）保持环境安静，室内光线宜暗，注意休息，心情宜舒畅，避免情绪激动、精神过度紧张及过度疲劳，切忌熬夜。

（2）饮食以容易消化、低脂肪、低蛋白、营养合理为原则。多食新鲜水果、蔬菜、豆制品，限食辛辣、油腻食品，忌烟戒酒，不喝咖啡、浓茶等兴奋类饮料。

3. 病情观察

（1）观察视力和视觉的变化。

（2）注意黄斑部及附近视网膜水肿是否消退。

（3）注意黄斑部中心凹的光反射是否恢复。

4. 治疗护理

（1）距中心凹200μm以外的旁中心渗漏点行激光光凝治疗术。

（2）复方丹参注射液，每次30mL，加入0.9%氯化钠注射液250mL，静脉滴注。

（3）行眼部直流电药物离子导入，导入药物可用川芎嗪注射液、丹参注射液等，属气虚者选用黄芪注射液。

（4）行针刺治疗，常用光明、肾俞、肝俞、睛明、合谷、足三里、球后、头临泣、太阳、风池、翳明等穴位。每次取眼局部穴位2个，远端配穴2个。

（5）复方丹参注射液行双侧足三里穴注射，每侧1mL。

5. 健康教育

（1）室内环境安静整洁，空气流通，避免强光刺激。

（2）失眠、熬夜、饮食不节或情志不调是诱发本病的常见原因。要养成良好的生活习惯，起居有时，饮食有节，戒烟忌酒，节制房事。此外，过度疲劳可直接影响到中浆的发病和康复。因此要劳逸结合，避免过度疲劳，适当参加文娱体育活动，怡情养性，可有助康复和防止复发。

（3）饮食宜选新鲜蔬菜、水果等富含维生素的食品，避免过食生冷、肥腻及辛辣刺激之品。可选用健脾渗湿、补肾养肝的食品辅助治疗，如薏苡仁、扁豆、淡菜、兔肉、山楂、葡萄、核桃等。

（4）按医嘱用药，定期随访。

七、结果评价

视力是否提高或恢复正常，是否能够描述引起焦虑和悲观等心理障碍的原因并积极配合治疗，是否能够描述避免意外性损伤的措施，对中浆防治知识的掌握程度。

第六节 年龄相关性黄斑变性

年龄相关性黄斑变性（age-related macular degeneration，AMD）亦称老年性黄斑变性，是一种随年龄增加而发病率上升并导致患者的中心视力下降的黄斑部疾病。本病自然病程漫长，视力进行性损害，视力预后恶劣，重者失明。本病好发于50岁以上的中老年人，双眼先后或同时发病。该病是60岁以上老人视力不可逆损害的主要原因。本病类似于中医学的视瞻昏渺。

临床上根据有无视网膜下脉络膜新生血管（choroidal neovascularization，CNV）的生成而分为干性和湿性两型。干性AMD：又称萎缩性或非新生血管性AMD，起病缓慢，双眼视力逐渐减退，可有视物变形，其特征性表现为黄斑区玻璃膜疣、色素紊乱及地图样萎缩。湿性AMD：又称渗出性或新生血管性AMD，起病急，视力突然下降，视物变形或中央暗点，其特征性表现为脉络膜新生血管膜（CNV）形成，长入视网膜RPE层或感觉层下，引发渗出性或出血性脱离，晚期机化，形成盘状瘢痕。

一、病因与发病机理

（一）中医病因病机

多因脾失健运，水湿内停，聚湿成痰，痰湿阻络；湿遏化热，上泛清窍；或脾气虚弱，气虚血瘀；或肝肾不足，精血不足，目失濡养；或劳思竭视，耗伤心血或素体气血不足，以致目昏不明。

（二）西医病因及发病机制

确切病因尚未明了，可能与遗传因素、黄斑长期慢性光损伤、代谢及营养因素等有关。本病的病变部位在视网膜色素上皮，由于多种复合作用导致视网膜色素上皮的代谢功能衰退。

二、护理评估

（一）健康史

评估患者是否存在慢性光损伤、抵抗力下降、职业因素、饮食习惯、情志状态等容易诱发本病的因素，评估发病的时间和诊治的经过。

（二）临床表现

1. 症状　视力下降，视物变形，或中央暗点。

2. 体征　干性：黄斑区玻璃膜疣、色素紊乱及地图样萎缩。湿性：黄斑区圆形或类圆形病灶、出血渗出、瘢痕。

（三）辅助检查

1. 眼底荧光素血管造影　干性：黄斑区有透见荧光及低荧光，后期有玻璃膜疣着色。湿性：早期可显示新生血管的形态，后期荧光素渗漏，出血区则显示遮蔽荧光。

2. 光学相干断层扫描　区分干性与湿性病灶，动态观察黄斑病变的治疗变化。

（四）心理社会评估

评估患者的年龄、性别、生活方式、职业、工作环境、饮食习惯、劳保与社会保险的状况、受教育的水平、对年龄相关性黄斑变性的认识及心理障碍的程度。

三、处理原则

（一）中医处理原则

早期以清热利湿化痰、活血化瘀止血为主；中后期以祛瘀散结，兼益气养血、补益肝肾为主，以促进出血及渗出吸收，减少并发症。

（二）西医处理原则

激光光凝疗法、抗新生血管药物疗法及支持疗法等。

四、护理诊断

1. 感知改变　与视力下降、视物变形、眼前暗影遮盖有关。

2. 焦虑　与视力下降，视物变形，眼前暗影遮盖，病情反复发作，担心治疗效果和预后有关。

3. 有外伤的危险　与视力下降、视物变形、眼前暗影遮盖有关。

4. 知识缺乏　与缺乏年龄相关性黄斑变性的防治知识有关。

五、护理目标

1. 视力提高或恢复正常。视物变形、眼前暗影遮挡等症状减轻或消失。

2. 能够描述引起焦虑等心理障碍的原因，积极配合治疗。

3. 能够描述避免意外性损伤发生的措施。

4.掌握年龄相关性黄斑变性的基本常识。

六、护理措施

1.心理护理　向患者说明病情及治疗情况，避免不良因素的刺激。消除患者的焦虑等心理障碍，使其积极配合治疗。

2.休息与饮食

（1）保持环境安静，室内光线宜暗，日光下、雪地、水面应戴滤光镜以避免太阳辐射与可见光造成的黄斑损害，注意休息，避免过度疲劳，切忌熬夜。

（2）饮食以容易消化、低脂肪、低蛋白、营养合理为原则，忌食辛辣油腻之品。多食新鲜水果、蔬菜、豆制品，忌烟戒酒。

3.病情观察

（1）观察视力和视野的变化。

（2）注意黄斑部及附近玻璃膜疣、出血、渗出、脉络膜新生血管是否消退。

（3）注意黄斑部中心凹的光反射是否恢复。

（4）一眼已患年龄相关性黄斑变性的患者，应严格监测其健眼，一旦发现病变，立即就诊处理。

4.治疗护理

（1）激光光凝治疗　距中心凹200μm以外的旁中心渗漏点行激光术。对中心凹下CNV近年采用光动力疗法（photodynamic therapy，PDT）、810nm红外激光经瞳孔温热疗法（transpupillary therapy，TTT）可使新生血管内皮细胞产生细胞毒损伤，破坏新生血管组织，对病灶周围的视网膜影响较小，有利于保留视功能。

（2）抗新生血管药物（VEGF）疗法　湿性AMD，可玻璃体腔内注射抗VEGF药物，如Lusentis等。

（3）针刺　主穴选睛明、球后、承泣、瞳子髎、攒竹、风池，配穴选完骨、百会、合谷、肝俞、肾俞、足三里、三阴交、光明。每次选主穴2个，远端配穴2~4个，根据辨证采用补泻手法，每日1次，留针30分钟，10日为1个疗程。

5.健康教育

（1）室内环境安静整洁，空气流通，避免强光刺激，室外戴滤光镜以保护眼睛免受光的损害。

（2）养成良好的生活习惯，起居有时，饮食有节，戒烟忌酒，节制房事。

（3）饮食宜选新鲜的蔬菜、水果等富含维生素的食品，避免过食生冷、肥腻及辛辣刺激之品。可选用健脾渗湿、补肾养肝的食品辅助治疗，如薏苡仁、扁豆、淡菜、兔肉、山楂、葡萄、核桃等。

（4）按医嘱用药，定期随访。

（5）平时可阅读一些眼科科普书籍，了解年龄相关性黄斑变性的有关知识。

（6）视力明显障碍者，生活起居需专人陪伴，防止意外损伤。

NOTE

七、结果评价

视力是否稳定或提高，是否能够描述引起焦虑和悲观等心理障碍的原因并积极配合治疗，是否能够描述避免意外性损伤的措施，对年龄相关性黄斑变性防治知识的掌握程度。

第七节   视网膜脱离

视网膜脱离（retinal detachment，RD）是指视网膜色素上皮层与神经上皮层之间潜在间隙的分离。以视力急剧下降，或视野缺损并逐渐扩大，眼底视网膜脱离处呈灰白色、波纹状隆起，可见裂孔为主要特征。根据发病原因分为孔源性、牵拉性和渗出性三类。前者又称为原发性，临床以原发性视网膜脱离多见，2/3患者有近视眼，以高度近视居多。预后取决于手术的成功率，视力的恢复程度与病程和病变部位相关。本病类似于中医学的视衣脱离。

一、病因与发病机理

（一）中医病因病机

多因脾肾阳虚，水湿停聚，上泛于目；或久用目力，劳伤肺肾，元气不固，视衣无以依附而脱离；或湿热蕴脾或痰湿内困，清气不升，浊气上泛，致神光无以发越，导致视力急剧下降。

（二）西医病因及发病机制

多见于高度近视眼、白内障摘除后的无晶体眼、老年人和眼外伤者，由于视网膜变性或玻璃体的牵拉，导致视网膜神经上皮层发生裂孔，液化的玻璃体经裂孔进入视网膜神经上皮与色素上皮之间隙积存，从而发生视网膜神经上皮与色素上皮分离。原发性视网膜脱离主要见于高度近视眼或老年人，继发性视网膜脱离多见于葡萄膜炎、眼内肿瘤、增殖性玻璃体视网膜病变等。

二、护理评估

（一）健康史

评估是否有高度近视、眼外伤、糖尿病视网膜病变、增殖性玻璃体视网膜病变、眼部手术史和家族史等。评估视力下降发生的时间、程度和诱发因素、诊治的经过。

（二）临床表现

1.症状   视力突然下降，眼前有黑幕样暗影遮挡。发病前可感到眼前有漂浮物、闪光感或有黑影、云雾遮挡。

2.体征   视网膜脱离处呈青灰色波浪状隆起，若视网膜全脱离，则呈漏斗状而完全掩盖视盘。发现视网膜裂孔，裂孔呈红色，形状有圆形或卵圆形，或呈马蹄形，或呈半月形的锯齿缘分离。眼压开始正常，以后逐渐降低。不伴有或伴有玻璃体混浊、增殖性改变，后者称为增殖性玻璃体视网膜病变。

（三）辅助检查

1. 眼部超声扫描　可见视网膜脱离的声像。

2. 视野　与视网膜脱离部位相对应的区域视野缺损。

（四）心理社会评估

评估其年龄、性别、职业、生活方式、角色适应行为、压力应对的方式、劳保与社会保险的状况、受教育的水平、对疾病的认识及心理障碍的程度。

三、处理原则

（一）中医处理原则

术前、术后应用中药对促进视网膜下积液吸收和减少手术反应有重要的辅助作用。以渗水利湿、健脾利湿、益气固脱或补益肝肾为治法。

（二）西医处理原则

尽快寻找和确定视网膜裂孔的位置，及时手术，封闭裂孔，复位视网膜。术前、术后结合药物辅助治疗有助于提高手术成功率，促进视功能的恢复。

四、护理诊断

1. 感知改变　与视力下降有关。

2. 焦虑　与视力突然下降甚至丧失，需要手术治疗及担心疾病的治疗效果有关。

3. 自理缺陷　与视力下降甚至丧失、手术后需要卧床或特殊体位有关。

4. 有外伤的危险　与视力突然下降甚至丧失相关。

5. 知识缺乏　与缺乏视网膜脱离的防治知识有关。

6. 潜在并发症　眼球萎缩，与治疗不及时或病情严重有关。

五、护理目标

1. 视力提高或稳定。

2. 能够描述引起恐惧等心理障碍的原因，积极配合治疗。

3. 生活能够自理，或在他人的帮助下能完成日常生活。

4. 能够描述避免意外性损伤发生的措施。

5. 掌握视网膜脱离的基本常识。

6. 能够描述预防眼球萎缩等潜在并发症发生的措施。

六、护理措施

1. 心理护理　关心体贴患者，给予生活护理，耐心向患者解释病情及治疗情况，消除其不良的心理障碍。

2. 休息与饮食

（1）保持环境安静，室内光线宜暗，户外活动宜戴有色眼镜。严格按照医嘱的体位休息，避免剧烈运动和用眼疲劳，减少眼球活动。

（2）饮食宜以细软、清淡、易消化的素食为主。多吃蔬菜、水果，保持大便通畅。戒烟

NOTE

酒，忌食辛辣刺激性食物。

3. 病情观察

（1）观察视力和视觉的变化。

（2）注意视网膜脱离的程度。

（3）注意是否有裂孔形成及其形态、大小和位置。

（4）注意眼压是否正常。

（5）注意视网膜色泽的变化、手术后视网膜复位和裂孔封闭的情况。

（6）注意手术后玻璃体内注入液体或气体的吸收情况。

（7）观察患者术后的体位是否正确。

4. 治疗护理

（1）充分散瞳，准确记录视网膜脱离的范围、程度，视网膜裂孔的位置、数目、大小和形状。

（2）尽早施行视网膜复位术，大多选择巩膜扣带手术；复杂的视网膜脱离应做玻璃体手术。术前训练患者绝对卧床休息，练习卧床吃饭、喝水及大小便，卧床体位应使视网膜裂孔处最低位置。

（3）指导患者术后严格按照医嘱的体位休息，必要时用沙袋固定头部。

（4）根据病情全身或眼局部应用糖皮质激素。

5. 健康教育

（1）室内环境安静整洁，空气流通，避免强光刺激。

（2）高度近视者应避免剧烈运动和水上运动，防止眼外伤，消除视网膜脱离发生的潜在因素。

（3）起居有常，冷暖相宜，预防感冒，惜用目力，节制房事。多食富含维生素、纤维素的食物，保持大便畅通。

（4）保持身心健康，避免不良情绪的刺激而影响疗效。

（5）按医嘱用药，定期随访。需要保持治疗性体位的患者要掌握相应的注意事项。

七、结果评价

视力是否提高或稳定；是否能够描述引起恐惧等心理障碍的原因，积极配合治疗；生活是否能够自理，或在他人的帮助下能完成日常生活；是否能够描述避免意外性损伤发生的措施；对视网膜脱离防治知识的掌握程度；是否能够描述预防眼球萎缩等并发症发生的措施。

第八节　视神经炎

视神经炎（optic neuritis）泛指视神经的炎性脱髓鞘、感染、非特异性炎症等疾病。根据病变损害部位的不同，分为球内段的视盘炎（papillitis）及球后段的视神经炎。视神经炎可单眼或双眼同时发病。视盘炎多见于儿童，球后视神经炎多见于青壮年。病变过程容易并发视神经萎缩，严重者导致失明。本病类似于中医学的目系暴盲。

一、病因与发病机理

（一）中医病因病机

多因外感热邪，内传脏腑，或五志过极化火，肝火上攻目系，窍道被阻；或肝肾阴亏，阳亢动风，风阳上旋；或肝虚火旺，上扰清窍；或忿怒暴悖，悲忧过度，情志抑郁，气机郁滞，肝失调达，气滞血瘀，目系光道受阻；也有素体虚弱，或久病体虚，气血亏虚，血行滞缓，脉道不充，目失所养所致。上述各种原因均可致目系猝病，神光无以发越，视力急剧下降。

（二）西医病因及发病机制

常见于全身性急性或慢性传染病，如流行性感冒、腮腺炎、脑膜炎、伤寒、麻疹、梅毒、结核等，也可继发于眼眶、鼻窦、牙齿等炎症病变的局部扩张；或营养性和代谢性障碍，如维生素缺乏、贫血、糖尿病等；或与铅、烟、酒精、奎宁等中毒及脱髓鞘疾病等有关。国内学者认为，特发性者约占1/2，与变态反应有关。儿童常见于上呼吸道感染。临床上约1/3至半数的病例查不出病因；研究发现其中部分患者可能为 Leber 遗传性视神经病变。不同原因引起的视神经炎，其病理改变亦不相同，一般分为两类。一类是急性化脓性炎症，神经组织出现密集的细胞浸润、坏死，形成小型脓肿，此类较少见。另一类是间质性增生，首先是病变组织发生水肿，神经间隔中有密集的多形核细胞及淋巴细胞浸润，随之血管及结缔组织增生，以致间隔变厚；病变组织水肿压迫视神经纤维使之变性、萎缩。

二、护理评估

（一）健康史

评估患者是否有全身性的急性或慢性传染病，如流行性感冒、腮腺炎、脑膜炎、伤寒、麻疹、梅毒、结核等，是否有眼眶、鼻窦、牙齿等炎症；是否有营养性和代谢性障碍，如维生素缺乏、贫血、糖尿病等；是否有铅、烟、酒精、奎宁等中毒及脱髓鞘疾病等病史。评估视力下降的时间，有无劳累、情绪变化等诱发因素及诊治过程。

（二）临床表现

1.症状 视力突然下降，严重者可下降至光感，甚至无光感。除视力下降外，还可表现为色觉异常或仅有视野损害；可伴有闪光感、眼眶痛，特别是眼球转动时疼痛。部分患者的病史中可有一过性麻木、无力、膀胱和直肠括约肌功能障碍及平衡障碍等，提示存在多发性硬化的可能。有的患者感觉在运动或热水浴后视力下降，此称为 Uhthoff 征，可能是体温升高影响轴浆流运输。常为单侧眼发病，也可能为双侧。

儿童与成人的视神经炎有所不同，儿童视神经炎约半数为双眼患病，而成人双眼累及率明显低于儿童。儿童视神经炎发病急，但预后好，约70%的患者视力可恢复至1.0，50%～70%的VEP（视觉诱发电位）检测恢复正常。

2.体征

（1）瞳孔变化 双眼无光感者，双眼瞳孔散大，直接或间接光反射均消失。视力严重损害者，瞳孔的光反射迟钝，对光反射不能持久，即光照射缩小，持续照射时又自行扩大，不能持续在收缩状态（临床称瞳孔颤动现象）。单眼发病者，患侧瞳孔可有 Marcns-Gunn 征阳性。

（2）眼底检查 急性视盘炎者见视盘充血、边界模糊、水肿、生理凹陷消失，水肿程度一般较轻,隆起多不超过 3 个屈光度,视盘周围视网膜轻度水肿、少量片状出血灶,视网膜静脉迂曲、充盈,动脉变细,血管旁多出现黄白线条。急性球后视神经炎者,早期眼底正常,若病变接近视盘,可见视盘轻度充血,边缘模糊。晚期视神经发生继发性萎缩时,视盘颜色变淡,动脉变细。

（三）辅助检查

1. 血常规   合并全身及眼邻近组织感染时白细胞可增加,嗜酸性粒细胞可升高。

2. 视野   可出现各种类型的视野损害,但较为典型的是视野中心暗点或视野向心性缩小。

3. 视觉电生理

（1）视觉诱发电位   图形 VEP 的 P100 潜时延长,振幅下降。

（2）视网膜电图   图形 ERG 的振幅降低,尤其是在低比度刺激时,图形 ERG 的振幅明显降低或消失。

4. 眼底荧光素血管造影   急性视盘炎者,视盘表面毛细血管明显扩张,荧光渗漏,后期视盘表现为强荧光。

5. FM-100 色彩试验或 D-15 色盘试验   红绿色觉异常。

6. CT 扫描、磁共振成像、眼部超声检查   可有视神经病变的改变。

（四）心理社会评估

患者突然视力下降甚至视力丧失而产生焦虑心理。评估其年龄、性格、角色适应行为、压力应对的方式、劳保与社会保险的状况、受教育的水平、对疾病的认识及心理障碍的程度。

三、处理原则

（一）中医处理原则

早期以清肝泻火、疏肝解郁、行气活血治其标,控制病程,避免恶化。中、后期以滋阴降火、益气养血治其本,酌加活血化瘀、通络明目之品。

（二）西医处理原则

寻找病因,针对原发病治疗。早期予足量糖皮质类激素,配合神经营养剂、血管扩张剂等辅助治疗。

四、护理诊断

1. 感知改变   视力急剧下降,与视神经病变有关。

2. 舒适改变   眼痛,与视神经病变有关。

3. 焦虑   与视力突然下降甚至丧失,或疾病治疗效果有关。

4. 自理缺陷   与视力明显下降有关。

5. 角色紊乱   与视力突然下降、疾病预后差引起的角色改变适应不良有关。

6. 有外伤的危险   与视力明显下降有关。

7. 知识缺乏   与缺乏视神经病变的防治知识有关。

8. 潜在并发症   视神经萎缩,与治疗不及时或病情严重有关。

五、护理目标

1. 视力提高，或恢复正常。

2. 眼部疼痛减轻或消失。

3. 能够描述引起焦虑等心理障碍的原因，积极配合治疗。

4. 生活能够自理，或在他人的帮助下能完成日常生活。

5. 能够适应角色功能的转变。

6. 能够描述避免意外性损伤的措施。

7. 对视神经的知识有所了解，能够掌握其保健知识。

8. 能够描述预防视神经萎缩等并发症的措施。

六、护理措施

1. 心理护理　关心体贴患者，给予生活护理，耐心解释病情及治疗情况，消除其不良的心理障碍，使之积极配合治疗。

2. 休息与饮食

（1）保持环境安静，室内光线宜柔和，户外活动宜戴有色眼镜保护眼睛。

（2）饮食宜清淡，选择富含维生素的食品；忌葱蒜、虾蟹等腥发之物，禁烟戒酒。

3. 病情观察

（1）观察视力和视觉的变化。

（2）注意视盘充血和水肿的程度。

（3）注意瞳孔大小及对光反射的变化。

（4）眼部疼痛等症状变化。

（5）观察视盘颜色的变化，是否有视神经萎缩的早期改变。

（6）观察使用糖皮质激素后的不良反应。

4. 治疗护理

（1）应用糖皮质激素和抗生素。根据病情选择静脉滴注、球后注射、口服等给药方式。

（2）眼部直流电药物离子导入，选用地塞米松注射液、川芎嗪注射液、丹参注射液等。

（3）针刺太阳、攒竹、球后、睛明、合谷、足三里、肝俞、肾俞、三阴交等穴位。每次选用眼周穴位和远端穴位各 2 个。

（4）哺乳期妇女应停止哺乳。

5. 健康教育

（1）有全身性的急性或慢性传染病，或眼眶、鼻窦、牙齿等邻近组织的病变，或营养性和代谢性障碍疾病，或中毒及脱髓鞘性等疾病者应及时治疗，消除视神经炎发生的潜在因素。

（2）起居有常，惜用目力，节制性生活，保持大便畅通。锻炼身体，增强体质。

（3）保持身心健康，避免情志过度而影响疗效或加重病情。

（4）饮食宜清淡，选择容易消化的食品，以低脂、低胆固醇、高维生素饮食为主，忌辛辣煎炸之品，忌烟戒酒。

NOTE

七、结果评价

视力是否提高或恢复正常；眼部疼痛是否减轻或消失；是否能够描述引起焦虑等心理障碍的原因，积极配合治疗；生活是否能够自理，或能够在他人的帮助下完成；是否能够适应角色功能的转变；是否能够描述避免意外性损伤的措施；对视神经炎防治知识的掌握程度；是否能够描述预防视神经萎缩等潜在并发症发生的措施。

【葡萄膜、视网膜、视神经疾病的辨证施护】

1. 气血瘀阻

证候：情志不舒或暴怒之后，突然发病，视力骤降，眼底或可有视网膜中央动脉（静脉）阻塞、视神经炎等表现；兼见头晕头痛，胸胁胀痛；舌质红、有瘀点，脉弦或涩。

治法：行气活血，通窍明目。

方药：通窍活血汤或血府逐瘀汤加减。

护理：

（1）观察头晕头痛、胸胁胀痛的时间、部位和伴随症状。保持情绪稳定，避免剧烈运动，症状重者须卧床休息。忌烟戒酒，不饮咖啡、浓茶等兴奋类的食品及辣椒等强烈刺激的调味品。

（2）醒脑静注射液，每次20mL，加入0.9%氯化钠注射液250mL，静脉滴注。或麝香保心丸，每次5丸，每日3次。

（3）选择疏肝解郁、行气活血、容易消化的食品，多食新鲜水果、蔬菜。用沸水泡杭白菊代茶饮。可用药膳配合治疗。

（4）川芎嗪注射液穴位注射，常选睛明、球后、承泣、翳明、合谷、外关等穴。

（5）中药汤剂宜温服。汤剂中的生姜、葱白按医嘱使用。

2. 痰瘀互结

证候：视力骤降，眼部或可有葡萄膜炎、视网膜中央动脉（静脉）阻塞、年龄相关性黄斑变性、视神经炎、中心性浆液性脉络膜视网膜病变、视网膜脱离等表现；兼形体肥胖，头眩而重，胸闷烦躁，痰稠口苦，食少恶心；舌质红，苔黄腻，脉弦滑。

治法：清热除湿，化瘀通络。

方药：桃红四物汤合温胆汤加减。

护理：

（1）居室环境宜安静凉爽，光线宜偏暗，避免噪音干扰，湿度和温度适宜。

（2）观察头眩而重的性质、强度和持续时间，症状重者尽量避免头颈部转动和弯腰动作。

（3）胸闷脘胀者，注意情志护理，保持心情舒畅。少食马铃薯、红薯、南瓜等壅阻气机的食物。症状重者可用陈皮10g煎水服，或用艾灸。

（4）饮食宜清淡，进食易于消化的食品，忌辛辣、肥腻、生冷、刺激和坚硬难以消化之品。可用药膳配合治疗。

（5）鲜竹沥口服液，每次10mL，每日3次。或半夏天麻丸，每次10g，每日3次。

（6）中药汤剂宜饭后温服。若眩晕伴恶心者中药宜冷服，或姜汁滴后服，或采用少量多次服法。

3. 肝经实热

证候：视力急剧下降，常伴葡萄膜炎、视网膜中央动脉（静脉）阻塞、视神经炎等表现；兼见头痛眼胀，烦躁易怒，胁痛耳鸣，口苦咽干；舌质红，苔黄，脉弦数。

治法：清肝泻火。

方药：龙胆泻肝汤加减。

护理：

（1）观察头痛眼胀、烦躁易怒、胁痛耳鸣的情况。病室环境宜安静，光线柔和，温度湿度适宜。合理安排护理时间，减少对患者的干扰。帮助患者转移注意力，排除不良情绪，指导患者在遇到不良刺激时进行自我调节的方法。

（2）口苦咽干者需多喝水，保持口腔清洁，用清热的中药液漱口，如野菊花液、银连漱口液等。

（3）急性发作期，饮食宜清淡、易消化。症状缓解后，合理调整膳食，可用药膳配合治疗。

（4）中药汤剂宜温服。

4. 气虚血瘀

证候：视力骤降，眼底或可有视网膜中央动脉（静脉）阻塞、视神经炎等相关表现；兼见短气乏力，面色无华，倦怠懒言；舌质淡有瘀点，苔少，脉涩。

治法：补气养血，化瘀通脉。

方药：补阳还五汤加减。

护理：

（1）短气乏力者宜闭目养神，多卧床休息。改变体位时动作要缓慢，避免深低头、旋转等动作。

（2）宜选用具有补气养血、化瘀通脉功效的食物。可用药膳配合治疗。

（3）中药汤剂宜温服，服药时间应在餐前 2 小时。

5. 肝肾阴虚

证候：久病失养或手术后视力无改善，眼前蚊蝇飞舞，视物变形，闪光；兼见头晕耳鸣，失眠健忘，腰膝酸软；舌质红，苔少，脉细。

治法：滋补肝肾。

方药：驻景丸加减。

护理：

（1）观察头晕耳鸣发作的时间、程度和伴随症状。卧室保持舒适安静，空气新鲜，光线柔和，避免噪音。发作时宜卧床休息，闭目养神，减少头部活动。

（2）观察腰膝酸软发作的时间、程度和伴随症状。嘱患者不宜长期过度疲劳、紧张，节制房事，修身养性。

（3）失眠健忘者要合理安排作息时间，睡前不宜过饱，忌饮浓茶、咖啡等刺激性饮料；可用热水泡脚，或按摩涌泉穴。居室保持安静，光线宜柔和，避免强光刺激及外界干扰。

（4）选用具有滋补肝肾功效的食品，忌生冷肥腻。可用药膳配合治疗。

（5）中药汤剂宜温服。

NOTE

第十章　斜视和弱视护理

斜视和弱视是一组与双眼视觉和眼球运动相关的疾病。双眼 12 条眼外肌因自身肌力不平衡或神经支配系统失调而造成眼外肌力量不平衡，双眼不能注视同一个目标，且视轴呈分离状态时所发生的病变被称为眼外肌病。一眼注视目标，另一眼偏离注视目标称为斜视（strabismus）。由于一眼的偏斜，使外界物象无法落在两眼视网膜相对应的位置上，就会产生复视（diplopia）和混淆视。为了克服这种视觉紊乱的干扰，大脑皮层抑制斜视眼的视觉冲动，日久可形成弱视（amblyopia）（即斜视性弱视）。反之，弱视亦可导致斜视的形成。斜视分为共同性斜视和非共同性斜视（主要指麻痹性斜视或限制性斜视）。

第一节　共同性斜视

共同性斜视（concomitant strabismus）是指眼外肌肌肉本身和支配它的神经均无器质性病变，眼球运动无障碍，但在各个不同方向注视和更换注视眼时，发生眼位偏斜程度相等的现象。根据眼轴偏斜的方向，共同性斜视分为内斜视、外斜视和上斜视，其中内斜视和外斜视常见，上斜视少见。共同性斜视多在 5 岁前发病。本病类似于中医学的通睛、目偏视。

一、病因与发病机理

（一）中医病因病机
先天禀赋不足，眼带发育不良或眼珠发育异常而致目珠偏斜。

（二）西医病因及发病机制
多因视觉形成过程中患眼病，如屈光不正、屈光间质混浊、视网膜和视神经病变等，或脑膜炎、脑炎等中枢神经系统疾病，以上因素影响了双眼视觉功能的建立和发展，导致眼位偏斜，但各注视方位斜视度无明显差异。此外，共同性斜视还与遗传因素有关。

二、护理评估

（一）健康史
评估患者发生的时间，是否有复视、代偿头位、头部外伤史和家族史，评估诊断与治疗经过。

（二）临床表现
1.症状　多由他人发现而来就诊。
2.体征　眼轴不平行，一眼偏向鼻侧或颞侧，各方向注视斜视角均相等，眼球各方向运动正常；常伴有屈光不正或弱视；斜视角测量与双眼视功能检查，部分患者有异常视网膜对应；第一斜视角与第二斜视角相等。

（三）辅助检查

包括遮盖试验、角膜映光法、三棱镜遮盖法、同视机检测等。

（四）心理社会评估

评估患者及家属受教育的水平，对共同性斜视的认识及心理障碍的程度；评估患者的生活环境和生活方式。

三、处理原则

（一）中医处理原则

以补肝益肾、舒筋通络为治法。

（二）西医处理原则

有屈光不正者应及时进行医学验光，佩戴合适度数的眼镜。经保守治疗眼位不能矫正者，可手术治疗。有弱视者配合弱视治疗。

四、护理诊断

1.感知改变　与视力低下、弱视、眼位偏斜有关。

2.自我形象改变　与患者斜视、视力低下、佩戴眼镜有关。

3.知识缺乏　与缺乏共同性斜视的防治知识有关。

4.潜在并发症　弱视可能与病情严重或治疗不及时有关。

五、护理目标

1.裸眼视力稳定或提高，或通过验光配镜视力能够矫正至正常范围。眼位偏斜角减轻或恢复正常眼位，建立正常的双眼视功能。

2.能够正确对待自己的形象，能够积极配合治疗。

3.能够掌握共同性斜视的常识和保健知识。

4.能够描述预防弱视等并发症发生的措施。

六、护理措施

1.心理护理　耐心向患者及家属解释共同性斜视的原因、程度及治疗情况。结合治疗成功的病例，消除患者及其家属的心理障碍，增强治疗信心，使之配合治疗。

2.休息与饮食　注意用眼卫生。宜食富含维生素 A 的食品，如动物肝脏、禽蛋类、胡萝卜等。

3.病情观察　观察视力、眼位和屈光度的变化。

4.治疗护理

（1）矫正屈光不正以消除调节性斜视，纠正眼位。

（2）三棱镜矫治抑制异常视网膜对应，增强融像功能。

NOTE

（3）散瞳剂用于婴幼儿内斜视治疗时，向患者家属说明应用散瞳剂的注意事项。

（4）治疗弱视见本章第三节相关内容。

（5）进行正位视训练。当弱视眼视力已经提高到0.6以上或双眼视力相等，但无双眼单视者，可做正位视训练，以消除抑制，增强融合功能，扩大融合范围，建立立体视功能。

（6）对于斜视角已经稳定，或经非手术治疗后仍有偏斜，以及有交替性注视的患者应及时手术。术后按眼外肌手术术后护理常规护理。

5. 健康指导

（1）生活有规律，保证睡眠充足，惜用目力。

（2）指导患者及其家属保持身心健康，避免悲观和急躁情绪，增强信心，配合治疗。

（3）对于使用散瞳剂或进行弱视训练的患儿，应教会家属相关注意事项，并鼓励其坚持规范训练。

七、结果评价

裸眼视力是否稳定或提高；通过验光配镜，视力是否达到正常范围；眼位偏斜角是否减轻或恢复正常眼位；是否已经建立正常的双眼视功能；是否能够正确对待自己的形象，积极配合治疗；掌握共同性斜视常识的程度；是否能够陈述预防弱视等并发症的措施。

第二节　麻痹性斜视

麻痹性斜视（paralytic strabismus）是由于支配眼肌运动的神经核、神经或眼外肌本身器质性病变所引起的一条或几条眼肌发生麻痹的眼球运动障碍。可以是完全性或部分性麻痹，完全性麻痹立即出现斜视，部分性麻痹初期可以不出现斜视。麻痹性斜视可发生在任何年龄。本病类似于中医学的风牵偏视、目偏视。

一、病因与发病机理

（一）中医病因病机

多由气血不足，卫外失固，风寒湿邪乘虚入络，使筋脉受阻，眼带失衡或弛缓不用而致眼位偏斜，眼球运动失灵；或脾胃失调，津液不布，聚湿生痰，复感风寒外邪，使风痰阻络，眼带转动不灵；或因头面部外伤或肿瘤压迫，致使脉络受损而致。

（二）西医病因及发病机制

本病分为先天性和后天性两类。先天性麻痹性斜视主要是由于先天发育异常、产伤和眼外肌缺如等。后天性麻痹性斜视可因外伤、炎症、血管、肿瘤疾病等引起，如由于占位性病变、颅内病变造成颅内压增高，常引起外展神经麻痹；或由于脑膜瘤、垂体瘤和鼻咽癌通过直接压迫或浸润而引起眼球运动神经麻痹；也可以是代谢性疾病，如糖尿病所致的神经滋养血管阻塞而引起外展神经和动眼神经麻痹。

二、护理评估

（一）健康史

评估患者是否有感冒、脑炎、脑膜炎、海绵窦血栓性静脉炎、眶上裂炎症、白喉、颅底动脉瘤、眶内肿瘤、高血压、糖尿病或外伤等病史。评估斜视出现的时间，是否经过系统的诊治等。

（二）临床表现

1. 症状　复视，常伴有眩晕、恶心、步态不稳等。

2. 体征

（1）一眼偏向鼻侧或颞侧或其他方位。

（2）眼球运动受限，眼球斜向麻痹肌作用方向的对侧。第二斜视角大于第一斜视角，即用麻痹眼固视时出现的斜视度数大于用健眼固视时的斜视度数。

（3）为了避免或减轻复视的干扰，在视物时出现的一种代偿头位。如右眼外直肌麻痹时，头常偏向右方以避免右眼球外转。

（三）辅助检查

主要包括红玻璃试验法、遮盖试验法、角膜映光法、三棱镜遮盖法、Hess屏和同视机检测法。

（四）心理社会评估

评估患者的受教育水平、性格、压力应对方式、生活方式和环境、对麻痹性斜视的认识及心理障碍的程度。

三、处理原则

（一）中医处理原则

以健脾祛湿，化痰通络为法。

（二）西医处理原则

积极采取综合性治疗措施，扩张血管，恢复血循环；配合物理疗法，治疗原发病。

四、护理诊断

1. 感知改变　与复视有关。

2. 舒适改变　与复视、斜视及代偿头位所致的眩晕、恶心、步态不稳有关。

3. 焦虑　与突然出现的复视、斜视及代偿头位、自我形象受到影响和担心疾病治疗效果有关。

4. 有外伤的危险　与复视、斜视及代偿头位有关。

5. 知识缺乏　与缺乏麻痹性斜视的防治知识有关。

五、护理目标

1. 复视、斜视症状减轻或消失，眼位恢复正常。

2. 情绪稳定，积极配合治疗。

NOTE

3.能够陈述预防外伤发生的措施。

4.能够掌握麻痹性斜视的相关知识。

六、护理措施

1.心理护理 关心体贴患者，耐心解释麻痹性斜视的原因、程度及治疗情况，避免不良因素的刺激，消除患者的心理障碍，增强治疗的信心，积极配合治疗。

2.休息与饮食

（1）保持环境安静，室内光线宜暗，注意休息。

（2）宜食清淡、营养丰富、易消化、富含维生素A的食品，如动物肝脏、禽蛋类、胡萝卜等；忌肥甘厚味，忌辣椒、葱蒜、海鱼、虾蟹等辛辣腥发之物，禁烟戒酒。

3.病情观察

（1）观察复视和眼位的变化。

（2）注意眼球运动的改变。

4.治疗护理

（1）对原因不明者，可用抗生素类或抗病毒类药物治疗。

（2）口服或注射维生素类、辅酶A、三磷腺苷、肌苷等。

（3）病因清楚，病情稳定，药物治疗6个月后仍有斜视者应进行手术治疗。

（4）针刺常选睛明、承泣、四白、阳白、丝竹空、太阳、攒竹、颊车、地仓、合谷、太冲、风池等穴。

（5）穴位外贴药物，如用白附子、蝎尾各15g，僵蚕30g，共研细末，黄酒调，涂患侧合谷、风池、睛明穴。

5.健康指导

（1）如有感冒、脑炎、脑膜炎、海绵窦血栓性静脉炎、眶上裂炎症、白喉、颅底动脉瘤、眶内肿瘤、高血压、糖尿病或外伤等疾病，应及时治疗。消除或减少麻痹性斜视发生的潜在因素。

（2）保持身心健康，生活有规律，保证睡眠充足，惜用目力，节制性生活，保持大便畅通。锻炼身体，增强体质。

（3）按医嘱坚持治疗，以保证疗效。

七、结果评价

复视、斜视症状是否减轻或消失，眼位是否恢复正常；是否能够描述引起焦虑、恐惧和悲观等心理障碍的原因，能否保持情绪稳定并积极配合治疗护理；是否适应患麻痹性斜视后的生活状况；是否能够陈述预防外伤发生的措施，以及对麻痹性斜视预防知识的掌握程度。

第三节 弱 视

弱视是指在视觉系统发育期间，由于各种原因造成的视觉细胞的有效刺激不够充分，导致矫正视力低于同龄正常儿童。根据屈光矫正视力的大小，弱视可分为三级：①轻度弱视，视力为 0.8 ~ 0.6；②中度弱视，视力为 0.5 ~ 0.2；③重度弱视，视力 ≤ 0.1。弱视若能及时矫治则预后好，否则治疗效果不明显。本病中医文献无相应的病名记载，散见于小儿通睛、能远怯近、胎患内障等的描述。

一、病因与发病机理

（一）中医病因病机

多因先天禀赋不足，肝血亏虚，肾精不足，目失濡养，以致目睛神光无以发越；或后天喂养不当，脾胃虚弱，气血生化乏源，目失濡养。

（二）西医病因及分类

1. 斜视性弱视　患者由于物像在两眼落不到正常的视网膜对应点上，引起复视和视觉混淆，大脑主动抑制斜视眼传入的视冲动，黄斑功能长期抑制而形成弱视。

2. 屈光参差性弱视　患者两眼屈光差别在 2.5D 以上，致两眼视网膜成像大小不等，融合困难。屈光不正较重的一眼受抑制，功能得不到发育形成弱视。

3. 屈光不正性弱视　多为双眼，发生在屈光不正未矫正者，视觉系统未得到清晰的视觉影像刺激，发育障碍而形成弱视。

4. 形觉剥夺性弱视　在婴幼儿早期，由于角膜混浊、先天性或外伤性白内障、上睑下垂或遮盖一眼过久，因缺少视觉刺激，视功能发育受抑制。

二、护理评估

（一）健康史

评估患者出生时的情况，是否足月顺产；是否有先天性白内障、远视、近视、斜视、屈光参差，或不当遮眼史；评估诊治的经过。

（二）临床表现

1. 症状　看远看近均视物不清。

2. 体征

（1）视力不良　矫正视力低于相应年龄正常值的下限（3 ~ 5 岁为 0.5，6 岁以上为 0.7）。

（2）出现拥挤现象　即对单个字体的识别能力比对同样大小、排列成行字体的识别能力高。

（3）双眼单视功能异常　部分患儿出现斜视。

（三）辅助检查

1. 视觉诱发电位 P-VEP 的 P100 潜时延长，振幅下降。

2. 注意排除心因性、中枢性、幼稚性等类型的视功能不良。

3. 散瞳检查眼底，排除视网膜母细胞瘤、视盘水肿等病变。

（四）心理社会评估

因患者年幼出现弱视，常伴有屈光不正，其家属常产生焦虑等心理障碍，注意评估患者家属的受教育水平、对弱视的认识及心理障碍程度、患者的生活环境和生活方式。

三、处理原则

（一）中医处理原则

以健脾益气，滋补肝肾为治法。

（二）西医处理原则

矫正屈光不正，建立双眼立体视。抓紧时机，积极应用综合物理疗法治疗。

四、护理诊断

1. 感知改变　与弱视、未能建立双眼立体视觉有关。

2. 知识缺乏　与缺乏弱视的防治知识有关。

五、护理目标

1. 视力稳定或提高，通过验光配镜，视力能够矫正至最佳水平。建立双眼立体视觉。

2. 患者父母能够掌握弱视的常识及保健知识。遵医嘱对患儿进行规范的弱视训练。

3. 患儿父母能够陈述预防患儿发生外伤危险的措施。

六、护理措施

1. 心理护理

（1）向患者家属解释病情及治疗情况，消除其焦虑、恐惧的心理障碍，积极主动配合治疗。

（2）做好患儿心理辅导，使之能够自觉配合完成弱视的治疗。

2. 休息与饮食　注意用眼卫生。多食富含维生素、蛋白质、钙、磷等的食品，如新鲜水果、绿叶蔬菜、动物肝脏、禽蛋类、胡萝卜等。

3. 病情观察

（1）观察视力和屈光度的改变。

（2）双眼固视的情况。

4. 治疗护理

（1）矫正屈光不正。

（2）遮盖疗法是治疗弱视最主要和最有效的方法，有常规遮盖法、双眼交替遮盖法、部分时间遮盖法、不完全遮盖法等。

（3）压抑疗法包括近距离压抑疗法、远距离压抑疗法、全部压抑疗法、交替压抑疗法。

（4）后像疗法，适合于旁中心注视性弱视。

5. 健康指导

（1）弱视的治疗比较困难，早期发现是治疗本病的关键。要达到预期的治疗效果，需要家长坚持不懈、持之以恒地协助配合。

（2）眼镜配好后要督促孩子坚持戴用。同时要选择容易被孩子接受的弱视训练方法及治疗仪，以提高孩子的兴趣，使治疗能获得好的效果。

（3）在治疗过程中要定期复诊，根据不同情况，每 3 个月或 6 个月重新验光 1 次，根据屈光度数的变化及弱视的矫正情况，决定是否需要更换眼镜。

（4）弱视治愈的初期容易复发而再度引起视力下降。年龄越大或弱视较重者，越容易复发。因此，弱视治愈后最初半年应每月复诊1次，连续3年。

（5）学龄前儿童每年必须检查视力，及时掌握儿童的视力是否达到正常水平。必要时散瞳验光，这是早期防治弱视的有效措施。

七、结果评价

视力是否稳定或提高；是否已经通过验光配镜，使视力矫正至最佳水平；是否已经建立双眼立体视觉；是否积极配合治疗；患儿父母能否掌握弱视训练的基本知识；是否能够陈述预防患儿发生外伤的措施。

【斜视和弱视的辨证施护】

1. 风邪中络

证候：发病急骤，目珠偏斜，转动失灵，倾头侧视；兼见头晕目眩，步态不稳；舌质淡，脉浮。

治法：祛风散邪，活血通络。

方药：羌活胜风汤合牵正散加减。

护理：

（1）头晕目眩，步态不稳者，宜注意休息，减少外出活动。若外出或进行辅助检查及治疗时，应有专人陪护。

（2）遮盖麻痹眼，以消除复视。

2. 风痰阻络

证候：眼球突然偏斜，转动失灵；兼见胸闷欲呕，泛吐痰涎，食欲不振；舌质淡苔白腻，脉弦滑。

治法：祛风化痰通络。

方药：正容汤加减。

护理：

（1）饮食宜清淡，忌食肥甘厚腻之品，以免助湿化痰。

（2）胸闷欲呕，泛吐痰涎者，汤药宜少量多次服用，或取生姜汁数滴或生姜片含服后，再服汤药。

（3）要保持室内空气清新，环境清洁。

3. 脉络瘀阻

证候：头部外伤或中风后，眼珠偏斜，视一为二；可兼见半身不遂，或肢体麻木不仁；舌质紫暗或有瘀斑，脉弦涩。

治法：活血行气，化瘀通络。

方药：桃红四物汤加减。

护理：

（1）半身不遂及肢体麻木不仁者，做辅助检查或治疗时应有人陪伴。

（2）饮食宜清淡易消化，忌食辛辣炙煿或生冷之品。

NOTE

4. 禀赋不足

证候：患儿双眼或单眼视力低下，或见眼珠震颤，目珠偏斜，或胎患内障术后，或先天远视、近视；兼见小儿夜惊，遗尿；舌质淡，脉细弱。

治法：滋养肝肾。

方药：四物五子汤加减。

护理：多食具有滋养肝肾作用的食品，可用药膳辅助治疗。

5. 脾胃虚弱

证候：患儿双眼或单眼视力低下；兼有面色萎黄，神疲乏力，纳呆腹胀，大便稀溏；舌质淡，苔白，脉弱。

治法：健脾益气。

方药：参苓白术散加减。

护理：多食具有健脾益气作用的食品，可用药膳辅助治疗。

第十一章　屈光不正和老视护理

屈光不正（refractive error）是指眼在调节松弛状态下，来自 5m 以外的平行光线通过眼的屈光作用后，不能在视网膜上形成清晰的物像，而在视网膜前或后方成像。屈光不正包括近视、远视和散光三类。

第一节　近　视

近视（myopia）是指眼在调节松弛状态下，平行光线经眼的屈光系统屈折后，焦点落在视网膜之前，在视网膜上形成一个弥散环，使得看远处目标模糊不清。本病无性别差异，多见于儿童、青少年。根据屈光度数分为：轻度近视指屈光度 < –3.00D，中度近视指屈光度 –3.00D ~ –6.00D，高度近视指屈光度 ≥ –6.00D。本病类似于中医学的能近怯远症。

一、病因与发病机理

（一）中医病因病机

多因肝肾两虚，目中光华无以远及；或过用目力，耗损气血，目失濡养，致神光衰微，不能发越于远处。

（二）西医病因及发病机制

尚未完全明确，可能与下列因素有关。

1. 遗传因素　一般认为高度近视属于常染色体隐性遗传，中低度近视属于多基因遗传。

2. 发育因素　婴幼儿时期眼球较小，常为生理性远视，随着年龄增长，眼轴逐渐加长趋于正视，如发育过度则形成近视。

3. 外因　青少年学生和近距离工作者中近视眼较多，表明近视的发生、发展与近距离工作有密切关系，特别是照明不足、阅读姿势不良、距离过近或时间过久、字体不清或过小等都与近视的发生有关。

二、护理评估

（一）健康史

评估患者是否有视疲劳、外斜视及家族史，用眼卫生是否正确等。评估发现近视的时间，是否经过系统的诊治，如散瞳验光、佩戴眼镜矫正视力、定期检查视力和眼镜是否合适等。

（二）临床表现

1. 症状　远距视物模糊，近距视力好。近视初期常有远距视力波动，注视远处物体时

NOTE

眯眼。

2.体征　视力 0.9 以下，看近时不用或少用调节，故集合功能相应减弱，容易引起眼位偏斜，表现为外隐斜或外斜视。若为高度近视者，眼轴延长而出现眼球突出，玻璃体混浊、液化和后脱离；眼底可发生退行性改变，表现为视盘增大、斜入；视盘周围脉络膜萎缩斑形成，或出现色素沉着呈黑色斑块（称为 Fuchs 斑）；周边部视网膜格子样变性或囊样变性等视网膜脉络膜退行性改变。

（三）辅助检查

1.验光　包括主观验光和客观验光，确定屈光的度数。

2.眼底荧光素血管造影　高度近视者见视盘环形脉络膜毛细血管无灌注，黄斑部毛细血管拱环结构欠完整，视网膜或视网膜下新生血管形成及荧光渗漏。

3.视网膜电图　震荡电位变小或消失，b 波下降或熄灭，负波型 ERG。

（四）心理社会评估

评估患者的文化层次、对疾病的认识，评估其年龄、学习、生活和工作环境。

三、处理原则

经医学验光确定屈光度数，佩戴度数合适的眼镜，宣教近视眼的保健知识。

四、护理诊断

1.感知改变　与视力降低有关。

2.舒适改变　与视力降低所致的视物重影、眼胀、头痛等视疲劳症状有关。

3.知识缺乏　与缺乏近视的防治知识有关。

4.潜在并发症　玻璃体混浊、液化和后脱离，高度近视性视网膜脉络膜退行性病变，视网膜裂孔、视网膜脱离，眼球突出、弱视等。可能与近视屈光度发展，眼轴延长有关。

五、护理目标

1.视力稳定或提高，屈光度数稳定或减轻。

2.视物重影、眼胀、头痛等视疲劳症状减轻或消失。

3.能够掌握近视眼的基本常识及预防保健知识。

4.能够陈述预防与近视眼相关的并发症发生的措施。

六、护理措施

1.心理护理　耐心解释近视眼的治疗和眼睛保健的相关知识，使之情志调和，配合治疗。

2.休息与饮食

（1）学习、工作环境的照明要适宜。用眼 1 小时后，需闭眼休息或远眺 10 分钟。

（2）宜多食富含蛋白质、维生素、钙、磷等食品，如动物肝脏、禽蛋类、鱼类、胡萝卜等。

3.病情观察

（1）观察视力的变化。

（2）监测屈光度的改变。

（3）若高度近视者，注意是否出现高度近视性视网膜脉络膜退行性改变，或玻璃体混浊、液化或后脱离，黄斑出血，视网膜脱离等征象。

4. 治疗护理

（1）经医学验光确定屈光度数，佩戴合适的眼镜。

（2）框架眼镜安全、简便、经济，是目前最为广泛使用的矫正方法。框架眼镜片材料有玻璃和树脂。

（3）角膜接触镜对成像的放大率影响较小，视野较大且不影响外观。分硬镜和软镜。

（4）屈光性手术包括角膜屈光手术、眼内屈光手术和巩膜屈光手术。

（5）放松眼的调节。用 0.5% 托吡卡胺滴眼液滴眼，每日睡前点眼 1 次，或用雾视疗法（适用于假性近视或预防轻度近视的发展）。

（6）针刺睛明、四白、球后、翳明、鱼腰、光明等穴。

（7）耳针治疗：①针刺耳穴，先以探测仪探测所选穴区之阳性反应点，或以探棒按压所选穴区，若出现灼痛时即为针刺穴位，每日 1 次，每次每侧 2～3 穴。②用六神丸耳穴贴压，根据近视程度及体质差异选用耳穴或探测敏感点，每次每侧选用 3～5 穴，夏季 3 天换贴 1 次，冬季 5 天换贴 1 次。嘱患者每日自行按摩贴压之药物 3～5 次，每次 5 分钟。③进行耳穴按摩。患者双手自我提捏耳垂，手法由轻到重，或双手按摩耳轮，直至耳轮充血发热为止。

（8）用梅花针叩击眼眶周围及背部俞穴。

（9）做眼保健操。

5. 健康指导

（1）生活有规律，保证睡眠充足，惜用目力，养成良好的用眼习惯，姿势端正，眼与读物的距离保持 30cm，切忌在乘车、走路或卧床时阅读。用眼 1 小时应闭眼休息或远眺 10 分钟。

（2）学习与工作环境的光线要充足柔和，照明应无眩光或闪烁，黑板无反光，桌椅高度合适，勿在阳光直射或暗光下阅读。

（3）定期检查视力，少儿患者应半年复查 1 次裸眼视力和戴镜视力，如有异常需及时处理。对验光确切的近视患者，佩戴合适的眼镜可保持良好的视力及正常的调节。

（4）加强体育锻炼，增强体质。

（5）高度近视者，应避免跳水及剧烈运动，避免眼外伤，防止黄斑出血或视网膜脱离的发生。

（6）眼镜保养：戴上和摘下眼镜时要用双手扶好镜架臂；摆放眼镜时不要镜面朝下，避免磨损最重要的镜片中心部分；清洁镜片要用专用拭镜布或柔软的纸巾；镜片上粘有灰尘或沙子时，应用水清洗后，再从内向外擦干。

（7）角膜接触镜的保健：连续戴用时间不宜过长。每日睡觉前应将角膜接触镜摘下清洁、消毒。正确取戴镜片，分清眼别，取下镜片置于专用的保存盒中，每天清洁 1 次。每次戴用前用专用消毒液清洗镜片。患有沙眼、结膜炎、慢性泪囊炎、角膜炎、青光眼、感冒、发热、过敏症等患者及女性月经期、少年儿童、老年人不宜佩戴，在风尘大、粉尘多的环境最好不戴。

NOTE

七、结果评价

视力是否稳定或提高；屈光度数是否稳定或减轻；视物重影、眼胀、头痛等视疲劳症状是否减轻或消失；对近视的基本常识及预防保健知识的掌握程度；是否按医嘱进行医学验光和佩戴合适的眼镜，以及掌握正确佩戴和保养眼镜的方法；是否能够陈述预防潜在并发症发生的措施。

第二节　远　视

远视（hyperopia）是指眼在调解松弛状态下，平行光线经眼的屈光系统屈折后在视网膜后形成焦点，在视网膜上形成一个弥散环，不能形成清晰的物像。本病无性别差异，多见于儿童、青少年。临床分轻、中、重三种，轻度远视指屈光度＜＋3.00D，中度远视指屈光度为＋3.00D～＋6.00D，高度远视指屈光度≥＋6.00D。本病类似于中医学的能远怯近症。

一、病因与发病机理

（一）中医病因病机

先天禀赋不足，阳有余，阴不足，致阴精不能收敛，目中光华散乱，视近不能。

（二）西医病因及发病机制

1. 轴性远视　指眼的屈光力正常，眼球前后径较正视眼短。初生婴儿眼轴短，几乎都是远视，随着发育眼轴渐渐变长，为正视眼或接近正视，如果发育过程中眼轴不能达到正常长度，即成为轴性远视。

2. 屈光性远视　指眼球前后径正常，由于眼的屈光力弱所致，主要原因包括眼球任何屈光面的弯曲度变小，但常因角膜的弯曲度变小，扁平角膜，或屈光间质的屈光指数降低，无晶状体眼或晶状体全脱位所致。

二、护理评估

（一）健康史

评估患者是否有视疲劳、内斜视及遗传史。评估发现的时间、诊治过程。

（二）临床表现

1. 症状　视物模糊。严重者可出现眼球、眼眶隐痛，看书模糊，眩晕，恶心，呕吐等症状。

2. 体征　视力在0.9以下，部分患者出现内隐斜或内斜视。眼球各部分较小，晶状体大小正常，前房浅。若为高度远视则眼球小，眼底表现为视盘小、颜色红、边缘不清、稍隆起，但矫正视力正常。

（三）辅助检查

1. 眼底荧光素血管造影　无明显异常荧光形态。

2. 视觉诱发电位　P100潜时和振幅正常。

3. 同视机检测　调节与辐辏、斜视角、立体视是否正常。

4. 视野　正常。

（四）心理社会评估

评估患者及家属的文化层次、对疾病的认识及心理障碍的程度。评估患者的年龄、学习、生活、工作的习惯和环境。

三、处理原则

经医学验光确定远视度数，佩戴度数合适的眼镜，宣教远视眼的保健知识。若合并有斜视，按斜视的原则处理。

四、护理诊断

1. 感知改变　与视力低下有关。

2. 舒适改变　与视力低下所致的视物重影、眼胀、头痛等视疲劳症状有关。

3. 焦虑　与视力低下或需要佩戴眼镜，担心屈光度数增加，影响自我形象和今后的生活、学习、就业等有关。

4. 知识缺乏　与缺乏远视的防治知识有关。

五、护理目标

1. 视力稳定或提高，屈光度数稳定或减轻。

2. 视物重影、眼胀、头痛等视疲劳症状减轻或消失。

3. 能够描述引起焦虑等心理障碍的原因，保持情绪稳定，适应戴镜后的生活、学习。

4. 能够掌握远视眼的基本常识，按医嘱进行医学验光和佩戴合适的眼镜，掌握正确佩戴和保养眼镜的方法。

六、护理措施

1. 心理护理　耐心解释远视的治疗和保健知识，消除焦虑等心理障碍，使之配合治疗。

2. 休息与饮食

（1）保持环境安静，室内光线宜明亮，学习、工作环境的照明要适宜。注意用眼卫生，用眼 1 小时后，需闭眼休息或远眺 10 分钟。

（2）宜多食富含钙和维生素类、蛋白质的食品，如新鲜蔬菜、水果、禽蛋类、鱼类、胡萝卜等。

3. 病情观察

（1）观察视力的变化。

（2）监测屈光度的改变。

（3）高度远视者须注意是否出现高度远视的眼底改变，内斜视或弱视等征象。

4. 治疗护理

（1）验光配镜：①医学验光确定屈光度数，佩戴合适的眼镜；②轻度远视，如无视疲劳症状和内斜视者可不戴镜矫正；中度或高度远视者，应佩戴眼镜以矫正视力。

（2）指导患者选择佩戴框架眼镜或角膜接触镜。

5. 健康指导

（1）生活有规律，保证睡眠充足，惜用目力，养成良好的用眼习惯，姿势端正，眼与读物距离保持 30cm，不在走路、乘车或卧床情况下看书。用眼 1 小时后闭眼休息或远眺 10 分钟。

（2）教室和工作室采光明亮，照明光线柔和，无眩光或闪烁，黑板无反光，桌椅高度合适，使眼和读物保持适当的距离，勿在阳光直射或暗光下阅读。

（3）定期检查视力，少儿患者应半年复查 1 次裸眼视力和戴镜视力，如有异常反应及时处理。经医学验光确定的远视眼，佩戴合适的眼镜可保持良好的视力及正常的调节。

（4）锻炼身体，增强体质。

（5）注意眼镜与角膜接触镜的日常护理保养。

七、结果评价

视力是否稳定或提高；远视度数是否稳定或减轻；视物重影、眼胀、头痛等视疲劳症状是否减轻或消失；是否能够描述引起焦虑等心理障碍的原因；是否能够适应矫正视力和戴眼镜后的生活状况；是否能够描述预防外伤的措施；对远视眼防治知识的掌握程度；是否能按医嘱进行医学验光和佩戴合适的眼镜，以及掌握正确佩戴和保养眼镜的方法；是否能够陈述预防弱视等并发症发生的措施。

第三节　散　光

眼球在不同子午线上的屈光力不同，平行光线经眼屈光系统后则产生两条焦线，无法形成一个焦点，只形成最小弥散圆的屈光状态，称为散光（astigmatism）。本病中医文献无相应的病名记载。

一、病因与发病机理

（一）中医病因病机

中医认为，散光多为肝血不足，肝肾阴虚，目失濡养，或脾虚失运，精气不能上荣于目所致。

（二）西医病因及发病机制

引起散光的原因很多，比较常见的有：

1. 曲率性散光　为角膜弯曲度发生异常变化引起。如屈光力最大的子午线与屈光力最小的子午线互相垂直，则引起规则散光，多为先天性，而且散光度数较大。如为角膜表面不规则，在视网膜上无法形成焦点，则形成不规则散光，如角膜外伤性瘢痕、圆锥角膜、角膜变性等。

2. 偏心性散光　以前多见于晶状体移位，如先天性晶状体偏斜、晶体半脱位等；近年来，由于屈光性角膜手术的增多，临床也可见到因屈光手术引起的散光。

二、护理评估

（一）健康史

评估患者是否有视物模糊、视疲劳，是否有眼睛手术史。评估发现的时间、诊治过程。

（二）临床表现

1. 症状　视物模糊，看远看近都不清楚，似有重影，常眯眼视物，带针孔镜可提高视力，可伴有眼胀、头痛、流泪、恶心欲呕等视疲劳现象，严重者出现代偿性的头部倾斜。

2. 体征　有时可见视盘呈垂直椭圆形，边缘模糊，用检眼镜不能很清晰地看清眼底。

（三）辅助检查

1. 检影验光可明确散光的屈光度。

2. 用 Placido 盘可查出角膜面弯曲度。

3. 角膜曲率计可明确角膜散光的程度。

（四）心理社会评估

评估患者及家属对疾病的认识及心理障碍的程度。评估患者的年龄、学习、生活、受教育的水平、工作的习惯和环境。

三、处理原则

一般轻度而无症状者可不处理，目前以眼镜矫正和准分子激光屈光手术为主。

四、护理诊断

1. 感知改变　与视力下降、视物模糊有关。

2. 舒适改变　与视物模糊、眯眼、眼胀、头痛、恶心、呕吐等视疲劳症状有关。

3. 焦虑　与视力低下或需要佩戴眼镜，担心屈光度数增加，影响自我形象和今后的生活、学习、就业等有关。

4. 知识缺乏　与缺乏散光的防治知识有关。

五、护理目标

1. 视力稳定或提高，屈光度数稳定或减轻。

2. 视物模糊、眯眼、眼胀、头痛等视疲劳症状减轻或消失。

3. 能够描述避免意外性损伤发生的措施。

4. 能够描述引起焦虑等心理障碍的原因，积极配合治疗；适应戴镜后的生活、学习。

5. 能够掌握散光眼的基本常识，掌握正确佩戴和保养眼镜的方法。

六、护理措施

1. 心理护理　向患者说明病情及治疗情况，消除其焦虑等心理障碍，使其积极配合治疗。

2. 休息与饮食

（1）保持环境安静，室内光线宜明亮，学习、工作环境的照明要适宜。心情保持舒畅，避免情绪激动、精神过度紧张及过度疲劳。

NOTE

（2）宜多食富含蛋白质、维生素、钙、磷的食品，如动物肝脏、禽蛋类、鱼类、胡萝卜等。

3. 病情观察

（1）观察视力和屈光度的变化。高度散光常伴有弱视，在矫正散光的同时还应进行弱视的治疗。

（2）观察视疲劳的变化。

4. 治疗护理

（1）验光配镜：①医学验光确定屈光度数，佩戴合适的眼镜。②轻度散光，如无视疲劳症状可不戴镜矫正；中度或高度散光者，应佩戴眼镜以矫正视力。

（2）屈光性手术主要适用于矫治高度散光，例如先天性角膜散光或手术性角膜散光等。

（3）以承泣、攒竹、四白、球后、风池、翳明、睛明、合谷等穴位为主，每天针刺 1 次，留针 30 分钟。

5. 健康教育

（1）向患者及家属解释散光的相关知识，使其能主动配合进行矫治。

（2）起居生活要有规律，不要过于劳累，注意休息，保持充足的睡眠。

（3）指导患者养成良好的用眼习惯。看书时光线要充足，柔和；看书姿势要正确，眼与读物保持在 30～40 厘米之间的距离，每看书 30 分钟则休息 5 分钟。在乘车、走路或卧床时禁忌阅读。

（4）指导患者掌握正确的佩戴眼镜或角膜接触镜的方法和护理养护知识，尤其硬性透氧性角膜接触镜的佩戴方法和保养。定期检查视力，及时调整眼镜度数。

七、结果评价

视力是否稳定或提高；散光度数是否稳定或减轻；眯眼、眼胀、头痛等视疲劳症状是否减轻或消失；患者焦虑等心理障碍是否减轻或消失；是否能按医嘱进行医学验光和佩戴合适的眼镜，以及掌握正确佩戴和保养眼镜的方法；能否陈述预防并发症的措施。

第四节　老　视

老视（presbyopia）是指随着年龄的增长，眼的调节功能逐渐减弱，阅读或近距离工作发生困难的现象。老视是一种生理现象，不属于疾病范围，俗称"老花眼"，一般从 40 岁左右开始。本病类似于中医学的老暗。

一、病因与发病机理

（一）中医病因病机

随着年龄的增长，肾精渐亏，阴精不足，不能濡养目珠所致。

（二）西医病因及发病机制

随着年龄的增长，晶状体的可塑性逐渐降低并趋于硬化，睫状肌变薄且功能逐渐减弱，引起眼睛生理性调节能力逐渐下降。在 40～45 岁时，近距离工作或阅读就发生困难，须将目标放远方可看清。因此，这种调节力量的减弱并不是病理变化，而是一个生理过程，它随着年龄的增加而逐渐加重，最终将目标放得很远也不能看清。

二、护理评估

（一）健康史

评估患者是否有将近距离读物移远的现象及视疲劳症状，评估症状出现的时间和持续的时间。

（二）临床表现

1. 症状　自觉视近距离物体困难，容易产生视疲劳，或有眼干涩感。

2. 体征　近视力低于 1.0，佩戴凸透镜可以矫正视力。

（三）辅助检查

通过医学验光可获得矫正近视力所需的度数。

（四）心理社会评估

评估患者的受教育程度、职业，对老视的认识程度。

三、处理原则

（一）中医处理原则

老视出现过早或伴有视疲劳，且发展较快者，以补气血、益肝肾为基本治法。

（二）西医处理原则

验光，佩戴合适度数的眼镜。

四、护理诊断

1. 舒适改变　与近视力下降所致的眼胀、眼痛、头痛等视疲劳症状相关。

2. 知识缺乏　与缺乏老视的防治知识有关。

五、护理目标

1. 佩戴眼镜后眼胀、眼痛、头痛等视疲劳症状减轻或消失。

2. 能够掌握老视的基本知识和保健知识。

六、护理措施

1. 心理护理　耐心向患者解释老视的原因及矫正原则，使之配合治疗。

2. 休息与饮食

（1）注意用眼卫生，阅读与工作环境的光线要适宜。避免长时间阅读和近距离工作。

（2）老视眼是人体开始衰老的体征之一，宜选用具有抗衰老作用的食物，如香菇、蜂蜜、花粉、首乌、莲子、核桃仁、黑芝麻、黑白木耳、红枣等。

3. 病情观察　观察近视力和视疲劳症状的变化。

4. 治疗护理

（1）老视眼需用凸透镜来补偿调节力的不足，所需的镜片度数与年龄和屈光状态有关。配老视眼镜时应检查近点距离和验光。

（2）眼部电控药物离子导入。

（3）针刺选用攒竹、睛明、承泣、四白、太阳等穴位。

5. 健康指导

（1）生活有规律，保证睡眠充足，惜用目力。

（2）介绍佩戴眼镜的正确方法和保养的基本知识。

七、结果评价

佩戴眼镜后近视力是否恢复，阅读与近距离工作是否方便、舒适，眼胀、眼痛、头痛等视疲劳症状是否缓解或消除，是否掌握老视的基本知识。

【屈光不正和老视的辨证施护】

1. 心阳不足

证候：视近清楚，视远模糊；可兼见面色㿠白，神疲乏力，心悸气短；舌质淡，苔薄白，脉细弱。

治法：补心益气，定志明目。

方药：定志丸加减。

护理：

（1）局部穴位按摩或针刺，可选用睛明、攒竹、太阳、四白等穴，每次20分钟，每日1~2次。

（2）增强体质，加强营养，少食甜食。

2. 肝肾亏虚

证候：能近怯远，或能远怯近；伴有头晕耳鸣，腰膝酸软，失眠多梦；舌质红，苔少，脉弦细。

治法：补益肝肾。

方药：六味地黄汤加减。

护理：

（1）用枸杞子、菊花、决明子、桑椹等药煎汤代茶饮。

（2）避免过度劳累及用脑过度，节制房事，按摩肾俞、涌泉等穴。

（3）饮食以富于营养，容易消化，性味清淡之食物为佳。

第十二章　眼外伤护理

第一节　眼球钝挫伤

眼球钝挫伤（closed-globe ocular blunt frauma）是指由各种钝性物体撞击眼球及其附属器所造成的眼局部组织损伤。占眼外伤总数的 1/3 以上，其症状与预后取决于致伤物及其作用力的轻重、受伤的部位等因素。本病类似于中医学的撞击伤目。

一、病因与发病机理

多因球类、拳头、棍棒、石块、金属制品、皮带或橡胶带等钝性物体撞击眼部，或高压液体、气体冲击眼部，或头面部突然撞击桌椅等硬性物体，或头面部受到各种钝力撞击。

（一）中医病因病机

各种原因撞击眼部，损伤眼珠或眼部邻近组织，使气血受伤，组织受损，以致血溢络外，血瘀气滞。

（二）西医病因及发病机制

各种原因撞击眼部，使眼部组织血管发生痉挛、反应性充血、渗透性增加，出现组织水肿、出血。眼球受外力撞击后造成眼球各组织不同程度的损伤，甚至眼球破裂。

二、护理评估

（一）健康史

评估患者是否有眼部钝力外伤病史，评估其受伤的时间、过程和环境，受伤后是否有昏迷，以及诊治的经过等。

（二）临床表现

1. 症状　头眼疼痛，羞明流泪，视力下降，或复视，或视物变形。

2. 体征　根据损伤部位的不同，可出现下列不同的表现。

（1）眼睑　眼睑皮肤擦伤，撕裂，水肿，皮下气肿，皮下瘀斑，上睑下垂等。

（2）泪器　泪小管断裂，泪小点移位，泪囊破裂。

（3）结膜　结膜下出血，结膜水肿或撕裂等。

（4）巩膜　巩膜破裂，裂口多见于角巩膜缘或赤道部，其表面结膜可保持完整。多伴低眼压或前房积血。

（5）角膜　角膜上皮损伤，实质层混浊，后弹力层皱褶和撕裂。

（6）前房　前房渗出或出血，前房角后退。

（7）虹膜睫状体　睫状充血，房水混浊或出血，瞳孔缩小或散大，瞳孔不圆，虹膜根部离断，睫状体分离、脱离。

（8）晶状体　晶状体混浊、脱位或破裂，虹膜震颤，或眼压升高。

（9）玻璃体　玻璃体脱出、液化、混浊、积血，玻璃体后脱离及玻璃体疝形成。

（10）脉络膜　脉络膜出血，脉络膜脱离，或脉络膜破裂。

（11）视网膜　视网膜水肿、出血，视网膜震荡，视网膜脱离和裂孔，视网膜坏死或萎缩，黄斑囊样变性与裂孔。

（12）视神经　视神经挫伤、视神经萎缩、视神经断裂。眼底检查早期可正常，或有视盘出血、水肿，晚期视盘苍白。

（13）眼眶　挫伤触诊时，如有捻发音，或眶缘高低不平，多为眼眶壁骨折。伤后 24 小时出现睑皮下出血及鼻侧球结膜下出血，合并有鼻、耳出血者，多有颅底骨折。

（14）眼外肌　眼外肌出血、断裂、眼位偏斜。

（三）辅助检查

1. X 线或 CT 扫描　排除是否有眶壁或颅骨骨折，或视神经孔损伤等。

2. 眼部 B 超　是否有玻璃体积血及视网膜脱离、脉络膜脱离、脉络膜出血等。

3. 视觉诱发电位　评估视神经损伤的程度。

4. 视野　评估视网膜及视神经损伤的程度。

（四）心理社会评估

评估患者受教育的水平、对眼外伤的认识及心理障碍的程度，评估患者的工作环境、角色适应行为、压力应对方式、劳保与社会保险的状况。

三、处理原则

（一）中医处理原则

早期以凉血止血为治法，后期以活血祛瘀为治法，适当加用软坚散结药。

（二）西医处理原则

无眼部伤口者，止血及抗感染治疗；有眼部伤口者，尽快缝合伤口。积极预防并发症。

四、护理诊断

1. 感知改变　视力下降，与眼部组织损伤有关。

2. 舒适改变　与眼球钝挫伤引起的疼痛、畏光、流泪，或眼压升高有关。

3. 焦虑　与眼部组织损伤，担心形象受损或预后不良有关。

4. 知识缺乏　与缺乏眼外伤的防治知识有关。

5. 潜在并发症　继发性青光眼，前房、玻璃体、视网膜、脉络膜出血，视网膜脱离，视神经萎缩等，与损伤严重有关。

五、护理目标

1. 视力稳定或提高。

2. 头眼疼痛、畏光、流泪等症状减轻或消失。

3. 能够表达引起焦虑等心理障碍的原因，焦虑等不良心理得以减轻或消除，能积极配合治疗护理。

4. 能够描述眼球钝挫伤的相关防治知识。

5. 能够陈述预防继发性青光眼，前房、玻璃体、视网膜、脉络膜出血，视网膜脱离，视神经萎缩等并发症发生的措施。

六、护理措施

1. 心理护理　眼外伤属于突然的意外性损伤，容易影响视功能和眼的外观，患者对突然而来的创伤打击大多有程度不同的焦虑和悲观等心理障碍。须耐心向患者说明病情及治疗情况，消除其心理障碍，使之配合治疗护理。

2. 休息与饮食

（1）保持环境安静，室内光线宜暗，多闭目静养，限制活动。

（2）饮食宜选择容易消化的食品。忌葱、蒜、虾、蟹等腥发之物，禁烟，慎酒。

3. 病情观察

（1）眼球钝挫伤可引起眼组织多部位的损伤，并发症多且严重，注意观察伤情的变化。

（2）注意眼睑、角巩膜缘创口的情况。

（3）注意角膜、前房、虹膜是否受影响。

（4）观察瞳孔的大小及形态。

（5）观察头眼疼痛、眵泪、畏光等症状的变化。

（6）观察晶状体、玻璃体、视网膜和视神经病变的情况。

（7）注意眼压是否正常。

4. 治疗护理

（1）眼睑裂伤者，行破伤风抗毒素 1500 单位，皮试后，肌肉注射。

（2）局部或全身应用抗生素类和糖皮质激素类药物。

（3）早期应用止血剂。

（4）根据病情应用散瞳剂。

（5）前房积血或玻璃体积血者，取半坐卧位，包扎双眼及限制活动。

（6）若眼压增高，及时用药物控制。

（7）眼睑损伤：①眼睑水肿或皮下出血者，早期冷敷，48 小时后热敷。②眼睑皮下气肿者禁止用力擤鼻。③眼睑皮肤裂伤者，予清创缝合。

（8）泪器损伤：泪小管断裂应行泪小管断裂吻合术。

（9）结膜损伤：①结膜裂伤小者，用抗生素滴眼液滴眼。②结膜裂伤 >5mm 者，予以缝合。

（10）角膜损伤：①角膜上皮损伤者，涂抗生素眼药膏及角膜修复眼液或眼膏，包眼。②角膜基质层水肿者，用糖皮质激素。③角巩膜裂伤者，予清创缝合。

（11）虹膜睫状体损伤：①外伤性前葡萄膜炎用散瞳剂、糖皮质激素滴眼液滴眼。②严重虹膜根部离断可行虹膜根部缝合术。

（12）晶状体混浊、破裂或脱位：行手术治疗。

（13）视网膜损伤：①视网膜震荡者，用糖皮质激素、高渗剂、碘剂及血管扩张剂等。

②视网膜裂孔者应手术治疗。

（14）药物离子导入：酌情用于眼部出血者。

（15）高压氧疗法：用于视神经损伤者。

5. 健康教育

（1）加强劳动保护宣传教育，严格执行安全生产操作规程，做好安全防护，避免眼部外伤的发生。

（2）若发生眼外伤，应立刻到医院就诊。

（3）严格遵医嘱用药，定期复查。

（4）讲述眼球钝挫伤并发症的原因、临床表现和治疗原则。若出现原因不明的头痛眼痛、恶心呕吐、视力下降及眼部充血等症状，要及时到眼科检查，早期发现、早期治疗可能出现的并发症。

七、结果评价

视力是否稳定或提高，头眼疼痛、畏光、流泪等症状是否减轻或消失，是否能够表达引起焦虑等心理障碍的原因，是否能够积极配合治疗，对眼球钝挫伤防治知识的掌握程度，是否能够陈述预防潜在并发症发生的措施。

第二节　眼球穿通伤

眼球穿通伤（open-globe penetrating injuries）是指由于锐器飞溅击穿眼球所致。眼球穿通伤除直接造成眼组织的损伤外，由于眼内容物的脱出、感染及愈合过程中瘢痕收缩等产生的严重影响还可导致失明。如发生交感性眼炎则预后差。本病类似于中医学的真睛破损。

一、病因与发病机理

（一）中医病因病机

钝力冲击致眼珠破损，或锐器、异物穿破眼珠，致风邪乘机而入；或伤口污染，邪毒直接入侵眼内，热毒炽盛，化腐成脓，使目内气血、脉络和组织受损而出现胞睑肿胀、白睛混赤肿胀、神水混浊、黄液上冲、眼珠突出等症，甚至眼珠变软、塌陷，或突起睛高和伤感健眼等。

（二）西医病因及发病机制

锐器、异物、碎片击穿眼球壁后，异物直接损伤眼球各组织，引起眼组织的广泛破坏，甚至造成失明。

二、护理评估

（一）健康史

评估患者是否有眼部外伤史；评估受伤的时间、过程和受伤时的环境，受伤后是否出现昏迷等全身症状，以及诊治的过程等。

（二）临床表现

1. 症状　视力突然下降，眼部疼痛，畏光流泪。

2. 体征　眼球有穿通伤口。角膜混浊，虹膜嵌顿于创口；前房变浅或消失，或前房积血；瞳孔变形或消失；晶状体混浊；玻璃体混浊或积血；或眼底视网膜出血、水肿、渗出；低眼压。严重者晶状体及玻璃体脱出，眼球塌陷。

（三）辅助检查

怀疑有异物存留眼内时选用磁性试验法、电感应试验法、超声探查法、X线片、CT、MRI、化学分析等方法，明确是否有眼内异物。

（四）心理社会评估

评估患者的文化层次、对眼外伤的认识及心理障碍的程度，评估患者的年龄、性别、职业、角色适应能力、压力应对方式、工作环境、劳保与社会保险的状况。

三、处理原则

（一）中医处理原则

清创缝合伤口。以疏风清热，活血祛瘀为治法。

（二）西医处理原则

清创缝合伤口。抗炎、抗感染、镇痛和止血治疗。积极预防和处理并发症。

四、护理诊断

1. 感知障碍　与眼球穿通伤、视力下降甚至丧失，及其并发症的发生有关。

2. 舒适改变　与眼球穿通伤引起的疼痛、畏光、流泪有关。

3. 恐惧　与眼球穿通伤、视力下降甚至丧失、担心眼内异物及其并发症的出现和预后、担心形象的改变等有关。

4. 角色紊乱　与视力障碍引起的角色改变、适应不良有关。

5. 知识缺乏　与缺乏眼球穿通伤及其并发症的防治知识有关。

6. 潜在并发症　玻璃体积血、眼内炎、交感性眼炎、外伤性白内障、视网膜脱离、眼球萎缩等，与损伤严重有关。

五、护理目标

1. 视力稳定或提高。

2. 疼痛、畏光、流泪等症状减轻或消失。

3. 能够表达恐惧、悲观等心理障碍的原因。

4. 能够适应角色功能的转变。

5. 能够陈述眼球穿通伤及其并发症的相关知识。

6. 能够陈述预防玻璃体积血、眼内炎、交感性眼炎、外伤性白内障、视网膜脱离、眼球萎缩等潜在并发症发生的措施。

六、护理措施

1. 心理护理   耐心向患者解释病情及治疗情况，消除患者的恐惧、悲观等心理障碍，使之积极配合治疗。

2. 休息与饮食

（1）保持环境安静，室内光线宜暗，注意休息。

（2）早期宜用清热、凉血、收敛、止血的食品，如粟米、苦瓜、小麦、冬瓜、丝瓜等。忌葱、蒜、虾、蟹等腥发之物，禁烟，戒酒。

3. 病情观察

（1）观察视力和视觉的变化。

（2）观察眼球创口的改变，眼部组织病变的程度及其体征的变化。

（3）观察非受伤眼，以早期发现、早期治疗可能并发的交感性眼炎。

（4）观察是否有玻璃体积血、外伤性白内障等并发症的临床体征。

4. 治疗护理

（1）全身和眼局部应用抗生素、糖皮质激素。

（2）破伤风抗毒素注射液 1500 单位，皮试后，肌肉注射。

（3）用阿托品滴眼液或眼膏散瞳。

（4）眼球创口 ≥ 3mm 者须清创缝合。

（5）换药时动作轻巧，切忌挤压眼球，避免创口裂开。

5. 健康教育

（1）居室环境安静整洁，空气流通，避免强光刺激。

（2）教育患者保持身心健康，避免不良情绪的刺激，以免影响疗效或加重病情。

（3）介绍交感性眼炎的发病、临床表现、治疗原则及其预后。嘱患者一旦发现未受伤眼出现不明原因的眼部充血、视力下降，要及时到眼科检查。对可能出现交感性眼炎的患者，应嘱其定期到医院复查，以早期发现、早期治疗。

（4）进行生活与生产安全教育，建立、健全和严格执行生产安全制度，改善劳动条件，预防眼外伤的发生。

七、结果评价

视力是否稳定或提高，疼痛、畏光、流泪等症状是否减轻或消失，是否能够表达恐惧、悲观等心理障碍的原因，是否能够适应角色功能的转变，对眼外伤及其并发症防治知识的掌握程度，是否能够陈述潜在并发症发生的预防措施。

第三节 眼异物伤

眼异物伤是指异物溅入眼部，黏附或嵌顿于眼睑、角膜、结膜表层或异物击穿眼球壁，存留于眼内的眼外伤。异物一般分为磁性和非磁性，磁性异物多为铁质等金属异物，非磁性异物多为玻璃、碎石及植物性（如木、竹等）、动物性（如毛、刺等）及非磁性金属异物（如铜、铅等）。不同性质的异物在眼的不同部位引起的损伤及其处理各有不同。根据部位不同又分为眼球外异物和眼内异物。而眼球外异物又包括眼睑异物、结膜异物、角膜异物及眶内异物。本病类似于中医学的异物入目、真睛破损。

一、病因与发病机理

多因防护不慎或回避不及，致使细小异物，如金属碎屑、谷壳麦芒、木屑沙尘、玻璃碎粒、火药渣、煤屑碎石、毛刺等溅入眼部，附着于眼球外或穿破眼珠，存留于眼内。

二、护理评估

（一）健康史

评估患者是否有异物溅入眼部史或眼球穿通伤史，评估眼球穿通伤的性质及异物的性质等，评估受伤的时间和过程、环境及诊治的过程等。

（二）临床表现

1. 症状　视力突然下降、异物感、疼痛、畏光、流泪等。

2. 体征　眼的不同部位可见异物。严重者伴视力下降，房水混浊，眼内异物者或可见异物通道。

（三）辅助检查

怀疑有眼内异物时，应及时进行相关检查，并根据异物的不同性质，选用磁性试验法、电感应试验法、超声探查法、X线片、CT、MRI、化学分析等方法，明确是否有眼内异物的存留。如确诊有眼内异物时，应对异物予以定位。

（四）心理社会评估

评估患者的职业、工作环境、受教育的程度、年龄、性别，以及对疾病的认识及心理障碍的程度；评估患者的性格、工作性质和环境、压力应对的方式，以及劳保与社会保险的状况。

三、处理原则

（一）中医处理原则

及时取出异物。以行气活血，清热解毒治法辅助治疗。

（二）西医处理原则

取出异物，预防感染。

四、护理诊断

1. 感知改变　与视力突然下降，甚至丧失有关。

2. 舒适改变　与眼部疼痛、畏光、流泪等有关。

3. 恐惧　与异物溅入眼部及眼内异物存留的确诊、视力下降甚至丧失、担心眼内异物并发症的出现及其预后、担心形象的改变有关。

4. 知识缺乏　与缺乏预防异物入目的防治知识有关。

5. 潜在并发症　角膜溃疡、玻璃体积血、外伤性前葡萄膜炎、化脓性眼内炎、交感性眼炎、外伤性白内障、铁质沉着症、铜质沉着症、视网膜脱离、角膜瘢痕、眼球萎缩，与治疗不及时或病情严重有关。

五、护理目标

1. 视力稳定或提高。
2. 眼部疼痛、畏光、流泪等症状减轻或消失。
3. 能够表达恐惧等心理障碍的原因，情绪稳定，能够正确对待眼外伤后的眼内异物，积极配合治疗。
4. 能够陈述眼异物伤及其并发症的相关知识，陈述预防潜在并发症发生的措施。

六、护理措施

1. 心理护理　关心体贴患者，耐心解释病情及治疗情况，避免不良因素的刺激，消除其恐惧的心理障碍，使之积极配合治疗。

2. 休息与饮食　保持环境安静，室内光线宜暗，户外活动戴有色眼镜加以保护。早期选用具有清热、凉血、收敛、止血功效的食品，如粟米、苦瓜、小麦、冬瓜、丝瓜等。康复期多吃富含维生素 A 的食品，如动物肝脏、禽蛋类、胡萝卜、菠菜等。

3. 病情观察

（1）注意眼球内外是否有异物遗留。

（2）观察视力和视觉的变化。

（3）观察眼部组织病变的程度及其体征的变化。

（4）观察非受伤眼的视力、前房、瞳孔及眼底组织的情况，以早期发现、早期治疗可能发生的交感性眼炎。

（5）观察是否有角膜感染、玻璃体积血、外伤性前葡萄膜炎、眼内炎、交感性眼炎、外伤性白内障、铁质沉着症、铜质沉着症、视网膜脱离、眼球萎缩等并发症的临床体征。

4. 治疗护理

（1）眼球外异物者：涂抗生素眼药膏，眼垫包盖。眼内异物者：全身及眼局部应用抗生素、糖皮质激素。可通过结膜囊细菌培养和药物敏感试验选择抗生素。破伤风抗毒素注射液1500 单位，皮试后，肌肉注射。

（2）手术治疗：①及时取出异物，如有穿通伤口则行清创缝合术。②对已失去视力而又无法保留的伤眼，行眼球摘除术以防止交感性眼炎的发生。如伤眼仍有视力，则千万不可贸然摘除。

5. 健康教育

（1）室内整洁，空气流通，避免强光刺激，环境安静，注意寒暖适宜，预防感冒。

（2）教育患者保持身心健康，避免不良情绪的影响。

（3）介绍眼异物伤的并发症的原因、临床表现和治疗原则。特别要介绍交感性眼炎的发病、临床表现、治疗原则及其预后。嘱咐患者一旦未受伤眼出现不明原因的眼部充血、视力下降及疼痛，要及时到眼科检查。对可能发生交感性眼炎的患者，应嘱其定期到医院复查。

（4）进行生活与生产安全教育，建立、健全和严格执行生产安全制度，改善劳动条件，避免眼外伤的发生。

七、结果评价

视力是否稳定或提高；眼部疼痛、畏光、流泪等症状是否减轻或消失；是否能够描述引起心理障碍的原因，能够正确对待疾病，配合治疗；对眼异物伤防治知识的掌握程度；是否能够陈述预防潜在并发症发生的措施，有无并发症的发生。

第四节 眼化学伤

眼化学伤（ocular chemical injury）是指眼部被化学物质直接接触所造成的损伤。临床以强酸强碱多见。本病属眼科急危重症，其病情的轻重和预后与化学物质的性质、浓度、量，化学物质接触眼部时间的长短，以及急救措施是否恰当等因素有关。碱性化学伤较酸性化学伤后果更为严重，甚至可毁坏眼睑或眼球，导致视功能丧失。本病类似于中医学的酸碱伤目。

一、病因与发病机理

（一）中医病因病机

因化学物质进入眼部，气机逆乱，损伤脉络，风邪乘机而入，致风热邪毒肆虐，气滞血瘀而出现眼部的实热诸症。此外，石灰等化学物质属阳热火性之物，容易凝血脉、伤阴津、灼血肉。

（二）西医病因及发病机制

1. 碱性化学伤的致伤物质有氢氧化钠、氢氧化钾、氢氧化钙、氨水和硫化碱等。碱性物质与眼部组织接触后，除与组织蛋白结合外，还可以与组织中的类脂质发生皂化反应而使组织脂肪溶解，可继续向深部组织渗透，引起角膜穿孔等而失明。

2. 酸性化学伤的致伤物质有硫酸、硝酸、盐酸，以及某些有机酸等。酸性物质与眼组织接触后，与组织蛋白发生凝固反应，可以阻挡酸性物质向深部组织渗透、扩散，因此造成的损害相对较轻。但是，若浓度高、接触时间长，同样也可造成严重损害。

3. 强烈的化学性气体，如硫化氢、氨或染料厂、制药车间的化学性粉尘等也可以造成眼部化学性烧伤。

二、护理评估

（一）健康史

评估患者是否有化学性物质进入眼部的病史。评估化学性物质进入眼部的时间、量及性质，有无就地自行处理或到其他医院诊治。

（二）临床表现

1. **症状** 轻者伤眼灼热刺痛，畏光流泪；重者伤眼剧烈疼痛，畏光难睁，热泪如泉，视力急剧下降。

2. **体征** 轻者眼睑皮肤潮红、肿胀，结膜轻度充血、水肿，角膜点状或小片状混浊。严重者眼睑皮肤起泡、糜烂、水肿，结膜血管收缩、闭塞呈苍白色，甚者呈瓷白色坏死，角膜弥漫性灰白色混浊，前房纤维性渗出，瞳孔缩小。若治疗不及时，常可发展为角膜穿孔，睑球粘连，假性胬肉，角膜血管翳或角膜白斑，严重损害视力。

（三）辅助检查

结膜囊石蕊试纸试验可确定眼化学伤的性质，pH 值 <7 为酸性化学伤，pH 值 >7 为碱性化学伤。注意询问受伤后曾用何种溶液冲洗结膜囊，以免导致误诊。

（四）心理社会评估

评估患者的文化层次、对化学性眼损伤的认识及心理障碍的程度。评估其职业、工作环境、压力应对的方式及劳保与社会保险的状况。

三、处理原则

（一）中医处理原则

早期以清热解毒，凉血散瘀为治法；后期以活血化瘀，退翳明目为治法。

（二）西医处理原则

迅速冲洗眼部，彻底清除眼部化学物质，减轻化学物质对眼部组织的损伤。预防和处理并发症。

四、护理诊断

1. 感知改变　与眼部突然受化学物质的侵害、视力下降甚至丧失、眼部刺激症状明显和疾病治疗效果有关。

2. 舒适改变　与化学物质接触眼部导致眼痛、畏光、流泪有关。

3. 恐惧　与眼部突然受化学物质的侵害、视力下降甚至丧失、眼部刺激症状明显，或担心自我形象改变和治疗效果有关。

4. 自理缺陷　与视力突然下降甚至丧失、眼部刺激症状明显有关。

5. 知识缺乏　与缺乏眼化学伤的防治知识有关。

6. 潜在并发症　睑球粘连、眼睑畸形、眼睑外翻或内翻、结膜干燥症、角膜溃疡、前葡萄膜炎、角膜瘢痕、继发性青光眼、并发性白内障、眼球萎缩等，与治疗不及时及病情严重有关。

五、护理目标

1. 视力稳定或提高。

2. 眼痛、畏光、流泪等眼部刺激症状减轻或消失。

3. 情绪稳定，积极配合进行治疗护理。

4. 生活能够自理，或在他人的帮助下完成日常生活，能够适应眼化学伤后的生活状况。

5. 能够陈述预防眼化学伤的措施。

6. 能够掌握眼化学伤的基本急救常识。

7. 能够陈述预防睑球粘连、眼睑畸形、眼睑外翻或内翻、结膜干燥症、角膜溃疡、前葡萄膜炎、角膜瘢痕、继发性青光眼、并发性白内障、眼球萎缩等潜在并发症发生的措施。

六、护理措施

1. 心理护理　关心体贴患者，耐心解释病情及治疗情况，避免不良的刺激因素，消除不良的心理障碍，使之配合治疗。

2. 休息与饮食

（1）保持环境安静，室内光线宜暗，注意卧床休息。

（2）饮食宜清淡，忌葱、蒜、虾、蟹等腥发之物，禁烟，戒酒。

3. 病情观察

（1）观察视力和视觉的变化。

（2）观察眼睑、结膜、巩膜、角膜、瞳孔、前房、虹膜和晶状体等组织病变的变化。

（3）观察结膜囊的 pH 值是否正常。

（5）观察眼压是否正常。

（6）观察是否有睑球粘连、眼睑畸形、眼睑外翻或内翻、眼球干燥症、角膜瘢痕和新生血管等并发症的形成。

4. 治疗护理

（1）用生理盐水充分冲洗伤眼，迅速彻底清除化学物质，特别是穹隆部与睑板下沟处。或根据致伤物性质用中和冲洗液冲洗，酸性化学伤用 3% 碳酸氢钠溶液，碱性化学伤用 3% 硼酸溶液，石灰烧伤用 0.37% 依地酸二钠溶液。冲洗液不应少于 1000mL。

（2）如结膜角膜损伤严重，应做球结膜放射状切开，进行结膜下冲洗。对严重烧伤，角膜混浊明显者可做前房穿刺放出房水。

（3）结膜下注射中和化学物质，酸性化学伤用 20% 磺胺嘧啶钠注射液，每次 1mL；碱性化学伤用维生素 C 注射液，每次 250mg。

（4）用阿托品眼凝胶扩瞳。

（5）抗生素滴眼液滴眼，或抗生素眼膏涂结膜囊。

（6）碱性化学伤用半胱氨酸滴眼液滴眼，石灰烧伤用依地酸二钠滴眼液滴眼。

（7）预防和治疗睑球粘连，用玻璃棒分离上下睑、球结膜和穹隆部结膜，并涂抗生素眼膏，每日 1~2 次。

（8）球结膜下注射自体血清，每次 1mL，每周 2 次。

（9）结膜广泛坏死、角膜迅速溶解变薄将要穿孔的患者应早期清除坏死组织，用自体球结膜或唇黏膜移植，或羊膜移植，以挽救眼球。

5. 健康教育

（1）保持身心健康，避免焦虑、悲观情绪。

（2）指导患者出院后继续按医嘱用药或治疗，定期随访。

（3）认识化学性眼外伤要以预防为主。对从事化学方面工作或农村使用化肥的人员，应掌握基本的防护知识，工作时可根据具体情况，佩戴防护眼镜，规范操作，防止化学物质飞溅入眼；在生产、使用酸碱性物质的车间，应加强通风，及时排出酸碱烟雾。另外，工作场所应常备一盆清水，如化学物质溅入眼内能够及时冲洗眼部。

（4）指导患者及陪护人员认识到化学性眼外伤最重要、最关键的处理是现场急救，一旦化学物质进入眼部，应争分夺秒地用大量净水，如河水、井水、自来水、冷开水、饮用蒸馏水、矿泉水等充分冲洗眼部，或用脸盆盛水，将面部浸入水中，反复开合眼睑，或拉开上下眼睑，充分暴露眼穹隆部进行冲洗。然后再送医院系统处理。

七、结果评价

视力是否稳定或提高；眼痛、畏光、流泪等症状是否减轻或消失；是否能够描述引起心理障碍的原因和自我调控的方法，是否能够配合治疗护理；生活是否能够自理，或在他人的帮助下完成日常生活，是否能够适应化学性眼损伤后的生活状况；是否能够陈述预防外伤发生的措施；对眼部化学伤防治知识的掌握程度；是否能够陈述预防并发症发生的措施。

【眼外伤辨证施护】

1.撞击伤络

证候：胞睑青紫肿胀，重坠难睁，或白睛溢血，或血灌瞳神，或眼底出血，视力障碍。

治法：早期止血，后期活血化瘀。

方药：早期用十灰散加减，后期用祛瘀汤加减。

护理：三七粉2g，每日2次。

2.气滞血瘀

证候：视力剧降，黑睛混浊，眼珠刺痛或胀痛，或白睛溢血，或血灌瞳神，或晶珠混浊，或视衣出血色暗红；伴眼珠胀痛，头额疼痛，食少恶心；舌质暗红或有瘀点，脉弦。

治法：行气活血，化瘀止痛。

方药：血府逐瘀汤或桃红四物汤加减。

护理：

（1）食少恶心者，尽量避免在餐前进行治疗护理。

（2）中药汤剂宜温服。

3.风邪乘袭

证候：伤眼疼痛，畏光流泪，视力骤降，眼珠破损，或有眼内容物脱出；舌苔薄白或薄黄，脉弦或弦数。

治法：疏风清热，活血通络。

方药：除风益损汤加减。

护理：用菊花、金银花沸水泡后代茶饮。

4.热毒壅盛

证候：热泪频流，畏光难睁，视力骤降，胞睑肿胀，白睛混赤，眼珠破裂，创口污秽，黄液上冲，或眼珠突出；可伴头痛，口干口苦；舌质红，舌苔黄，脉弦数。

治法：清热解毒，凉血化瘀。

方药：经效散合五味消毒饮加减。

护理：鼓励患者多喝水。可用金银花、野菊花适量煎水代茶饮，或饮西瓜汁、绿豆汤等。

第十三章　耳鼻咽喉的解剖与生理

第一节　耳的解剖与生理

一、耳的解剖

耳分外耳、中耳和内耳三部分（图 13-1）。

图 13-1　耳的解剖

（一）外耳

1.耳郭

耳郭除耳垂由脂肪和结缔组织构成外，其余由弹性软骨组成，外覆软骨膜和皮肤。耳郭借韧带和肌肉附着于头颅两侧，分为前、后两面，后面微凸，前面凹凸不平，标志如图 13-2。

2.外耳道

外起耳甲腔底，内达鼓膜，成人平均长度为2.5~3.5cm。分为软骨部（外 1/3 段）和骨部（内 2/3

图 13-2　耳郭表面标志

段），其交界处较窄称外耳道峡部，外耳道异物多停留于此。

外耳道软骨部的皮下组织有毛囊、皮脂腺及耵聍腺。由于皮肤较薄，与软骨膜和骨膜附着较紧，感染时疼痛剧烈，下颌关节的运动可加剧疼痛。

外耳的动脉有颈外动脉的颞浅动脉和颌内动脉，静脉流入颈外静脉、颌内静脉和翼静脉丛。

外耳的神经有下颌神经的耳颞支、来自颈丛的耳大神经、面神经的耳后支和迷走神经的耳支。当刺激外耳道时，常引起反射性咳嗽，这是迷走神经受刺激的缘故。

外耳的淋巴流入耳前淋巴结、耳后淋巴结、耳下淋巴结，少数流入颈浅淋巴结和颈深淋巴结。

（二）中耳

中耳包括鼓室、咽鼓管、鼓窦和乳突四部分。

1. 鼓室

鼓室有六个壁（图 13-3）。

图 13-3 鼓室六壁模式图

（1）上壁 亦称鼓室盖，是一层薄骨板，将鼓室与颅中窝分隔。

（2）下壁 为一层薄骨板，将鼓室和颈静脉球分隔。

（3）内壁 即内耳的外壁，中部有一隆起名鼓岬，为耳蜗的基底所在处。鼓岬的后上方有前庭窗，又称卵圆窗，通入耳蜗前庭阶，镫骨底板借环状韧带将其封闭。鼓岬的后下方有蜗窗，亦称圆窗，通入耳蜗鼓阶，为一膜封闭，又称第二鼓膜，或圆窗膜。前庭窗上方有面神经骨管水平段。

（4）外壁 大部分为鼓膜。鼓膜为约 8mm×9mm 的椭圆形灰白色的半透明薄膜，厚约 0.1mm，呈浅漏斗状，凹面向外，鼓膜与外耳道底约成 45°角，婴儿鼓膜的倾斜度更大。鼓膜上方小部分薄而松弛，称松弛部，其余大部分鼓膜称紧张部。鼓膜紧张部分为三层：外层是复层鳞状上皮；中层由纤维组织组成；内层为黏膜层，是扁平上皮。

正常鼓膜有以下标志（图 13-4）。

图 13-4　鼓膜的正常标志

图 13-5　鼓膜的四个象限

为了便于描述，将鼓膜分为四个象限（图 13-5）。

（5）前壁　有咽鼓管鼓室口，经咽鼓管与鼻咽部相通。

（6）后壁　后壁的上部有鼓窦入口，经鼓窦通入乳突。鼓室后壁有面神经骨管垂直段。

鼓室内容物有听骨、肌肉、韧带和神经。

（1）听骨　即锤骨、砧骨和镫骨构成听骨链，使鼓膜与前庭窗连接（图 13-6）。

图 13-6　听骨

（2）肌肉　即镫骨肌与鼓膜张肌，可以减低内耳的压力与损伤。

（3）韧带　听骨借韧带固定于鼓室内。

（4）鼓室神经　有鼓索神经和鼓室神经丛。

2. 咽鼓管

成人全长约 35mm，内 2/3 为软骨部，外 1/3 为骨部，是沟通鼻咽腔和鼓室的管道，也是中耳感染的主要途径。咽鼓管黏膜为纤毛柱状上皮，与鼻咽部及鼓室黏膜连续，纤毛的运动向鼻咽部，使鼓室内的分泌物得以排除。咽鼓管的鼻咽端开口在静止状态时是闭合的，当张口、吞咽、歌唱或呵欠等动作时开放，空气乘机进入鼓室，以保持鼓室内外的气压平衡。婴儿和儿童的咽鼓管较成人短而平直，口径相对较大，当鼻及鼻咽部感染时较成人易患中耳炎。

3. 鼓窦

为上鼓室后上方的含气腔，是鼓室和乳突气房间的通道。

4. 乳突

内含许多彼此相通的小气房，根据气房的发育程度可将乳突分为气化型、硬化型和板障型。

（三）内耳

内耳又称迷路，位于颞骨岩部内，外有骨壳名骨迷路，内有膜迷路，膜迷路内含内淋巴液。膜迷路与骨迷路间含外淋巴液。

1. 骨迷路

由耳蜗、前庭和半规管所组成（图 13-7）。

图 13-7　骨迷路

（1）耳蜗　形似蜗牛壳，为螺旋样骨管，旋绕中央的蜗轴约 2 周半。从蜗轴伸出的骨螺旋板延续到骨蜗管内，并由耳蜗底盘旋上升，直达蜗顶。骨螺旋板外缘有前庭膜和基底膜连接骨蜗管外壁，将骨蜗管分隔成前庭阶，鼓阶和中阶（膜蜗管）三个管道。膜蜗管为一个封闭的盲管，内储内淋巴液。前庭阶和鼓阶内储外淋巴液，并在蜗顶借蜗孔相交通。

（2）前庭　呈椭圆形，前接耳蜗，后接三个半规管，前庭外侧壁为鼓室内侧壁的一部分，有前庭窗及蜗窗。

（3）骨半规管　位于前庭的后上方，为三个互相垂直的半环形的骨管。根据其所在的位置分外（水平）半规管、上（垂直）半规管和后半规管。其一端膨大为壶腹部，另一端在外半规管为单脚，而上半规管和后半规管的两个单脚合并成总脚，所以三个半规管只有 5 个开孔通入前庭。头直立时，外半规管平面约比地面后倾 30°角，壶腹端在前；上半规管的平面与同侧岩部的长轴垂直；后半规管的平面则与同侧岩部的长轴相平行。

2. 膜迷路

形状与骨迷路相同，借纤维束固定于骨迷路壁上，悬浮于外淋巴液中。

（1）蜗管　为膜性螺旋管，介于前庭阶和鼓阶之间。蜗尖端为盲端，下端借连合管通入球囊，内含内淋巴液。其切面呈三角形，上壁为前庭膜；外侧壁增厚与骨蜗管的骨膜接连，名血管纹；底壁为基底膜，由支柱细胞和内、外毛细胞及胶状盖膜构成螺旋器，亦称柯蒂器，是耳蜗神经末梢感受器。

（2）椭圆囊和球囊　两者均在骨前庭内，囊内各有一个囊斑，其构造相同，由支柱细胞和感觉毛细胞的神经上皮所组成，毛细胞的纤毛上一层含有石灰质的胶质体，名耳石。椭圆囊斑大部分位于囊的底壁，小部分位于囊的前壁。球囊斑居于囊的内侧壁上。囊斑为重力和直线加速度运动平衡的外周感受器。

（3）膜半规管　附着于骨半规管的外侧壁，膜半规管的壶腹内各有壶腹嵴，由支柱细胞和感觉细胞的神经上皮组成，毛细胞的纤毛较长，为一胶质膜覆盖，名壶腹嵴顶，亦称终顶，为角加速度感受器。

3. 内耳血管和神经

内耳的血管大部由基底动脉或小脑前下动脉分出的内听动脉所供给，间有耳后动脉之茎乳支供给分布于半规管。

听神经在脑桥和延髓间离开后，偕同面神经进入内耳道，在内耳道分为耳蜗和前庭两支。

二、耳的生理功能

耳的功能主要有二：一司听觉，二司平衡。

（一）听觉生理

听觉是人的主观感觉，成人的听觉范围在 20~20000Hz，但对语言频率 500~3000Hz 的声波最敏感。声音强度以分贝（dB）计算。

1. 声音的传导 声音传入内耳的路径有二：一是空气传导，二是骨传导。在正常情况下，以空气传导为主。

（1）空气传导 声波自外界经空气传入内耳，主要途径简示如下。

声波　　　　　锤骨→砧骨

↓　　　　　　↑　　↓

耳郭→外耳道→鼓膜　镫骨→前庭窗→外、内淋巴→螺旋器→听神经→听觉中枢

空气振动　　　传声变压　　　　液体波动　　　感音　神经冲动　综合分析

（2）骨传导 声波经颅骨传入内耳，有移动式和挤压式两种方式，二者协同可刺激螺旋器引起听觉。

2. 外耳的生理 耳郭对声源方向的判定有帮助作用，且有一定的收集外来声波的作用。

3. 中耳的生理

（1）中耳的解剖结构就是一种传声的变压装置。鼓膜的有效振动面积为镫骨底板面积的 17 倍，声波从鼓膜传到镫骨底板时，其声压将被提高 17 倍；同时，听骨链的杠杆作用中，由长度比决定的鼓膜振幅与锤骨柄振幅之比是 2:1，使声压提高 1 倍；锤骨柄与砧骨长突之比为 1.3:1，又使声压提高 1.3 倍。可见，由于鼓膜和听骨链的共同作用，使声波经过中耳到达前庭窗时，声压提高了 $17 \times 2 \times 1.3 = 44.2$ 倍，相当于 30dB。

（2）咽鼓管的主要功能为调节鼓室内气压与外界平衡，以及中耳廓清作用。

4. 耳蜗的生理

（1）耳蜗的传音生理 当声波经前庭窗进入耳蜗变成液波时，基底膜则随液波上下移动，与盖膜之间形成剪刀式的运动，毛细胞的纤毛被弯曲，使其底部的神经末梢产生神经冲动，经神经纤维传至中枢，引起听觉。

（2）耳蜗的感音生理 原因不是很明确，目前有共振学说、行波学说、电话学说、排放学说等。

（二）平衡生理

人类身体的平衡由前庭、视觉和本体感觉三个系统的协调作用来维持，其中以前庭功能最为重要。第八脑神经的前庭核与眼肌及身体各部肌肉有较广泛的神经联系，前庭维持身体的平衡，是依靠一种广泛范围的反射作用。

1. 静平衡 为椭圆囊和球囊所维持。

2. 动态平衡　由半规管所维持。当刺激半规管时，还会出现一些自主神经系统的反应，表现为眩晕、出汗、面色苍白、恶心、呕吐等现象，这些反应的性质和程度与前庭器的兴奋性有关。

在日常生活中，人的许多活动既刺激椭圆囊、球囊，也刺激半规管、前庭器。两个部位同时维持身体平衡，并起着复合功能作用。

第二节　鼻的解剖与生理

一、鼻的解剖

鼻由外鼻、鼻腔、鼻窦三部分构成。

（一）外鼻

外鼻由骨、软骨构成支架，外覆软组织和皮肤，略似锥形（图 13-8）。

外鼻的软骨性支架由鼻中隔软骨和侧鼻软骨及大、小翼软骨等组成。外鼻的骨性支架由鼻骨、额骨鼻突、上颌骨额突组成。鼻骨左右成对，上接额骨鼻突，两侧与上颌骨额突相连。鼻骨下缘、上颌骨额突内缘及上颌骨腭突游离缘共同构成梨状孔（图 13-9）。

图 13-8　外鼻各部名称　　　　图 13-9　外鼻骨和软骨支架

鼻尖、鼻翼及鼻前庭皮肤较厚，且与皮下组织及软骨膜粘连紧密，并富有皮脂腺、汗腺，为粉刺、痤疮和酒糟鼻的好发部位。炎症时稍有肿胀，即疼痛较剧。

外鼻的静脉经内眦静脉及面静脉汇入颈内、颈外静脉，内眦静脉与眼上静脉、眼下静脉相通，最后汇入颅内海绵窦。面静脉无瓣膜，血液可上下流通，当鼻或上唇（称危险三角区）的感染处理不当或随意挤压，则有可能引起颅内海绵窦血栓性静脉炎的危险（图 13-10）。

（二）鼻腔

鼻腔为一顶窄底宽的狭长腔隙，前起前鼻孔，后止于后鼻孔，与鼻咽部相通，由鼻中隔分隔为左右两腔，每侧鼻腔包括鼻前庭与固有鼻腔两部分。

图 13-10　外鼻静脉与海绵窦的关系

1. 鼻前庭　由皮肤覆盖，富有皮脂腺和汗腺，并长有鼻毛，鼻前庭皮肤与固有鼻腔黏膜交界处称为鼻阈。

2. 固有鼻腔　通称鼻腔，有内、外、顶、底四壁。

（1）**内壁**　即鼻中隔，由鼻中隔软骨、筛骨垂直板及犁骨组成。鼻中隔前下部黏膜血管丰富，汇聚成网，称为利特尔区。此处黏膜较薄，血管表浅，是鼻出血最易发生的部位（图 13-11）。

图 13-11　鼻中隔动脉分布

（2）**外壁**　鼻腔外壁有突出于鼻腔的三个鼻甲，分别称上、中、下鼻甲。各鼻甲下方的空隙称为鼻道，即上、中、下鼻道。各鼻甲内侧面和鼻中隔之间的空隙称为总鼻道。上、中两鼻甲与鼻中隔之间的腔隙称嗅裂或嗅沟（图 13-12）。

图 13-12　鼻腔外侧壁

NOTE

上鼻甲前鼻镜检查不易窥见，其后上方为蝶筛隐窝，蝶窦开口于此；上鼻道有后组筛窦开口。中鼻甲前端外上方有小丘状隆起称为鼻丘，是三叉神经、嗅神经所形成的反射区；中鼻道前方有一弧形嵴状隆起，名钩突，其后上方为筛窦的大气房，名筛泡，筛泡与钩突之间有一半月形裂隙，称为半月裂孔。额窦多开口于半月裂孔的前上部，其后为前组筛窦开口，最后为上颌窦开口。中鼻甲、中鼻道及其附近的区域又称"窦口鼻道复合体"，如发生变异与病理改变，将直接影响鼻窦的通气引流，导致鼻窦炎。下鼻甲为一独立骨片，其前端距前鼻孔约2cm，后端距咽鼓管口约1cm，为鼻甲中最大者，故下鼻甲肿大时易致鼻塞；下鼻道的前上方有鼻泪管开口，其外段近下鼻甲附着处骨壁较薄，是上颌窦穿刺的最佳进针部位（图13-13）。

图13-13　右鼻腔

（3）顶壁　呈狭小的拱形。前部为额骨鼻突及鼻骨构成，中部是分隔颅前窝与鼻腔的筛骨水平板，此板薄而脆，并有多数细孔，呈筛状，嗅神经经此穿过进入颅前窝。外伤或手术时易骨折致脑脊液鼻漏，成为感染入颅的途径。

（4）底壁　即硬腭，与口腔相隔，前3/4由上颌骨腭突构成，后1/4由腭骨水平部构成。

3. 鼻腔黏膜　分为嗅区黏膜和呼吸区黏膜。

（1）嗅区黏膜　分布于中鼻甲游离缘以上的鼻腔黏膜，为假复层无纤毛柱状上皮，有嗅神经末梢分布。

（2）呼吸区黏膜　分布于中鼻甲游离缘以下的鼻腔黏膜，为假复层纤毛柱状上皮，纤毛运动方向向鼻咽部。

（三）鼻窦

鼻窦为鼻腔周围颅骨含气空腔，名为额窦、筛窦、上颌窦及蝶窦。共四对八个（图13-14）。

图13-14　鼻窦的面部投影

按鼻窦开口的位置分为前、后两组。前组鼻窦包括上颌窦、前组筛窦和额窦，其窦口均在中鼻道；后组鼻窦包括后组筛窦和蝶窦。前者窦口在上鼻道，后者窦口在蝶筛隐窝。

1. 上颌窦　为鼻窦中最大者，形似横置的锥体，锥体之底即上颌窦内侧壁，锥体尖部在上颌骨颧突处，15岁时上颌窦的大小几乎与成人相同。前壁中央最薄并略凹陷处称"尖牙窝"，上颌窦手术多经此进入，尖牙窝上方有眶下孔，为眶下神经及血管通过之处。后外壁与翼腭窝相隔。内壁为鼻腔外侧壁的一部分。

2. 筛窦　位于鼻腔外上方和眼眶内壁之间的筛骨内，呈蜂房状小气房。筛窦以中鼻甲附着缘为界，位于其前下者为前组筛窦，开口于中鼻道；中鼻甲后上者为后组筛窦，开口于上鼻道。筛窦外壁菲薄如纸，为眶内侧壁的纸样板，故筛窦与眼眶炎症可相互感染。

3. 额窦 位于额骨内，其大小、形状极不一致，有时可一侧或两侧未发育。额窦的前壁为额骨外板，较坚厚，内含骨髓。后壁为额骨内板，较薄，与额叶硬脑膜相邻。

4. 蝶窦 位于蝶骨体内，形状大小不一。由蝶窦中隔分为左右两侧，两侧常不对称。顶壁与颅前窝及颅中窝相隔，顶壁凹陷形成蝶鞍底部。

二、鼻腔及鼻窦的生理功能

（一）鼻腔的生理功能

鼻腔的生理功能包括四个方面：①呼吸功能，又分为通道作用、温暖作用、湿润作用和滤过清洁作用。②嗅觉功能。③共鸣功能。④反射功能。

（二）鼻窦的生理功能

鼻窦对增加吸入鼻腔空气的温度及湿度、增强声音共鸣，以及减轻头颅重量等方面都起着一定的作用。

第三节 咽的解剖与生理

一、咽的解剖

咽分为鼻咽、口咽和喉咽，是呼吸道与消化道的共同通道。上起颅底，下达环状软骨下缘平面，相当于第6颈椎食管入口平面，成人全长 12～14cm（图 13-15）。

（一）鼻咽部

鼻咽在鼻腔的后方、颅底至软腭游离缘水平面以上的部位。顶部略呈拱顶状，在顶后壁有淋巴组织，称为增殖体或咽扁桃体、腺样体。前壁是后鼻孔及鼻中隔后缘，向下连通口咽部。侧壁距下鼻甲后端约1cm处有一漏斗状开口为咽鼓管咽口，咽鼓管咽口的后上缘有唇状隆起称咽鼓管隆突，亦称咽鼓管圆枕，

图 13-15 咽腔分段

其后上方有一深窝称咽隐窝，是鼻咽癌的好发部位。咽隐窝上方约1cm处有颅底破裂孔，鼻咽恶性肿瘤常可循此进入颅内。

（二）口咽部

口咽部介于软腭与会厌上缘之间。后壁相当于第2、3颈椎的前面，向下连通喉咽部，向前经由悬雍垂、舌背、腭舌弓构成之咽峡与口腔相通。舌腭弓和咽腭弓间的深窝称扁桃体窝，内有腭扁桃体。舌根部有舌扁桃体。在咽腭弓的后方，有纵行束状淋巴组织称咽侧索。（图 13-16）。

1. 腭扁桃体

腭扁桃体俗称扁桃体，是一对呈扁圆形的淋巴上皮器官，表面有 10～20 个内陷的扁桃体隐窝。隐窝深入扁桃体内成为管状或分支状盲管，深浅不一，常有食物残渣及细菌存留而形成感染的"病灶"。扁桃体上部有一大而深的隐窝称扁桃体上隐窝，其盲端可达扁桃体被膜，炎症时可经此穿破被膜形成扁桃体周围脓肿。

2. 咽淋巴环

咽黏膜下淋巴组织丰富。腺样体、咽鼓管扁桃体、咽侧索、咽后壁淋巴滤泡、腭扁桃体及舌扁桃体构成咽淋巴内环，内环输出之淋巴管与颈淋巴结交通，颈淋巴结又互相连系形成咽淋巴外环，内环和外环统称为咽淋巴环（图 13-17）。

图 13-16　口咽与咽峡　　　　　　　　　图 13-17　咽淋巴环示意图

3. 咽筋膜间隙

（1）咽后间隙　位于椎前筋膜与颊咽筋膜之间，内有疏松结缔组织和淋巴组织。上起于颅底枕骨部，下达第 1、2 胸椎平面，在正中由于咽缝前后壁连接较紧，将咽后间隙分为左右各一，鼻、鼻窦及咽部的淋巴都汇入其中，因此，这些部位的炎症可引起咽后淋巴结感染化脓。

（2）咽旁间隙　位于咽后间隙两侧，左右各一，呈三角形漏斗状，内含疏松的蜂窝组织，上界为颅底，下达舌骨大角处，后壁为椎前筋膜，内壁为颊咽筋膜、咽上缩肌，与扁桃体窝相隔，故扁桃体的炎症常扩散至此间隙。

（三）喉咽部

上接口咽，前方经喉入口通喉腔；在舌根与会厌软骨之间的正中有舌会厌韧带，其两侧为会厌谷，咽异物常易停留于此。杓会厌皱襞两侧的外下方各有一深窝为梨状窝，也是异物停留之处。向下经两侧梨状窝之间的环状软骨板后方的环后隙与食管入口相通。

二、咽的生理功能

咽的生理功能为吞咽功能、呼吸功能、保护和防御功能、共鸣作用。

第四节　喉的解剖与生理

一、喉的解剖

喉上通喉咽，下接气管，位于颈前正中部，它是由软骨、韧带、喉肌及黏膜构成的锥形管状器官。

（一）喉软骨

喉的支架由甲状软骨、环状软骨、会厌软骨、杓状软骨、小角软骨和楔状软骨构成（图 13-18）。甲状软骨是喉支架中最大的一块软骨，由左右对称的四

图 13-18　喉软骨

方形甲状软骨板在颈前正中线汇合，并形成一定的角度。男性夹角较小且上端向前突出，称为喉结，女性近似钝角。两侧甲状软骨翼板后缘向上、下端延伸，呈小柱状突起，分别称为上角和下角。上角较长，借韧带与舌骨大角相连；下角较短，其内侧面与环状软骨后外侧面的小凹形成环甲关节。甲状软骨上缘正中有一"V"形凹陷，称甲状软骨切迹，为识别颈正中线的标志（图 13-19）。甲状软骨下缘和环状软骨之间有环甲膜连接。

图 13-19　喉的前面观

环状软骨位于甲状软骨之下，下接气管，前部较窄，称环状软骨弓，后部向上延展而较宽阔，称环状软骨板。环状软骨是喉与气管环中唯一完整的环形软骨，对支持喉腔通畅，保证呼吸甚为重要。

会厌软骨扁平如叶状，上缘游离呈弧形，茎在下端，附着于甲状软骨前角的内面。会厌分舌面和喉面，舌面组织疏松，故感染时易肿胀。

杓状软骨又名披裂软骨，位于环状软骨板后上缘，呈三角锥形，左右各一，顶尖倾向后内方，其底部和环状软骨连接成环杓关节，它在关节面上的滑动和旋转可使声带张开或闭合。底的前角名声突，声带后端附着于此。底的外侧角名肌突，为环杓侧肌和环杓后肌附着之处，司声门的开放与关闭。

NOTE

小角软骨位于杓状软骨的顶部，左右各一，有伸展杓会厌皱襞的功能。

（二）喉的韧带与筋膜

喉的韧带分喉外韧带和喉内韧带，喉外韧带将喉与邻近组织连接，喉内韧带将喉的各软骨连接。

（三）喉腔

喉腔上起自喉入口，下达环状软骨下缘并接气管。分为三区（图13-20）。

图13-20　喉腔冠状切面

1. 声门上区　位于声带上缘以上，其上口通喉咽部，呈三角形，称喉入口。室带亦称假声带，左右各一，位于声带上方，与声带平行，由黏膜、室韧带及甲杓肌组成，外观呈淡红色。室带与声带之间，两侧各有开口，呈椭圆形的腔隙，称喉室。喉室前端有喉室小囊，内含黏液腺，分泌黏液，润滑声带。

2. 声门区　位于两侧声带之间。声带位于室带下方，左右各一，由声韧带、肌肉、黏膜组成。在间接喉镜下声带呈白色带状，边缘整齐。前端起于甲状软骨板交界内面，后端附着于杓状软骨的声带突，故可随声带突的运动而张开或闭合。声带张开时，出现一个等腰三角形的裂隙，称声门裂，简称声门，亦为喉最窄处。声门裂之前端称前联合。

3. 声门下区　为声带下缘以下至环状软骨下缘以上的喉腔。幼儿期此区黏膜下组织结构疏松，炎症时容易发生水肿引起喉阻塞。

（四）喉肌

喉肌分为内外两组。

喉外肌将喉与周围结构相连，可使喉固定或上下运动。升喉肌包括二腹肌、茎突舌骨肌、下颌舌骨肌及颏舌骨肌，降喉肌包括胸骨舌骨肌和肩胛舌骨肌。

喉内肌依其作用分为：①外展肌，使声门张开，主要是环杓后肌。②内收肌，使声门关闭，包括环杓侧肌、杓肌（杓横肌和杓斜肌）、甲杓肌、环甲肌。

（五）神经

喉的神经均为迷走神经分支。

1. 喉上神经　分为内外两支，内支为感觉神经，分布于声带以上区域的黏膜。外支属运动神经，支配环甲肌。喉上神经病变时，喉黏膜感觉丧失，致发生误咽，同时环甲肌松弛可致发音障碍。

2. 喉返神经　为喉的主要运动神经，支配除环甲肌以外的喉内诸肌，亦有感觉支分布于声门下区黏膜。两侧喉返神经的路径不同，左侧路径较长，在主动脉弓前由迷走神经分出，绕主动脉弓下方；右侧喉返神经在右锁骨下动脉前方由右迷走神经分出向下、向后绕此动脉，然后左右两侧喉返神经沿气管、食管间沟上行，在环甲关节的后方进入喉部。由于左侧径路较右侧长，故临床上受累机会较多。

二、喉的生理功能

喉的生理功能有呼吸功能、发音功能、保护功能三种。

第五节　气管、支气管及食管的解剖与生理

一、气管、支气管的解剖与生理

（一）解剖

气管位于颈前正中、食管的前方，是一个由软骨、肌肉、黏膜和结缔组织构成的管腔。上端起自环状软骨下缘，相当于第 6 颈椎平面，向下进入胸腔，其下端相当于第 5 胸椎上缘，在此分成左右两主支气管，分叉处称气管隆凸，其边缘光滑锐利。

气管软骨呈马蹄形，共计 16 ~ 20 个，以气管环韧带互相连接。气管的长度及内径因性别、年龄及呼吸状态而不同。成年男性长约 12cm，成年女性约 10cm，气管内径左右为 2.0 ~ 2.5cm，前后为 1.5 ~ 2.0cm。气管环的缺口约占气管横断面周长的 1/3，由纵行的弹性结缔组织纤维和横行、斜行的平滑肌加以封闭称气管膜部，形成气管后壁，与食管前壁紧接。故呼吸时气管可以扩大或缩小。气管在其下端分叉处比较固定，其余部分较易活动，可随头部伸仰、颈部转动、吞咽、呼吸等动作而变换位置。气管、支气管覆以假复层柱状纤毛上皮，纤毛运动呈波浪式，方向向上，使下呼吸道分泌物易于排出。

图 13-21　气管、支气管及其开口

支气管分左右主支气管。右主支气管较短而粗，长约 2.5cm，直径 1.4 ~ 2.3cm，与气管纵轴的延长线成 20° ~ 30° 角；左主支气管较细而长，长约 5cm，直径 1.0 ~ 1.5cm，与气管纵轴成 40° ~ 45° 角。因此，气管异物进入右侧的机会较左侧多见。右侧支气管约在第 5 胸椎下缘进入肺门，分为三支进入相应的肺叶，即上叶、中叶和下叶支气管；左侧支气管约在第 6 胸椎

处进入肺门，分为上、下叶支气管。

支气管管壁的构造和气管基本一样。支气管在肺门内逐渐缩小，呈树状（图13-21）。按其分布情况，支气管分为主支气管、肺叶支气管、肺段支气管及细支气管四级。

（二）生理

气管、支气管有如下生理功能：

1. 加温、加湿功能。

2. 清除吸入颗粒、保护机体功能。

3. 免疫功能。

4. 防御性呼吸反射，包括咳嗽反射和屏气反射。咳嗽反射可防止灰尘和分泌物进入肺泡，有助于保持呼吸道清洁通畅。突然吸入冷空气或刺激性化学气体可反射性引起呼吸暂停，声门关闭，支气管平滑肌收缩。

二、食管的解剖与生理

（一）解剖

食管是由黏膜衬里的肌性管道，上与喉咽下端相连，起于环咽肌下缘，下通胃的贲门处。成人食管入口位于第6颈椎平面，贲门位于第11胸椎平面。食管平均长度约25cm，自上切牙至贲门约为40cm。食管之横径约2cm，吞咽时可做不同程度的扩张。平时其前、后壁几乎相贴。

食管可分为颈、胸、腹三段。

食管有4个生理狭窄部位：第1狭窄是食管入口部，是各狭窄中最狭窄处，亦是食管异物最好发的部位，通常关闭，吞咽时才开放。第2狭窄相当于第4胸椎高度，是主动脉弓横过食管前方之处。第3狭窄相当于第5胸椎高度，是左主支气管横过食管前壁之处。因第2、3狭窄距离甚近，且第3狭窄处常不明显，故临床上亦常将二者合称为第2狭窄。第4狭窄（临床常称为第3狭窄）相当于第10胸椎高度，是食管穿过膈肌的食管裂孔，为膈肌压迫处。以上这些狭窄部位是异物容易嵌留之处。食管损伤和癌肿也较多发生在这些狭窄部位（图13-22）。

成人食管壁的厚度为3～4mm，由黏膜层、黏膜下层、肌层与纤维层构成。黏膜层为复层鳞状上皮，黏膜下层含有腺体，肌层由内环形、外纵形两种肌纤维组成。

食管之血供十分丰富。甲状腺下动脉、胸主动脉及腹主动脉等均有分支分布于食管壁。食管上段之静脉经甲状腺下静脉汇入上腔静脉，中段回流至奇静脉，下段之静脉则注入门静脉系统。当门静脉血流受阻，门静脉高压时，食管下段静脉则充盈怒张。

第1狭窄 →

第2狭窄 →
第3狭窄 →

第4狭窄 →

图13-22　食管的4个生理性狭窄

（二）生理

食管是输送食团从下咽部到胃的通道。食管上段为骨骼肌，中段为骨骼肌和平滑肌，下段为平滑肌。当食团到达下咽部时，环咽肌反射性一过性弛缓，致口腔、下咽部内压升高，食团通过食管入口而下行。食团进入食管刺激食管壁，引起食管蠕动，将食团推向下。

食管与胃之间无括约肌，在贲门以上的食管有一段长 4～6cm 的高压区，是正常情况下阻止胃内容物逆流入食管的屏障。食管黏膜的感觉迟钝，轻微的病变一般无明显症状。

附：耳鼻咽喉的中医解剖名称

耳　部

窗笼：①耳。《灵枢·卫气》："窗笼者，耳也。"②天窗穴。《针灸甲乙经·卷之二》："天窗，一名窗笼，在曲颊下，扶突后，动脉应手陷者中，手太阳脉经所发，刺入六分，灸三壮。"

耳门：①耳屏，又谓之蔽。《灵枢·五色》："蔽者，耳门也。"②穴位名。

耳根：耳郭后部与头之连接处。

耳坠：耳轮之垂部，即耳垂，又谓之耳垂珠。

耳孔：通入耳底之孔道，即外耳道。

完骨：耳后乳突部位。《灵枢·骨度》："耳后当完骨者，广九寸。"

耳底：泛指耳窍的深部，似指外耳道深部及鼓膜等部位。

耳膜：即鼓膜。

鼻　部

天牝：鼻的别称。《景岳全书·卷二十七》："鼻为肺窍，又曰天牝。"

玄门：鼻的别称。《东医宝鉴·外形·卷二》："鼻通天气，曰玄门。"

神庐：鼻的别称。《东医宝鉴·外形·卷二》："神庐者，鼻也，乃神气出入之门也。"

明堂：①鼻的别名。《灵枢·五色》："明堂者，鼻也。"②鼻准。《东医宝鉴·外形·卷二》："山根之下曰鼻准，即明堂也。"

山根：两目内眦间的部分。《东医宝鉴·外形·卷一》："印堂之下曰山根，即两眼之间。"又谓之"下极""王宫"。

王宫：见《灵枢·五色》。《中西汇通医经精义》谓："王宫，今名山根。"

鼻准：即鼻尖部。又谓之"准头""面王"。

頞（音 è）：①鼻梁的凹陷处。②整个鼻梁。

中血堂：似指今之鼻中隔前下方易出血区。《伤科补要·卷二》："中血堂，即鼻内下脆骨空处也。若伤之，血流不止。"

咽喉部

咽门：似指喉头。《灵枢·肠胃》："咽门重十两，广一寸半，至胃长一尺六寸。"《备急千金要方·卷六》谓："咽门者，肝胆之候。若脏热，咽门则闭而气塞；若腑寒，咽门则破而声嘶。"

喉核：即腭扁桃体。

喉关：即咽峡，由扁桃体、悬雍垂和舌根组成。古人认为，咽喉为人体呼吸、饮食之要道，形如关隘之险要，故谓之喉关。

小舌、蒂丁、蒂中、喉花：即悬雍垂。

颃颡：今之鼻咽部。《灵枢集注·忧恚无言》："颃颡者，腭之上窍，口鼻之气及涕唾从此相通，故为分气之所泄，谓气之从此而分出于口鼻者也。"

吸门：①会厌。《难经·四十四难》谓："会厌为吸门。"②会厌之下的部分。《儒门事亲·卷三》："会厌之下为吸门。"

第十四章　耳鼻咽喉科护理概述

第一节　耳鼻咽喉科患者的护理评估和常用护理诊断

一、耳鼻咽喉科患者的临床特征

（一）疾病间常相互累及，患者常有多种主诉

耳鼻咽喉疾病常为多个器官同时受累，或以一个器官病变为主，继而累及其他器官或组织。因此，在评估耳鼻咽喉科患者时，要全面评估症状和体征，以免遗漏。

（二）症状变化快，多种急症后果严重

耳鼻咽喉科急症较多且凶险，有时甚至危及生命。耳鼻咽喉部位较特殊，一旦这些器官发生感染未得到及时控制，炎症易向附近脑组织蔓延或通过血液播散，引起颅内并发症而危及生命。咽喉部是人体呼吸的唯一通道，咽喉部的炎症或异物易导致呼吸道阻塞而引起窒息死亡。因此，对于这类患者一定要高度重视，严密观察病情变化，及时采取治疗和护理措施。

（三）症状与全身疾病有密切联系

耳鼻咽喉等器官与全身有着紧密的联系。一些全身性疾病可以引起耳鼻咽喉科症状，耳鼻咽喉科疾病也可以并发全身性疾病。

（四）患者易产生多种心理障碍，性格改变，甚至过激行为

耳鼻咽喉各器官拥有许多人体重要的感知功能，包括听觉、嗅觉、平衡觉、语言功能等，而且这些器官疾病的发展和治疗易引起患者明显的面部结构、功能、形象的改变。

（五）对疾病不够重视，易延误治疗，产生严重后果

许多患者对耳鼻咽喉科疾病缺乏必要的基本知识，常常会延误诊断治疗的最佳时机，造成终生遗憾。因此，护士应大力向患者宣传有关方面的知识，使患者认识到防病和及早就诊的重要性，更好地配合治疗，提高治疗效果。

二、耳鼻咽喉科患者的护理评估

（一）评估内容

评估内容主要包括患者健康史的评估、症状和体征的评估、心理社会因素评估，以及环境职业因素评估。

1. 健康史的评估　主要评估患者既往的健康状况，患病经历，主要症状，发病的时间、地点、诱因，起病的缓急及持续时间，诊断和治疗的过程，有无家族史、外伤史、手术史、过敏史等。女性患者还应了解月经史和生育史。

2. 症状和体征的评估　局部评估头颈部、面部、耳、鼻、咽、喉、口腔的结构和功能的异

常表现，同时也要重视全身健康状况的评估。

（1）耳部常见的症状

①耳郭形状异常：患者因形象有异常可能会产生自卑心理。

②耳痛：指耳内或耳周疼痛，约95%为耳病所致，5%为牵涉性痛。耳痛的性质有钝痛、刺痛、抽痛等。

③耳漏：又称耳溢液，指经外耳道流出或在外耳道积聚异常分泌物。耳道长期流脓且伴有臭味的患者可能不愿与人接触，自尊降低。

④耳聋：指不同程度的听力下降。根据病变部位不同可分为三种：传导性聋、感音神经性聋、混合性聋。

⑤耳鸣：是听觉功能紊乱所致的常见症状，指患者主观感觉耳内有鸣声，而周围环境并无相应的声源。分为传导性耳聋和感音神经性聋。

⑥眩晕：是一种运动性或位置性错觉，即自身与周围物体的位置关系发生改变的主观错觉。分为前庭性眩晕和非前庭性眩晕两类。

（2）鼻部常见的症状

①鼻塞：即鼻腔通气不畅，因鼻腔内分泌物增多，鼻黏膜充血、增生肥厚或鼻腔内新生物等引起。由于引起鼻塞的原因和病变程度不同，可表现为单侧或双侧鼻塞，持续性、间歇性或交替性鼻塞。

②鼻漏：是指鼻内分泌物过多而从前鼻孔或后鼻孔流出。由于原因不同，分泌物性状各异，分为水样鼻漏、脑脊液鼻漏、黏液性鼻漏、黏脓性鼻漏、脓性鼻漏、血性鼻漏等。

③鼻出血：表现为鼻涕中带血、滴血、流血。

④嗅觉障碍：可分为呼吸性、感受性和功能性三种类型，以嗅觉减退和嗅觉丧失较常见。嗅觉障碍会引起患者食欲下降、精神不振等心理症状。

（3）咽部常见的症状

①咽痛：是咽部最常见的症状。由咽部急慢性炎症、溃疡、异物等原因引起，或因咽部邻近器官疾病引起，也可以是全身疾病的伴随症状。

②咽部感觉异常：是指患者自觉咽部有异物感、堵塞、贴附、瘙痒、干燥等异常感觉，常喜用力清嗓以清除。

③吞咽困难：大致可分为功能障碍性、梗阻性和麻痹性三类。吞咽困难严重的患者常处于营养不良、饥饿消瘦的状态。

④打鼾：指睡眠时因软腭、悬雍垂、舌根等处软组织随呼吸气流颤动而产生节律性声音。打鼾患者常有注意力不集中、记忆力减退、工作效率低等情况，鼾声还会影响他人，影响人际交往。

（4）喉部常见的症状

①声音嘶哑：简称声嘶，是喉部疾病最常见的症状，表示病变累及声带。

②吸气性呼吸困难：常见于喉部阻塞性病变者，主要表现为吸气时间延长，吸气时空气不易进入肺内，此时胸腔内负压增加，出现胸骨上窝、锁骨上窝、肋间隙凹陷，临床上称为"三凹征"。

③喉喘鸣：是由于喉或气管发生阻塞，患者用力呼吸，气流通过喉或气管狭窄处发出的特

殊声音。

3. 心理社会因素评估 耳鼻咽喉科疾病均发生在头面部，可能引起头面部的结构和功能的改变。这些改变都会严重影响患者的心理社会健康，需要患者重新调整和适应生活的改变。如果适应不良，会导致严重的心理和社会疾病。所以护士应重视评估患者的心理社会因素，通过评估，可以发现和确定患者存在或潜在的心理和社会问题，并根据每个患者的不同特点提供有针对性的护理措施。

4. 环境职业因素评估 耳鼻咽喉科疾病的发生和发展与环境因素有密切关系，长期接触环境中的有害因素，可以直接或间接导致耳鼻咽喉等器官的病变。所以，护士评估患者时要注意评估患者的职业、工作、生活环境、自我保健知识水平等，以提供相关的预防疾病发生和发展的知识和技能。

（二）评估方法

1. 健康史的评估 主要采取交谈方式。

2. 症状和体征的评估

（1）症状的评估 通过询问和听取患者的主诉来评估患者的症状。询问要点为症状出现的部位、性质、持续时间、发作频率、严重程度、有无加重或缓解的因素等。

（2）体征的评估 主要通过护士与医生配合，对患者观察、触摸、叩诊、听诊、嗅诊来确定患者的异常体征。观察和触摸主要用于耳、鼻、咽喉、颈部的外部检查。在评估患者的耳鼻咽喉内部结构和功能时还要进行专科检查。耳鼻咽喉科的相关辅助检查结果也是评估患者异常体征的重要来源。

3. 心理社会因素及职业环境因素的评估 方法主要有观察法、会谈法、作品分析法、心理测量学方法、医学检查法等。

三、耳鼻咽喉科患者的常用护理诊断

1. 有感染的危险 与耳鼻咽喉各器官均与外界相通的特殊解剖位置、先天性耳前瘘管、鼻腔通气障碍、耳鼻咽喉部异物存在、外伤、各种手术后切口易被污染等因素有关。

2. 感知改变 与嗅觉、听力功能异常有关。

3. 语言沟通障碍 与各种原因引起的听力下降、不能理解他人、气管切开、喉部病变或喉切除术后发音功能受损有关。

4. 体温过高 与耳鼻咽喉科各种急性感染性炎症有关，如急性化脓性扁桃体炎、急性会厌炎、急性中耳炎、急性鼻窦炎等，与耳部病变引起的各种颅内或颅外并发症等有关。

5. 体液不足的危险 与鼻出血、手术出血、摄入液体不足等因素有关。

6. 有外伤的危险 与平衡功能失调、嗅觉或听力障碍所致的察觉环境危害能力的降低有关。

7. 清理呼吸道无效 与鼻腔、咽喉、气管的炎症引起分泌物增多黏稠且不易排出，或气管切开、喉部手术后呼吸道分泌物增多且黏稠，患者咳嗽排痰能力下降有关。

8. 有窒息的危险 与气管或喉部存在异物、喉部急性炎症、外伤或气管切开后痰液积聚阻塞呼吸道等因素有关。

9. 疼痛 与耳鼻咽喉各器官的急慢性炎症、外伤、手术等因素有关。

10. 吞咽能力受损 与咽部炎症引起的吞咽疼痛、喉部肿瘤或炎症引起的梗阻等因素有关。

11. 自理能力缺陷 与手术后或疾病因素引起的疲劳和疼痛有关。

12. 知识缺乏 与缺乏对疾病的预防、治疗、用药、并发症的监测和控制或自我护理的知识和技能等因素有关。

13. 焦虑 与担心疾病的治疗和预后，对环境不熟悉，担心疾病影响家庭、工作和生活，经济负担增加等因素有关。

14. 自我形象紊乱 与鼻部手术、喉部手术后面部结构和功能改变，或长期炎症引起分泌物过多，有特殊异味等因素有关。

15. 有社交隔离的危险 与听力障碍或喉部手术后语言交流能力受损、鼻部或耳部先天畸形、面部手术或先天畸形引起的自尊降低等因素有关。

第二节 耳鼻咽喉科患者手术前后的常规护理

一、耳科手术前后的常规护理

耳科手术主要包括鼓膜修补术、鼓室成形术、乳突根治术、电子耳蜗植入术等。

（一）术前护理常规

1. 心理护理 配合医生跟患者和家属谈话，了解患者的心理状态，介绍手术的目的和意义，说明术中可能出现的情况及术后的注意事项，使患者有充分的思想准备，减轻焦虑，争取患者的理解和配合。

2. 耳部准备

（1）对于慢性化脓性中耳炎耳内有脓的患者，入院后根据医嘱予 3% 过氧化氢溶液清洗外耳道，并滴入抗生素滴耳液，每日 3~4 次，初步清洁耳道。

（2）术前一天剃除患侧耳郭周围头发，距发际 5~6cm，清洁耳郭及周围皮肤。术晨将女患者头发梳理整齐，结成辫子，如为短发，可用凡士林将其粘于旁边或扎起，以免污染术野。需植皮取脂肪者，应遵医嘱备皮，备皮部位多为腹部或大腿。

3. 一般准备

（1）术前检查的各项检验报告是否正常，包括术前四项、血尿常规、出凝血试验、肝肾功能、胸片、心电图等，了解患者是否有糖尿病、高血压、心脏病或其他全身性疾病，有无手术禁忌证，以保证手术安全。

（2）局部的各项检查要齐全，包括电测听、前庭功能、耳部 CT、面神经功能等。

（3）根据需要完成药物过敏试验。

（4）预计术中可能输血者，应做好血型鉴定和交叉配血试验。

（5）术前一天沐浴、剪指（趾）甲，做好个人卫生工作。

（6）术前一晚可服镇静剂，以便安静休息。

（7）术晨更衣，局部麻醉者不穿高领内衣，全身麻醉者病服贴身穿。取下所有贵重物品和首饰交予家属保管。活动性义齿要取下。不涂口红和指（趾）甲油。不戴角膜接触镜。

（8）按医嘱予术前用药，并做好宣教工作。

（9）局麻患者术晨可进少量干食。全麻者术前 6 ~ 8 小时开始禁食禁水。

（10）术前有上呼吸道感染者，或女患者月经来潮，暂缓手术。

（11）术前禁烟酒及刺激性食物。

（二）术后护理常规

1. 全麻患者按全麻术后护理常规护理至患者清醒。

2. 全麻患者清醒后，可选择平卧或头偏向健侧卧位或半卧位，如无发热、头痛、眩晕等症状，次日可起床轻微活动。人工镫骨手术需绝对卧床 48 小时。

3. 观察敷料的渗透情况及是否松脱，如渗血较多，及时通知医生，可更换外面敷料。

4. 饮食护理：如术后无恶心、呕吐，全麻患者清醒 6 小时后可进流质或半流质饮食，3 ~ 5 天视病情逐步改为普食，以高蛋白、高热量、高维生素、清淡易消化饮食为宜。

5. 注意观察有无面瘫、恶心呕吐、眩晕、平衡失调等并发症，进颅手术注意患者有无高热、嗜睡、神志不清、瞳孔异常变化等颅内并发症的发生。

6. 嘱患者防止感冒，教会其正确的擤鼻方法，即单侧轻轻擤，勿用力擤，以免影响移植片，并利于中耳乳突腔愈合，按需要给呋麻滴鼻液，保持咽鼓管通畅。

7. 根据医嘱使用抗生素，预防感染，促进伤口愈合。

8. 耳部手术患者因听力都有不同程度的损害，所以护士要注意与患者沟通的方式，如大声说话、语速减慢，必要时用图片、写字或简单的手语。避免患者烦躁不安，情绪不稳。

9. 术后 6 ~ 7 天拆线，2 周内逐渐抽出耳内纱条，拆线后外耳道内应放置挤干的酒精棉球，保持耳内清洁并吸收耳内渗出液。嘱洗头洗澡时污水勿进入外耳道。

10. 嘱患者出院后定期随访，按时清洁外耳道。

二、鼻科手术前后的常规护理

鼻科手术包括鼻内窥镜手术、上颌窦根治术、额窦根治术、鼻侧切开术、上颌骨截除术、鼻咽纤维血管瘤摘除术等。

（一）术前护理常规

1. 心理护理　向患者介绍手术的目的和意义，说明术中可能出现的情况、如何配合及术后注意事项，使患者有充分的思想准备，减轻焦虑。

2. 鼻部准备　①剪去患侧鼻毛，男患者需理发，剃净胡须。②检查患者有无感冒、鼻黏膜肿胀等炎症，如有应待炎症消失后再行手术。

3. 一般准备　准备好鼻部 CT 或 MRI，余同"耳科患者术前一般准备"。

（二）术后护理常规

1. 局麻患者术后取半卧位，以减轻头部充血，利于鼻腔、口腔分泌物流出。

2. 全麻患者按全麻护理常规护理至患者清醒后，改为半卧位。

3. 注意观察鼻腔渗血情况，嘱患者如后鼻孔有血液流下，一定要吐出，以便观察出血量，并防止血液进入胃内，刺激胃黏膜引起恶心呕吐。24 小时内可用冰袋冷敷鼻部。如出血较多，及时通知医生处理，必要时按医嘱使用止血药，床旁备好鼻止血包和头灯等物品。

4. 嘱患者不要用力咳嗽或打喷嚏，以免鼻腔内纱条松动或脱出而引起出血。教会患者如果想打喷嚏，可用手指按人中同时做深呼吸，或用舌尖抵住上腭以制止。

5. 局麻患者术后 2 小时、全麻患者术后 6 小时可进温凉的流质或半流质饮食，可少量多餐，保证营养，避免辛辣刺激性食物。

6. 鼻腔填塞纱条者，第二天开始滴石蜡油以润滑纱条，便于抽取。纱条抽尽后改用呋麻滴鼻液滴鼻，防止出血和感染，利于通气。

7. 因鼻腔不能通气，患者需张口呼吸，口唇易干裂，所以要做好口腔护理，保持口腔清洁无异味，防止口腔感染，促进食欲。

8. 测量体温注意宜用腋下测量。

9. 注意保护鼻部勿受外力碰撞，尤其是鼻部整形手术患者，防止出血和影响鼻部手术效果。

10. 由于手术刺激、术后鼻腔填塞等原因，患者面部肿胀，影响呼吸、睡眠，易出现焦虑情绪。此时应多关心患者，做耐心细致的解释工作，消除其不安情绪，使之保持良好心态，以利于康复。

11. 根据医嘱给予鼻腔冲洗，定期复查。

三、咽喉科手术前后的常规护理

咽喉科手术包括扁桃体摘除术，腭裂修补术，各种喉镜检查术，气管切开术，全喉、半喉切除术，食道镜、气管镜检查异物取出术等。

（一）术前护理常规

1. 心理护理　向患者介绍手术的目的和意义，说明术中可能出现的情况、如何配合及术后注意事项，使患者有充分的思想准备。

2. 局部准备

（1）备皮，男性患者应刮胡子。

（2）术前做好口腔护理，防止口腔感染影响术后伤口愈合。

（3）局麻患者咽部手术术晨可进少量干食，喉部手术术前至少禁食 6 小时。

（4）咽喉部或口腔有炎症者，应先控制炎症，再行手术。

（5）呼吸困难明显者应吸氧。

3. 一般准备　局部检查包括咽喉部 CT 片、MRI、嗓音测试等，余同"耳科患者术前一般准备"。

（二）术后护理常规

1. 全麻患者按全麻护理常规监测生命体征至清醒。

2. 咽部手术患者清醒前采用侧俯卧位，以利口中分泌物流出，防止渗血咽下，清醒后予半卧位。

3. 观察切口渗血情况，一则通过观察切口敷料渗透情况，二则嘱患者将口中分泌物吐出以便观察。

4. 注意观察呼吸情况，及时排除分泌物，必要时经鼻或口吸出，保持呼吸道通畅。

5. 局麻或表麻手术患者，术后 2 小时可进温冷流质或半流质饮食，防止食物温度过高引起局部充血。而全麻患者术后 6 小时开始进食。

6. 对于气管切开或喉切除的患者，须保持气管套管通畅。因存在语言交流障碍，更应做好心理护理，加强与患者的非语言交流和沟通，及时满足患者需要，使患者保持情绪稳定。

7. 做好口腔护理，防止感染。

8. 各种喉镜术后嘱患者少讲话，注意声带休息。

9. 禁烟酒，避免辛辣刺激性食物。

第三节　耳鼻咽喉科常用的护理技术操作

一、外耳道清洁法

（一）目的

1. 清洁化脓性中耳炎患者耳内的脓液及痂皮。

2. 为耳部检查及治疗做准备，特别是鼓膜检查。

（二）用物准备

耳用棉签、额镜、耳镊、3%过氧化氢溶液、消毒剂、消毒棉签、吸引器等。

（三）操作步骤

1. 患者取坐位，护士解释操作的目的和方法，取得患者配合。

2. 患耳朝向操作者，左手牵拉耳郭，使外耳道变直。

3. 调整额镜，聚光于外耳道。

4. 整块耵聍用耳镊或耵聍钩轻轻取出，耵聍碎屑用耳用棉签清除。

5. 外耳道内的分泌物用蘸有3%过氧化氢溶液的小棉签清洗或用吸引器吸净，然后用干棉签拭净。

（四）注意事项

整个操作应在明视下进行，动作应轻柔，不可损伤外耳道皮肤和鼓膜。对不合作的儿童应由家长或护士协助。

二、外耳道滴药法

（一）目的

1. 软化耵聍。

2. 治疗外耳道、鼓膜及中耳疾病。

（二）用物准备

滴耳液、消毒干棉球。

（三）操作步骤

1. 患者取侧卧位或坐位，头偏向健侧，患耳向上。

2. 清洁外耳道。

3. 成人耳郭向后上方牵拉，小儿向后下方，将外耳道拉直。

4. 将滴耳液顺耳道后壁滴入2~3滴。

5. 用手指反复轻按耳屏几下，使药液流入耳道四壁及中耳腔内。

6. 保持体位3~4分钟。

7. 外耳道口塞入干棉球，以免药液流出。

（四）注意事项

1. 滴药前，必须将外耳道脓液洗净。药液温度以接近体温为宜，不宜太热或太凉，以免刺激迷路，引起眩晕、恶心呕吐等不适感。

2. 如滴耵聍软化液，应事先告知患者滴入药液量要多，滴药后可能有耳塞、闷胀感，以免患者不安。

三、鼓膜穿刺法

（一）目的

抽出鼓室内积液，减轻耳闷感，提高听力。

（二）用物准备

2% 丁卡因溶液、安尔碘、纱布、1mL 注射器、鼓膜穿刺针头、额镜、耳镜、酒精棉球、耳用棉签。

（三）操作步骤

1. 用温水将 2% 丁卡因溶液、安尔碘适当加温。

2. 患者取坐位，头侧卧向桌面，患耳向上，向患者解释操作目的和方法，取得配合。

3. 向患耳内滴入 2% 丁卡因溶液 1 次，做表面麻醉。10 分钟后倒掉，再消毒。然后滴入安尔碘消毒鼓膜和外耳道，用纱布擦干外耳道口。

4. 患者坐起，患耳朝向操作者。

5. 操作者用酒精棉球消毒耳镜，并置入外耳道。

6. 连接空针与穿刺针头，调整额镜聚光于外耳道。

7. 将长针头沿耳镜底壁缓慢进入外耳道，刺入鼓膜紧张部的前下象限或后下象限，一手固定针筒，一手抽吸积液。

8. 抽吸完毕，缓慢将针头拔出，退出外耳道。

9. 用挤干的酒精棉球塞住外耳道口。

（四）注意事项

1. 注意滴入耳内溶液的温度适宜。

2. 刺入鼓膜深度不宜过深，位置在最低部，以便抽尽积液。

3. 操作时嘱患者头勿动，以免损伤中耳内其他结构。

4. 嘱患者 2 天后将棉球自行取出，1 周内不要洗头，以免污水进入外耳道。

四、耳部手术备皮法

（一）目的

1. 使手术术野清洁，有利于手术进行。

2. 预防切口感染。

（二）用物准备

梳子、皮筋、发夹、凡士林、剪刀。

（三）操作步骤

1. 患者取坐位，男性患者根据手术要求剃除耳郭周围头发：耳部手术剃除距发际 5～6cm；

侧颅底手术剃除距发际 9~10cm；前颅底手术应将头发剃光。其余头发均剃短，洗净头部或沐浴全身。

2.女性患者首先与男性患者一样根据手术要求剃除耳郭周围头发，洗净头部或沐浴全身。将患者头发梳理整齐，将患侧头发梳向健侧，用皮筋固定，也可扎成小辫，用皮筋扎紧。编完发辫后，叮嘱患者朝向健侧卧位，以免弄乱发辫。

3.将露出的短小头发用凡士林粘在辫子上或用剪刀剪掉。

4.将健侧头发梳理整齐，长发可用皮筋与辫子一起固定。

（四）注意事项

1.发辫尽量编紧，防止松脱。

2.最后应将发夹取下，切忌将金属发夹留于头部。

五、耳部加压包扎法

（一）目的

1.耳部手术或外伤后用于固定敷料，保护手术切口，利于引流。

2.用于局部压迫止血。

（二）用物准备

绷带一卷、20cm 长纱条一根、胶布数条、纱布数块。

（三）操作步骤

1.患者取坐位或仰卧位，向患者解释操作目的和方法。

2.将纱条放于患者患侧额部（眉毛外侧），将敷料放在患耳伤口处，用胶布固定。

3.将绷带先绕额部 2 周（包左耳向左绕，包右耳向右绕），然后由上至下包向患侧耳部，经后枕部绕到对侧耳郭上方，绕额部 1 周；再次由上至下包患耳，重复上述动作至绷带包完，使敷料固定，患耳及敷料全部包住。

4.用胶布固定绷带尾部。

5.用纱条将绷带扎起，使额部绷带高于眼眶。

（四）注意事项

1.包扎时应注意保持患耳正常的解剖形态。

2.固定于额部的绷带需高于眉毛，以免压迫眼球，影响视线。

3.绷带的松紧应适度，太松会引起绷带和敷料的脱落，太紧会使患者感到头痛。

4.单耳包扎时，绷带应高于健侧耳郭，避免压迫引起不适。

六、上颌窦穿刺法

（一）目的

1.明确上颌窦病变的诊断。

2.治疗上颌窦病变。

（二）用物准备

鼻镜、棉签、上颌窦穿刺针、橡皮管接头、20mL 注射器、治疗碗（内盛温生理盐水）、深弯盘（盛冲洗流出液）、盐酸羟甲唑啉、1% 丁卡因、抗生素药液、额镜。

（三）操作步骤

1.患者取正坐位，嘱其擤净鼻涕。向患者解释操作目的和方法，取得患者配合。

2.将浸有盐酸羟甲唑啉的棉片及浸有1%丁卡因的棉签置入下鼻道穿刺部位5～10分钟进行表面麻醉。

3.如穿刺右侧上颌窦，操作者左手固定患者头部，右手拇指、食指紧握穿刺针中段，掌心顶住针柄，针头斜面朝向鼻中隔，经前鼻孔深入下鼻道顶端，置于距下鼻甲前端1～1.5cm鼻甲附着处（此处骨质较薄）。右手持针向外眦方向稍用力，即能穿入窦腔，并有落空感（图14-1）。

（1）穿刺部位　　　　　　　　　（2）穿刺针位置及冲洗液流向

图14-1　上颌窦穿刺法

4.如穿刺左侧，操作者用左手持针，右手固定头部。

5.抽出针芯，嘱患者头倾向健侧，观察针管内有无黄褐色液体流出，如有，则可能为上颌窦囊肿，不可再冲洗。

6.嘱患者用手托住深弯盘于下颌，用20mL注射器回抽是否有空气，证实是否在腔内，抽吸温生理盐水，连接橡皮管与穿刺针，然后缓缓推注生理盐水进行冲洗，观察有无脓液流出。反复冲洗，直至冲净。根据医嘱注入抗生素药液，并嘱患者头侧向患侧3分钟，防止药液漏出。

7.插入针芯，拔出针头，用消毒棉球塞于前鼻孔。穿刺处压迫止血，嘱患者2小时后自行取出。

8.穿刺冲洗完毕，将脓液的质和量记录于病史卡上。

（四）注意事项

1.穿刺部位、方向及深度一定要正确，用力不可过大，穿刺不可过深，防止穿入眶内或面颊部软组织。在未确定刺入上颌窦之前不要进行冲洗。

2.密切观察患者，如果患者在穿刺过程中发生晕厥等意外情况，立即拔出穿刺针，使患者平卧休息，必要时采取给氧等急救措施。

3.窦腔内不可注入空气，以免针头刺入血管而发生空气栓塞。

4.如注入液体时遇到阻力，可能是穿刺针头不在窦腔内，或穿入窦腔内软组织如息肉，也可能是窦口阻塞，此时应改变穿刺针头方向，或以盐酸羟甲唑啉、肾上腺素棉片收敛中鼻道，如仍有阻力，应停止操作，不可强行冲洗。

5.拔针后应妥善止血，告知患者在诊室休息片刻，无不适后方可离开，并告知穿刺后3～5天鼻涕内有少量血液属于正常现象。

6. 儿童穿刺应慎重。高血压、血液病、急性炎症期患者禁忌穿刺。

七、鼻腔冲洗法

（一）目的
清洁鼻腔，湿润黏膜，减轻臭味，促进黏膜功能恢复。

（二）用物准备
灌洗桶、橡皮管 1 根、橄榄式接头 1 根、温生理盐水 500～1000mL、纱布少许。

（三）操作步骤
1. 患者取坐位，头向前侧倾。

2. 橄榄头与橡皮管连接，嘱患者一手将橄榄头固定于一侧前鼻孔，张口呼吸。护士轻轻加压将温盐水缓慢注入鼻腔，盐水经前鼻孔流向后鼻孔，再经对侧鼻腔流出。两侧鼻腔交替冲洗，直至将鼻腔内分泌物、痂皮冲净为止。

3. 操作完毕后用纱布擦干脸部。

（四）注意事项
1. 鼻腔有急性炎症及出血时禁止冲洗，以免炎症扩散。

2. 冲洗压力不宜过大，以免引起并发症。

3. 水温以接近体温为宜，不能过冷或过热。

4. 冲洗时勿与患者谈话，以免发生呛咳。

八、负压置换疗法

（一）目的
1. 利用吸引器，吸出鼻腔及窦腔内分泌物。

2. 形成窦腔负压，使药液进入窦腔，以达到治疗目的。

（二）用物准备
负压吸引器、橄榄式接头、盐酸羟甲唑啉、治疗碗（内盛清水）、棉球少许。

（三）操作步骤
1. 嘱患者擤净鼻涕，仰卧，肩下垫枕头，头后仰与身体垂直。

2. 两侧鼻腔各滴入盐酸羟甲唑啉 4～5 滴，按压鼻翼使之分布均匀，以利窦口开放，保持头位不动 1～2 分钟。

3. 将橄榄头与吸引器连接，塞入一侧鼻孔，用手指按住另一侧鼻孔，嘱患者连续发"开、开、开"声音，使软腭上提，关闭鼻咽腔。开动吸引器，反复吸引鼻腔。一侧吸净后，同法吸另一侧鼻腔。在此期间，如分泌物过多，可用清水吸洗橄榄头。

4. 吸引完毕，用盐酸羟甲唑啉滴鼻，休息 1～2 分钟后起床。

5. 用棉球擦净鼻孔流出的药液。

（四）注意事项
1. 急性鼻炎、急性鼻窦炎、鼻出血、鼻息肉、鼻部手术后、伤口未愈、鼻前庭炎、鼻前庭疖、高血压者禁用此疗法。

2. 吸引器压力不可过大，抽吸时间不宜过长，以免负压过大引起鼻出血。

九、雾化吸入法

常用的雾化吸入法有超声波雾化吸入法、氧气雾化吸入法、压缩雾化吸入法三种。

超声波雾化吸入法

（一）目的

治疗喉部炎症，解痉，控制呼吸道感染。

（二）用物准备

超声波雾化吸入器一套、水温计、弯盘、冷蒸馏水、生理盐水、药液。

（三）操作步骤

1. 检查雾化器，连接雾化器主件与附件。加冷蒸馏水于水槽内。将药液用生理盐水稀释至30～50mL 倒入雾化罐内，检查无漏水后，将雾化罐放入水槽，盖紧水槽盖。

2. 协助患者取舒适卧位，接通电源，打开电源开关预热3～5分钟，调整定时开关至所需时间，打开雾化开关，调节雾量。将口含嘴放入患者口中（也可用面罩）指导患者做深呼吸。

3. 治疗毕，取下口含嘴，关闭雾化开关，再关闭电源。

4. 擦干患者面部。整理用物，放掉水槽内的水，擦干水槽。将口含嘴、雾化罐、螺纹管浸泡于消毒液内1小时，再洗净晾干。

（四）注意事项

1. 熟悉雾化器的性能，水槽内应保持足够的水量（虽有缺水保护装置，但不可在缺水状态下长时间开机），水温不宜超过50℃。

2. 水槽底部晶能转换器和雾化罐底部的透声膜薄而质脆，易破碎，操作中注意不要损坏。

3. 连续使用雾化器时，中间需间隔30分钟。

氧气雾化吸入法

（一）目的

同超声雾化吸入法。

（二）用物准备

氧气雾化吸入器、氧气装置一套、弯盘、药液。

（三）操作步骤

1. 检查氧气雾化吸入器，遵医嘱将药液稀释至5mL，注入雾化器的药杯内。

2. 连接雾化器的接气口与氧气装置的橡皮管口，调节氧气流量，指导患者手持雾化器将吸嘴放入口中紧闭嘴唇深吸气，用鼻呼气，如此反复，直至药液吸完为止。

3. 取出雾化器含嘴，关闭氧气开关。

4. 协助清洁口腔。

（四）注意事项

1. 氧气湿化瓶内勿盛水，避免液体进入雾化器内使药液稀释影响疗效。

2. 使用雾化器时，应取下湿化瓶。防止湿化瓶老化，注意使用安全。

3. 操作中注意用氧安全，严禁接触烟火和易燃品。

NOTE

第四节　耳鼻咽喉科常用的专科检查及护理配合

一、耳郭及耳周检查法

1. 患者取侧坐位，受检耳朝检查者。
2. 观察耳郭有无畸形、局限性隆起增厚及皮肤有无红肿或皲裂。
3. 观察耳周有无红肿、瘘管口、瘢痕、赘生物及皮肤损害等。

二、外耳道及鼓膜检查法

1. 牵拉耳郭，成人向后上方，幼儿向后下方。
2. 观察外耳道有无耵聍、异物或分泌物。
3. 观察鼓膜的正常解剖标志是否存在，注意鼓膜的色泽、活动度及有无穿孔及其部位、大小。

三、听力检查法

1. 主观测听法

（1）音叉试验

①林纳试验（RT）：即骨气导比较试验。将振动的音叉柄端置于受检侧乳突部，相当于鼓窦处（骨导），当受试耳听不到音叉声时立即将叉臂置于受试耳外耳道 1cm 处（气导）。

②韦伯试验（WT）：即比较受试者两耳骨导听力。取 C256 或 C512 音叉，敲击后将振动的音叉柄端紧压颅面中线任何一点（多为前额），请受试者辨别音叉偏于何侧。

③施瓦巴赫试验（ST）：即比较受试者与正常人的骨导听力。先测试正常人的骨导听力，当其不再闻及音叉声时，迅速将音叉移至受试耳鼓窦区测试。

（2）纯音听阈　先测试气导，再测试骨导。测试前请受试者在听到测试声时，无论其强弱立即以规定的动作表示。检查从 1000Hz 开始，然后按 2000Hz、3000Hz、4000Hz、6000Hz、8000Hz、250Hz、500Hz 顺序进行，最后再对 1000Hz 复查 1 次。

（3）其他　语音检查法、表试法、阈上功能测试、言语测听等。

2. 客观测听法

（1）声导抗测试　是利用外耳道压力变化产生的鼓膜张力变化，对声能传导能力发生改变这一特性，记录鼓膜反射回外耳道的声能大小，通过计算机分析结果，反映中耳传音系统和脑干听觉通路功能，也叫声阻抗测试。用于测量中耳压力，鉴别听力下降的原因，为进一步诊断和治疗提供依据。治疗时嘱患者不要戴耳环，以免影响检查部件的放置。

（2）电反应测听　是检测声波经耳蜗毛细胞换能、听神经的兴奋和听觉通路传到大脑过程中产生的各种生物电位，用于判断脑干功能，鉴别耳聋性质，评定治疗效果。告诉患者检查中会在前额、耳部等处放置电极，嘱患者勿紧张。

四、前庭功能检查法

1. 检查目的　在于了解前庭功能状况。由于前庭神经系统与小脑、脊髓、眼、自主神经等有着广泛的联系，因而前庭功能检查主要包括两个方面：一是平衡及协调功能检查；二是眼动检查。

（1）闭目直立检查法　嘱受检者直立两脚并拢，双手手指互扣于胸前并向两侧拉紧，观察受检者睁眼及闭目时有无倾倒。迷路或小脑病变者出现自发性倾倒现象，正常者无倾倒。

（2）过指试验　检查者与受检者相对端坐，受检者睁眼、闭目各数次，用两手食指轮流碰触置于前下方的检查者食指。迷路或小脑病变者出现过指现象。

（3）自发性眼震检查法　眼震是眼球的一种不随意运动，眼震方向多为水平或水平旋转性，并有快相和慢相之分。检查时，受试者取坐位，睁眼前视，检查者手指在受试者眼前方40～60cm处，引导被检查者的视线跟随检查者的手指自上而下、从左到右移动及向前平视，观察受检者有无眼震及眼震的特点，并记录。

（4）诱发性眼震检查法　是通过旋转实验、冷热水试验、瘘管试验等方法刺激内耳，使内淋巴液产生流动，继而诱发前庭反应导出眼震。其中冷热水试验和旋转实验是判断外周前庭功能状况的主要定位方法。

2. 护理配合

（1）检查前明确告诉患者检查方法，使患者正确配合。

（2）检查过程中患者有可能发生摔倒等情况，注意保护患者的安全。

（3）检查过程中患者可能发生恶心、呕吐、眩晕等，应做好防护措施。

（4）告诉患者在检查前2～3天停用任何作用于中枢神经、改善血氧供应、扩张血管及治疗眩晕的药物。

（5）眩晕急性发作时，有癫痫史或颅内压增高、脑血管意外急性期、精神病患者不宜进行检查。

（6）被检查者应避免在疲劳、饥饿、过度紧张、不安状态下进行检查。

五、外鼻检查法

1. 受检者取正坐位，腰靠检查椅背，上半身稍前倾，头正，腰直，两手置于膝上，不合作的儿童须由家属或护士将其抱在怀中坐好。

2. 观察外鼻有无畸形，皮肤有无肿胀、缺损，色泽是否正常，有无鼻小柱过宽、鼻翼塌陷、前鼻孔狭窄。

3. 触诊有无压痛、增厚、变硬，鼻骨有无骨折、移位及骨擦音。

4. 听其发音，了解有无"闭塞性鼻音"或"开放性鼻音"。

5. 注意是否嗅到特殊的腥臭味。

六、鼻腔检查法

1. 鼻前庭检查法

（1）受检者头稍后仰。

NOTE

（2）检查者以拇指将鼻尖抬起。

（3）观察鼻前庭皮肤有无充血、肿胀、皲裂、溃疡、疖肿、隆起及结痂等。

2. 前鼻镜检查法

（1）左手持前鼻镜，与鼻腔底平行伸入鼻前庭，不可超越鼻阈。

（2）右手扶持受检者头部，随检查需要转动头部。

（3）缓缓张开镜叶，依次检查鼻腔各部：先使受检者头位稍低，而后抬高逐渐至后仰位，由下至上顺序观察鼻底、下鼻甲、下鼻道、鼻中隔前下部，而后观察中鼻甲、中鼻道及嗅裂、鼻中隔中部，最后为鼻中隔上部、中鼻甲前端、鼻堤等。

（4）注意鼻甲有无充血、水肿、肥大、干燥及萎缩，中鼻甲有无息肉样变，各鼻道及鼻底是否积聚分泌物及分泌物的形状，鼻中隔有无偏曲、穿孔、出血、血管扩张、溃疡糜烂或黏膜肥厚，鼻腔内有无息肉、肿胀、异物等。

（5）若下鼻甲肥大，可用盐酸羟甲唑啉收缩鼻腔黏膜后再进行检查。

3. 后鼻镜检查法

（1）左手持压舌板将舌前 2/3 下压，右手以握笔姿势将间接咽喉镜镜面朝上从左侧口角送到软腭与咽后壁之间。

（2）注意鼻咽顶有无新生物、溃疡、出血点、痂皮、腺样体残余，后鼻孔有无畸形，下鼻甲及下鼻道有无脓液，咽隐窝有无肿瘤等。

4. 硬管鼻内镜检查法

（1）1% 丁卡因及盐酸羟甲唑啉麻醉并收缩鼻黏膜。

（2）根据检查部位不同选用 0°及向前倾斜 30°、70°、110°的视角镜，沿鼻底插入，越过鼻中隔后缘，转动镜窗检查鼻咽情况。

5. 软管鼻内镜检查法　属冷光源纤维导光，管径很细，可进入各鼻道清晰地观察鼻腔各部、鼻咽和各鼻窦的开口及邻近组织病变等。

七、鼻窦检查法

1. 观察面颊、内眦及眉根附近的皮肤有无红肿，局部有无硬性或弹性隆起，眼球有无移位或运动障碍，面颊或眶内上角处有无压痛，额窦前壁有无叩痛等。

2. X 线、CT 扫描是鼻窦最常用的辅助检查法，可根据窦腔密度、阴影及是否有骨破坏，判断有无炎症、囊肿、息肉、异物或肿瘤等。

3. 头位引流及上颌窦穿刺冲洗。

八、鼻功能检查法

1. 利用鼻通气测量板检查两鼻腔的通气情况。

2. 用鼻测压计测量呼吸时气流的阻力。

3. 嗅觉检查：分别用酒精、醋、水让受试者判断。简易的方法是准备各种不同气味的液体，如酒精、醋、樟脑油等作为嗅剂，分别装入同样的有色小瓶内，用水对照。检查时，令受检者闭目，将小瓶盖打开置于一侧鼻孔前嗅之，而后用同样的方法交替检查另一侧。全部嗅出为正常，部分嗅出为嗅觉减退，全部不能嗅出为嗅觉丧失。

九、口咽检查法

1.受检者取正坐位，腰靠检查椅，上半身稍前倾，头正，腰直，两手置于膝上，不合作的儿童须由家属或护士将其抱在怀中坐好。

2.观察口唇颜色，有无唇裂畸形、疱疹、口角糜烂等。

3.自然张口，观察口腔黏膜有无出血、溃疡等。

4.压舌板轻压患者舌前2/3处，观察双侧腭舌弓、腭咽弓、咽侧壁及咽后壁，注意咽黏膜有无充血、溃疡、假膜、脓痂、干燥、肿胀和隆起等。

5.观察两侧腭扁桃体，注意其大小、形态、隐窝口处有无分泌物及有无扁桃体异物或新生物等。

6.嘱受检者发"啊"音，观察软腭的运动情况。

十、鼻咽检查法

1.受检者端坐，用鼻呼吸使软腭松弛。

2.检查者左手持压舌板，压下舌前2/3，右手持加温而不烫的鼻咽镜，镜面朝上，从一侧口角伸入口内，置于软腭与咽后壁之间，通过鼻咽镜可观察到软腭背面、鼻中隔后缘、后鼻孔区、后鼻道及鼻甲后端、咽鼓管咽口及咽鼓管圆枕、咽隐窝、鼻咽顶部及腺样体，应注意有无充血、粗糙、出血、浸润、溃疡及新生物等。

3.注意事项：鼻咽镜检查有时可因鼻咽狭窄或咽反射敏感、受检者不合作等因素而不易成功，对于咽部过于敏感不合作者，可在表麻后进行。鼻咽镜放入口中前，先在检查者手背试温，防止烫伤患者。此外，鼻咽镜伸入口内时，不要触及周围组织，以免引起恶心。在临床上，电鼻咽镜、直接鼻咽镜及光导纤维鼻咽镜也常被选用，进行鼻咽部检查。

十一、喉的外部检查法

1.患者取正坐位，头稍后仰。

2.观察喉的局部有无肿胀，喉的甲状软骨是否在颈部正中，两侧是否对称。

3.触摸甲状软骨、环状软骨、环甲间隙、颈部淋巴结等，注意有无触痛、畸形，颈部有无肿大的淋巴结等。

十二、间接喉镜检查法

1.患者端坐、张口、伸舌，检查者坐在患者对面，先将额镜反射光的焦点调节到患者悬雍垂处。

2.受检者尽量向外伸舌，检查者用纱布包裹其舌头，并用左手拇指和中指捏住受检者舌前部向前下方牵拉，然后用食指抵住受检者上唇，以固定。

3.检查者用右手将镜面稍加热，防止起雾。放入受检者咽部前，先在检查者手背上试温，确认不烫时，以握笔姿势将间接喉镜镜面朝下从受检者左侧口角送到软腭与咽后壁之间，并用镜背将悬雍垂和软腭推向后上方。

4.观察舌根、会厌谷、咽喉后壁与侧壁、会厌舌面及游离缘、舌会厌侧襞、杓状软骨及两侧梨状窝。

5. 再嘱受检者发"伊"音，观察会厌喉面、杓会厌襞、杓间区、室带和声带。

6. 如果患者咽反射敏感，可先用 1% 丁卡因进行口咽表面麻醉。

十三、直接喉镜检查法

1. 检查目的　直接喉镜检查亦称直达喉镜，适用于间接喉镜检查不能查清的喉部病变或需要喉部活检者，或声门下腔、梨状窝等处病变者。

2. 注意事项　严重的颈椎病变，如脱位、外伤、结核等不能进行直接喉镜检查者。

3. 护理配合　让患者了解检查的目的、过程，检查时尽可能配合。如患者觉得恶心，可嘱其做深呼吸以缓解症状。检查前禁食、禁水 6 小时。按医嘱术前用药，以减少唾液的分泌。表麻者术后 2 小时进温凉软食，全麻者术后 6 小时进温凉软食，一般进半流质饮食 3 天。嘱患者口中分泌物不能咽下，以利于观察分泌物的色、质、量。嘱患者减少讲话次数，减轻声带充血。告知患者保护嗓音的正确发音方法，不要高声或长时间叫喊。

十四、纤维喉镜和电子喉镜检查法

纤维喉镜和电子喉镜是用光导纤维制成的软性内镜。其优点是可弯曲。适用于进一步检查喉部及喉咽部病变，特别适用于颈部畸形、舌体肥厚、张口困难、咽腔狭小及危重、年老体弱者，也可进行局部活检、息肉摘除、异物取出等手术，同时可与计算机系统连接用于研究和教学。

第十五章　耳科疾病护理

第一节　耳郭假性囊肿

耳郭假性囊肿（pseudocyst of auricle）是指以耳郭局限性、无痛性肿胀，肤色不变，按之柔软，穿刺可抽出淡黄色液体为主要特征的疾病，又称耳郭非化脓性软骨膜炎、耳郭软骨间积液、耳郭浆液性软骨膜炎等。本病多见于青壮年，男性多于女性，类似于中医学的耳郭痰包。

一、病因与发病机理

（一）中医病因病机

本病主要因脾胃功能失调，痰浊内生，复受风邪外袭，夹痰浊上窜耳郭，痰浊凝滞，困结于耳而为病。

（二）西医病因及发病机制

病因不明，可能与机械性刺激、挤压，造成局部微循环障碍，引起组织间的无菌性炎性渗出而发病有关。

二、护理评估

（一）健康史

评估患者的耳郭有无蚊虫叮咬、机械性刺激或挤压病史。

（二）临床表现

1. 症状　耳郭局部有胀感，无痛或微痛，有时有灼热和痒感。

2. 体征　耳郭凹面出现局部性隆起，常因刺激后加速增大。小囊肿仅显隆起，大囊肿隆起明显，边界清楚，有波动感，无压痛，表面肤色正常。

（三）辅助检查

囊肿局部穿刺可抽出淡黄色液体，生化检查为丰富的蛋白质，细菌培养无细菌生长。

（四）心理社会评估

评估患者对本病的认识和焦虑程度，患者的年龄、文化层次、卫生习惯等。

三、处理原则

治疗方法视囊肿大小而定，目的是防止液体再生，促进囊壁粘连愈合。

1. 穿刺抽液后用石膏固定，或穿刺抽液后用异极磁铁于耳郭前后相对贴敷。

2. 冷敷、超短波、艾灸、紫外线照射等。

3. 手术治疗。

4. 内服中药祛除痰湿，使包块减小。

四、护理诊断

1. 焦虑　与影响美观有关。

2. 有感染的危险　与皮肤破损有关。

3. 知识缺乏　缺乏本病的防治常识。

五、护理目标

1. 患者能表达引起焦虑等心理障碍的原因，情绪稳定。

2. 掌握避免继发感染的措施。

3. 对本病的防治常识有所了解。

六、护理措施

1. 心理护理　与患者谈心，告知本病的治疗和护理方法。

2. 治疗护理

（1）勿挤压揉按囊肿，以防增加机械性刺激，促使肿块扩大。

（2）勿损伤囊肿皮肤，以免细菌感染。

（3）穿刺时应严格按照无菌操作进行，否则极易导致化脓性软骨膜炎。

（4）囊肿穿刺加压包扎后，会有头部不适感，告知患者应配合治疗，不可自行解除敷料。

3. 健康教育

（1）告知患者健侧卧位休息。

（2）洗头时勿污染固定物，2 周后到医院复诊。

（3）如感觉耳郭剧烈疼痛，应立即就诊。

七、结果评价

患者情绪是否稳定，囊肿是否有继发感染，对本病防治常识的掌握程度。

第二节　外耳湿疹

外耳湿疹（eczema of external ear）是指发生在外耳道、耳郭和耳周皮肤的变态反应性皮炎。以耳部皮肤潮红、瘙痒、黄水淋漓或脱屑、皲裂为特征，小儿多见。本病类似于中医学的旋耳疮。

一、病因与发病机理

（一）中医病因病机

本病由脓耳之脓液浸渍或临近部位之黄水疮蔓延至耳部，或因接触某些刺激物而诱发，以致湿热邪毒积聚耳窍,引动肝经之火,循经上犯,风热湿邪蒸灼耳部皮肤而为病;或患病日久,阴血耗伤,耳窍失养,加之血虚生风化燥,以致耳部瘙痒,缠绵难愈。

（二）西医病因及发病机制

湿疹的病因和发病机制尚不清楚,多认为与变态反应有关,还可能和精神因素、神经机能障碍、内分泌功能失调、代谢障碍、消化不良等因素有关。

二、护理评估

（一）健康史

评估患者有无耳道流脓或污水入耳病史,有无挖耳的不良习惯。是否有接触化学物品、药品,吸入或食入过敏物质史。

（二）临床表现

1. 症状 外耳道、耳郭及其周围皮肤瘙痒、灼热感、渗液。

2. 体征 急性期患者耳郭皮肤潮红肿胀、糜烂、有小丘疹或水泡,破溃后渗黄色脂水,干后结痂。转为慢性后,耳郭皮肤增厚、粗糙、脱屑、皲裂、结痂,表面粗糙不平,甚至外耳道狭窄。

（三）心理社会评估

评估患者对本病的认知程度、心理状态、生活及工作环境。

三、处理原则

（一）中医处理原则

根据急、慢性湿疹的不同,证型不同,选择不同的药物予以外洗、湿敷、涂敷、针灸疗法。根据辨证化裁出清热利湿、疏风止痒,或养血滋阴、健脾化燥的中药内服。

（二）西医处理原则

病因治疗,全身及局部抗过敏治疗。

四、护理诊断

1. 舒适改变 与耳痒有关。

2. 焦虑 与病情反复,不易痊愈有关。

3. 有继发感染的可能 与耳部创面渗出,易感染细菌有关。

4. 知识缺乏 与缺乏本病的防治知识有关。

五、护理目标

1. 感觉舒适,耳痒减轻,病情稳定。

2. 患者能表达引起焦虑等心理障碍的原因。

3. 湿疹创面减小或愈合,尽量不发生继发感染。

4. 能够陈述本病的有关防治知识。

NOTE

六、护理措施

1. 心理护理 与患者谈心，告知本病的防治措施。

2. 休息与饮食 避免潮湿和高温的环境。患病期间，忌食有可能引起过敏的食物。

3. 治疗护理

（1）发病期间避免任何局部刺激，忌用肥皂水洗涤患处。

（2）不要抓挠外耳。

（3）急性期不宜用软膏外敷，以免引起继发感染。

4. 健康教育

（1）注意耳部卫生，戒除挖耳习惯。

（2）尽量避免潮湿和高温环境。

（3）尽量避免接触化学物品或食腥发食物。

七、结果评价

耳部是否感觉舒适，患者情绪是否稳定，湿疹创面是否减小或愈合，有无发生继发感染，对外耳湿疹防治知识的掌握程度。

第三节　外耳道疖与外耳道炎

外耳道疖（furuncle of external acoustic meatus）是指发生在外耳道的疖肿，为外耳道皮肤毛囊、皮脂腺的急性化脓性感染。外耳道炎（otitis external）是指外耳道皮肤或皮下组织弥漫性感染性炎症（本节只讨论急性期）。本病类似于中医学的耳疖、耳疮。它们是耳科常见病、多发病，在潮湿的热带地区发病率很高。二病在病因病机、治疗与护理方面大致相同，故合并论述。

一、病因与发病机理

（一）中医病因病机

本病多因挖耳损伤外耳道肌肤，风热邪毒侵袭耳道，或肝胆湿热蒸灼耳窍所致。

（二）西医病因及发病机制

常因挖耳引起外耳道皮肤损伤；或因游泳、洗头、洗澡时脏水进入外耳道，长时间浸泡；或化脓性中耳炎的脓液刺激外耳道软骨部的皮肤引起局部的感染。全身性疾病使抵抗力下降，也是本病的诱因。致病菌以溶血性链球菌和金黄色葡萄球菌多见，热带地区以绿脓杆菌最多见。

NOTE

二、护理评估

（一）健康史

评估患者有无中耳炎外耳道积脓、污水入耳、挖耳损伤耳道皮肤等病史，有无全身抵抗力下降合并有糖尿病、慢性肾炎等。

（二）临床表现

1. 症状　耳痛。

2. 体征　耳屏压痛和耳郭牵引痛，急性外耳道炎见外耳道弥漫性充血、肿胀、潮湿，有时可见小脓疱，外耳道内有分泌物，早期为稀薄的浆液性分泌物，晚期为稠脓。外耳道疖见外耳道软骨部局限性红肿隆起，或在肿胀的中央有白色脓头。疖肿脓熟后探针触之有波动感，如已流脓，往往脓液稠厚。

（三）辅助检查

血常规检查示白细胞总数升高，嗜中性粒细胞升高。

（四）心理社会评估

评估患者对本病的认识程度、情绪和所在环境。

三、处理原则

（一）中医处理原则

内服疏风清热、清泻肝胆、解毒消肿的中药，并与外敷、切开排脓、耳部换药相结合，亦可用针灸等疗法。

（二）西医处理原则

全身应用抗生素与局部敷药，或切开引流。

四、护理诊断

1. 疼痛　耳痛，与炎症有关。

2. 焦虑　与耳痛有关。

3. 体温过高　与耳疖感染有关。

4. 知识缺乏　与缺乏外耳道疖及外耳道炎的防治知识有关。

五、护理目标

1. 耳痛减轻或消失。

2. 情绪稳定，能积极配合治疗与护理。

3. 体温正常。

4. 能够陈述有关外耳道疖及外耳道炎的防治知识。

六、护理措施

1. 心理护理　向患者解释病情，使患者情绪稳定，积极配合治疗和护理。

NOTE

2. 休息与饮食　给予患者软质食物，因为咀嚼可加重耳痛。饮食宜清淡，忌食辛辣食物。体温升高时，告诉患者应卧床休息、多饮水。

3. 病情观察

（1）细心观察外耳道分泌物的量、性质、气味。

（2）观察患者疼痛的程度，对疼痛的反应，并给予适当的安慰，分散其注意力。

（3）如有体温过高，耳痛剧烈者，应立即报告医师，并做出相应的处理。

4. 治疗护理

（1）给予止痛药，使用止痛药30分钟后评估效果。

（2）保持耳道清洁，定时换药，有脓液流出时，用过氧化氢清洗耳道。

（3）切开排脓者，要注意切口与外耳道纵轴平行，以防形成外耳道狭窄。告诉患者术前术后及每日换药等注意事项，使患者能配合治疗。

5. 健康教育

（1）戒除挖耳的不良习惯。

（2）不要在污水中游泳。

（3）有化脓性中耳炎者应积极治疗。

七、结果评价

耳痛是否减轻，体温是否降至正常，情绪是否稳定，对外耳道疖及外耳道炎防治知识的掌握程度。

第四节　分泌性中耳炎

分泌性中耳炎（secretory otitis media）是以耳内胀闷堵塞感、鼓室积液及听力下降为主要特征的中耳非化脓性炎性疾病。本病较常见，小儿的发病率比成人高，是引起小儿听力下降的重要原因之一，又称渗出性中耳炎、卡他性中耳炎、胶耳等。本病类似于中医学的耳胀、耳闭。

一、病因与发病机理

（一）中医病因病机

耳胀为病初起，多由风邪侵袭犯肺，耳窍经气痞塞而为病。耳闭为耳胀反复发作，迁延日久，邪毒滞留于耳窍，阻于脉络，气血瘀阻而致，与脏腑失调有关，多为虚实夹杂之证。

（二）西医病因及发病机制

1. 咽鼓管功能障碍　为本病的基本病因。

2. 感染　近年来的研究发现，分泌性中耳炎可能是中耳的一种低毒性的细菌感染。

3. 免疫反应　有学者认为，中耳是一个独立的免疫防御系统，慢性分泌性中耳炎可能属于一种细菌感染引起的Ⅲ型变态反应。

二、护理评估

（一）健康史

1. 评估患者有无感冒或急慢性鼻炎、鼻窦炎、腺样体肥大、鼻中隔偏曲等病史。

2. 有无上呼吸道感染后乘飞机旅行史。

（二）临床表现

1. 症状　耳内胀闷堵塞感、耳鸣、自听增强、听力下降、耳痛，按压耳屏后可暂时减轻。

2. 体征　早期可见鼓膜轻度充血、内陷，若中耳有积液，则可在鼓膜上见到液平面。若反复发作，可见鼓膜增厚凹陷，或见灰白色斑块，或萎缩、疤痕粘连。

（三）辅助检查

听力检查呈传导性聋，反复发作者可呈混合性聋。声导抗检查呈 B 型或 C 型图。鼻咽镜检查有助于排除鼻咽部占位性病变。

（四）心理社会评估

评估患者的情绪、对本病的认识程度、生活环境、受教育水平、社会关系等。

三、处理原则

（一）中医处理原则

内治与外治相结合。内治法多宜疏风散邪，健脾利湿，活血行气，通窍祛邪。外治可应用中药滴鼻剂，鼓膜按摩，并配合针灸、穴位注射、推拿按摩疗法。

（二）西医处理原则

清除中耳积液，改善中耳通气、引流，以及进行病因治疗。可给予糖皮质激素、抗生素，无效者可酌情行鼓膜穿刺抽液、鼓膜切开术、鼓膜置管术等。

四、护理诊断

1. 舒适改变　与耳内胀闷堵塞感有关。

2. 沟通障碍　与听力减退有关。

3. 焦虑　与担心疾病的预后有关。

4. 知识缺乏　与缺乏分泌性中耳炎的防治知识有关。

五、护理目标

1. 耳痛、耳鸣、耳胀、堵塞感消失或减轻。

2. 听力逐渐恢复，能与人正常交流。

3. 情绪稳定，能配合治疗。

4. 能够陈述分泌性中耳炎的防治知识。

六、护理措施

1. 心理护理　告知患者鼻咽部或鼻腔疾病是引起分泌性中耳炎的重要原因，并向患者讲明疾病的治疗、预后及转归，以减轻患者的精神负担，配合治疗和护理。

2. 病情观察　观察患者有无血涕、耳周肿块、颞颌关节活动异常、听力恢复等情况，并做好记录，报告医师。

3. 治疗护理

（1）遵医嘱用1%麻黄碱或中药滴鼻液按时滴鼻，使中耳积液能从咽鼓管排出。

（2）鼓室积液者，可在局麻下行鼓膜穿刺抽液，若液体较黏稠，鼓膜穿刺不能吸净，则应行鼓膜切开术。小儿患者应在全麻下行鼓膜切开术。

（3）可采用波氏法（小儿）、导管吹张法或捏鼻鼓气法行鼓咽管吹张。

4. 健康教育

（1）进行卫生宣教，提高患者及家属对本病的认识。

（2）教会患者耳部的自我按摩法，平素养成耳部的保健习惯，预防疾病的发生。

（3）注意观察患儿的听力与发病情况，如有异常及早到医院诊治。

（4）教会患者正确的擤鼻方法，忌两侧鼻腔同时用力擤鼻，以免鼻腔分泌物进入咽鼓管而加重或引起本病。

（5）积极治疗鼻及鼻咽部疾病。

（6）平日应加强身体锻炼，增强体质，注意冷暖，积极防治感冒及鼻部疾病。

（7）加强营养，提高机体抵抗力，忌食辛辣刺激食物，戒烟酒。

七、结果评价

耳鸣、耳胀、堵塞感是否消失或减轻，听力是否改善，焦虑等心理障碍是否减轻或消除，对分泌性中耳炎防治知识的掌握程度。

第五节　急性化脓性中耳炎

急性化脓性中耳炎（acute suppurative otitis media）是致病菌直接侵入中耳引起的中耳黏膜及骨膜的急性化脓性炎症。本病是耳科常见病、多发病，多发于小儿，可致听力损害，甚至出现并发症，危及生命。本病类似于中医学的脓耳。

一、病因与发病机理

（一）中医病因病机

多因风热湿邪侵袭，引动肝胆之火，内外邪热上循，结聚耳窍，蒸灼耳膜，血肉腐败，则生脓汁而成脓耳；也可因沐浴，水入耳内引发。酝酿成脓时，邪热亢盛，诸症剧烈，若脓汁外出，邪热得以外泄，诸症遂减。

（二）西医病因及发病机制

本病是致病菌入侵而引起的中耳急性化脓性感染。感染途径有三：①咽鼓管途径，最常见；②鼓膜途径，细菌通过外伤后或陈旧性的鼓膜穿孔直接进入中耳；③血行感染，较少见。

小儿咽鼓管平直而短，较成人相对宽大，故更易使细菌经咽鼓管进入中耳而发病。

二、护理评估

（一）健康史

评估患者发病前有无上感、鼻塞症状，有无污水入耳和咽鼓管吹张史，小儿患者应询问家长有无乳汁反流或平卧位吃奶。

（二）临床表现

1. 局部症状　早期表现为耳堵、耳痛，随即耳痛加重，为耳深部搏动性跳痛或刺痛，可向同侧头部和牙放射。有耳鸣和听力下降，但常被耳痛症状掩盖。

2. 全身症状　轻重不一，可有畏寒、发热、精神不振、食欲减退。小儿可出现高热惊厥、呕吐等症。耳流脓一旦出现，全身症状明显减轻。

（三）辅助检查

1. 血象检查　多形核细胞增多，耳流脓后血象逐渐正常。

2. 听力检查　呈传导性聋。

3. X 线检查　乳突部呈云雾状模糊，但无骨质破坏。

（四）心理社会评估

评估患者的年龄、性别、文化层次、对疾病了解的程度、生活习惯，以及心理状态、社会适应能力等情况。

三、处理原则

（一）中医处理原则

耳流脓为本病的特征，病势较急，故应以清热排脓为主要治则。内治用清热解毒、活血排脓等法祛除耳部内壅的邪热，外治可应用清热解毒药液滴耳、涂敷使脓消邪除。

（二）西医处理原则

去除病因，通畅引流，控制感染。积极治疗鼻部和咽部疾病，全身或局部应用抗生素控制感染，炎症消退后，鼓膜穿孔多能自行愈合。穿孔长期不愈者，可做鼓膜修补术。

四、护理诊断

1. 疼痛　与中耳急性炎症有关。

2. 体温过高　与急性中耳炎感染化脓有关。

3. 感知改变　与中耳积脓或鼓膜穿孔有关。

4. 焦虑　与耳痛剧烈，担心听力下降影响工作、生活和可能出现并发症有关。

5. 潜在并发症　耳后鼓膜下脓肿、迷路炎、耳源性脑膜炎、脑脓肿等，与病情严重、耳内感染未得到及时控制、机体抵抗力差，或感染向周围和颅内扩散有关。

6. 知识缺乏　与缺乏急性化脓性中耳炎的防治知识有关。

NOTE

五、护理目标

1. 耳痛、耳脓、耳鸣、发热等不适感减轻或消失。

2. 体温恢复正常。

3. 情绪稳定，能积极配合治疗和护理。

4. 能够陈述急性化脓性中耳炎的防治知识。

5. 能够陈述并发症的预防措施。

六、护理措施

1. 心理护理　向患者耐心解释病情、治疗方案，告知疾病预后，使患者情绪稳定，树立信心，积极配合治疗。

2. 休息与饮食

（1）尽量卧床休息，卧时患耳向下，以便脓液的引流。

（2）进易消化富营养的软质食物，忌海腥、羊肉及辛辣之品，忌烟酒。

3. 病情观察

（1）每日细心多次观察耳道分泌物的量、性质、气味，注意耳后有无红肿、压痛。

（2）如出现恶心、呕吐、剧烈头痛，耳流脓后患者再次出现烦躁不安、疼痛加重等异常情况时，提示有并发症的可能，应及时与医生联系。

4. 治疗护理

（1）每日用 3% 过氧化氢或生理盐水清洗耳道及周围，然后用棉签擦净耳郭及耳道的分泌物。按医嘱使用滴耳药。

（2）高热或耳痛剧烈时遵医嘱对症处理。多与患者相处、谈话，分散其注意力，以减轻疼痛。

（3）全身或局部应用抗生素。

（4）手术前后的护理参照"耳鼻咽喉科护理概述"的内容。

5. 健康教育

（1）加强锻炼，增强机体抵抗力，预防上呼吸道感染。游泳时防止水进入耳内。

（2）积极治疗鼻及咽部疾病。

（3）宣传正确的哺乳姿势，哺乳时应将婴儿抱起，使头部竖直，人工喂养所用奶嘴的大小要合适。

（4）注意观察小儿，如发现有发热、烦躁、抓耳、不愿向患侧卧睡时，应及时去医院诊治，以免延误病情。

（5）教会患者或家属正确的洗耳和滴耳方法，以保证治疗效果。

七、结果评价

耳痛是否减轻，体温是否恢复正常，耳流脓是否逐渐消失，焦虑等心理障碍是否减轻或消失，有无耳部或颅内并发症发生，对急性化脓性中耳炎防治知识的掌握程度。

第六节　慢性化脓性中耳炎

慢性化脓性中耳炎（chronic suppurative otitis media）是中耳黏膜、骨膜或深达骨质的慢性化脓性炎症。临床上以耳内长期间断或持续性流脓，鼓膜穿孔和听力下降为特点。本病很常见，可以引起颅内、外并发症，重者危及生命。本病类似于中医学的脓耳。

一、病因与发病机理

（一）中医病因病机
本病的发生与脏腑虚损关系密切。若素体脾气虚弱，健运失职，湿浊内生，加之正不胜邪，邪毒滞留，与湿浊困聚耳窍，以致脓耳缠绵难愈。或是先天不足，肾精亏耗之人，耳窍失养，邪毒乘虚侵袭或滞留，使脓耳迁延难愈；肾虚耳部骨质失养，不堪邪毒腐蚀，久之骨腐脓浊而臭，甚至邪毒内陷，导致脓耳变证。

（二）西医病因及发病机制
多因急性化脓性中耳炎未及时治疗或治疗不当迁延而成，鼻、咽部的慢性病灶亦为重要原因之一。本病的常见致病菌为变形杆菌、金黄色葡萄球菌、绿脓杆菌等，其中革兰阴性杆菌较多。有时可见两种以上细菌混合感染。

二、护理评估

（一）健康史
评估患者有无耳内反复流脓的病史，鼻部、口咽部有无慢性炎性病灶。

（二）临床表现
慢性化脓性中耳炎可分为三型，即单纯型、骨疡型、胆脂瘤型，其中骨疡型与胆脂瘤型常合并存在。

（三）心理社会评估
评估患者对本病的认识程度、情绪变化、患病后的适应状况，以及家庭环境、经济情况、生活方式、社会关系等。

三、处理原则

（一）中医处理原则
治以祛湿活血排脓，补益脾肾，标本兼治，并与外用药配合，必要时手术治疗。

（二）西医处理原则
通畅引流，控制感染，清理病灶，恢复听力，消除病因。包括药物治疗和手术治疗，对不同的分型所采用的方法有所不同。

NOTE

四、护理诊断

1. 感知改变 听力下降，与鼓膜穿孔、中耳炎症有关。

2. 疼痛 与中耳局部炎症或耳部手术创伤有关。

3. 焦虑 与下列因素有关：①炎症久治不愈；②听力下降影响正常工作和生活；③出现并发症；④需手术治疗等。

4. 舒适改变 与中耳感染渗出有关。

5. 知识缺乏 与缺乏慢性化脓性中耳炎，尤其是胆脂瘤型中耳炎和骨疡型中耳炎及可能发生耳源性并发症的防治知识有关。

6. 潜在并发症 颅内并发症如脑膜炎、脑脓肿等，颅外并发症如面神经麻痹、迷路炎、耳后骨膜下脓肿等，与炎症扩散有关。

五、护理目标

1. 听力改善，与人交流的能力提高。

2. 患者自述疼痛减轻，并能应用一些减轻疼痛的技巧。

3. 情绪稳定，并能配合治疗。

4. 耳漏、耳鸣等不适感减轻或消失。

5. 患者了解手术的目的和术后注意事项，并主动配合治疗与护理。

6. 患者能够陈述防治耳源性并发症的措施。

六、护理措施

1. 心理护理

（1）耳部手术前备皮会暂时影响美观，应细心向患者解释，使患者解除焦虑情绪。

（2）对于引流不畅的骨疡型及胆脂瘤型中耳炎，应向患者说明必须尽早施行手术的必要性，以便患者积极配合手术。

2. 休息与饮食 手术后患者应注意卧床休息。术后遵医嘱择时进流质或半流质饮食。

3. 病情观察

（1）术后观察敷料渗血情况。

（2）中耳乳突手术后，要密切观察有无面神经麻痹发生，注意患者有无眩晕、恶心、呕吐及剧烈头痛和平衡障碍，一旦出现上述症状，需及时与医师联系。

（3）术后7天拆线，7~14天抽出外耳道内填塞纱条，及时换药，观察术腔引流情况及上皮生长情况。

4. 治疗护理

（1）指导患者正确使用血管收缩剂，如用1%麻黄碱滴鼻液或中药滴鼻液滴鼻，以保持咽鼓管引流通畅。

（2）对单纯型慢性化脓性中耳炎，应指导患者用3%过氧化氢洗耳，尽量清除分泌物，使引流通畅（见急性化脓性中耳炎）。若流脓停止后鼓膜穿孔不能自愈，则可行鼓膜修补术或鼓室成形术。

5. 健康教育

（1）急性化脓性中耳炎一旦发生，应及时进行治疗，以防演变成慢性。

（2）加强卫生宣教，广泛宣传化脓性中耳炎对人体的危害，使慢性化脓性中耳炎患者都能得到早期的诊断与积极治疗，以避免出现耳源性颅内、外并发症。

七、结果评价

患者耳漏、耳痛是否减轻或消失；听力是否改善；是否知晓手术前后的注意事项，能配合治疗，保持情绪稳定；能否主动配合医护人员防止并发症的发生；对慢性化脓性中耳炎防治知识的掌握程度。

第七节　化脓性中耳炎并发症

化脓性中耳炎所引起的颅内、外并发症称为耳源性并发症（otogenic complications）。由于解剖部位特殊，这些并发症常常危及生命，是耳鼻咽喉科危急重症之一。本病类似于中医学的脓耳变证。

一、病因与发病机理

（一）中医病因病机

多因脓耳热毒壅盛，引流不畅，血肉腐败流脓成痈肿；或脓耳火毒炽盛，深伏于里，内陷营血，扰乱心神而发病；或脓耳热毒内陷于里，传入心脑，蒙蔽心窍，出现热入心包证。

（二）西医病因及发病机制

耳源性并发症按其发病的位置，一般分为颅内、颅外并发症两大类，其中颅内并发症最严重、最危险。

二、护理评估

（一）健康史

评估患者有无耳内反复流脓的病史，以及发病时间和诊治过程。

（二）临床表现

常见的颅外并发症有耳后骨膜下脓肿、迷路炎。颅内并发症包括硬脑膜外脓肿、乙状窦血栓静脉炎、耳源性脑膜炎、耳源性脑脓肿等。

（三）辅助检查

1. 血液检查　白细胞计数明显升高，多形核白细胞增加，及时抽血做细菌培养可为阳性。

2. 颞骨和颅脑影像学检查　观察中耳区有无骨质破坏。颞骨 CT 扫描中观察中耳乳突腔内有无密度不均匀的软组织阴影，如有则可能是胆脂瘤或肉芽组织。颅脑 CT 扫描或 MRI 对颅内病变具有重要的诊断价值。

（四）心理社会评估

评估患者对疾病的认知能力、情绪、角色适应状态。

三、治疗原则

（一）中医处理原则

根据病情轻重，可选用泻火解毒、清营凉血、清心开窍之药，按"急则治其标"的原则，重在驱邪开窍。待神志清醒后，再选他法治疗。

（二）西医处理原则

1. 可行手术治疗，去除病灶，尽快改善症状，抢救生命。

2. 使用足量有效的抗生素。

3. 支持疗法，注意水电解质平衡。

4. 用降颅内压的药物。

四、护理诊断

1. 恐惧　与担心症状严重和预后不良有关。

2. 疼痛　剧烈头痛，与耳源性颅内、外并发症有关。

3. 体温过高　与耳源性并发症有关。

4. 舒适改变　与颅内并发症引起的恶心、呕吐有关。

5. 有外伤的危险　与小脑脓肿、迷路炎引起的眩晕有关。

6. 自理能力缺陷　与绝对卧床有关。

7. 知识缺乏　与缺乏化脓性中耳炎及可能引起的耳源性并发症的防治知识有关。

五、护理目标

1. 能表达引起恐惧等心理障碍的原因。

2. 患者体温降低，头痛、脑膜刺激征、平衡障碍减轻或消失。

3. 患者卧床期间基本生活得到满足，患者在帮助下可完成日常生活，如穿衣、洗漱等。

4. 使患者树立治愈疾病的信心，并了解耳源性并发症的基本防治知识。

六、护理措施

1. 心理护理

（1）劝导患者树立信心，配合医护治愈疾病。

（2）耳源性并发症的治疗，以手术为主要疗法。患者不可有侥幸心理，逃避手术治疗。

2. 病情观察　密切观察患者生命体征、精神状况及耳部情况的变化。

3. 治疗护理　配合医生做好术前准备及各种对症处理。

4. 健康教育

（1）积极防治急、慢性化脓性中耳炎。

（2）化脓性中耳炎患者一旦有异常变化，需尽快到医院诊治，以免延误病情，造成不良后果。

七、结果评价

因耳源性并发症引起的所有局部及全身症状是否减轻或消失，情绪如何，自理能力是否恢复，术后皮肤愈合是否良好，是否能配合治疗，对化脓性中耳炎并发症防治知识的掌握程度。

第八节　梅尼埃病

梅尼埃病（Meniere's disease）是因膜迷路积水所致的内耳疾病，属耳源性眩晕之一。以发作性旋转性眩晕、波动性耳聋、耳鸣、耳闷塞感伴听力下降为主要临床特征，或有恶心、呕吐、出冷汗等症。本病类似于中医学的耳眩晕。

一、病因与发病机理

（一）中医病因病机
本病的发生以内伤为主，以脾肾之虚居多，然有风火、痰浊等不同因素兼杂。多见上气不足、寒水上泛、肝阳上扰、痰浊中阻等病理变化。

（二）西医病因及发病机制
病因与发病机制均不很明确，多认为发作期突出表现为内淋巴液增多，膜迷路积水膨大，以蜗管及球囊部更为明显，前庭膜向前庭阶膨隆。球囊的水肿膨大，可使椭圆囊挤压扭曲，椭圆囊斑向壶腹脚移位，壶腹终顶受刺激而产生眩晕。

二、护理评估

（一）健康史
评估患者有无上呼吸道感染、疲劳、情绪波动史。评估有无反复发作的眩晕、耳鸣和听力障碍等病史。

（二）临床表现
1.症状　眩晕突然发作，自觉天旋地转，站立不稳，身体有向一侧倾倒的感觉，体位变动或睁眼时眩晕加重，但神志清楚，多伴有耳鸣耳聋、耳胀满感、听力下降、恶心呕吐、出冷汗等症。

2.体征
（1）自发性眼震：眩晕发作时可见自发性水平型或水平旋转型眼球震颤，快相向病侧或健侧，发作过后眼震逐渐消失。
（2）外耳道及鼓膜多无异常发现。

（三）辅助检查
1.听力检查　部分患者可显示波动性感音性听力减退，即眩晕发作期听力减退，间歇期听力好转，但听力检查正常亦不能排除本病。

2. 前庭功能检查 初次发作者，可显示病侧的前庭功能亢进，或有向病侧的优势偏向；多次发作者，则病侧前庭功能减退甚至消失，或有向健侧的优势偏向。部分患者虽有多次发作，前庭功能仍正常。

3. 颅脑 CT 排除小脑脑桥瘤。

（四）心理社会评估

评估患者的年龄、职业、应对方式等，提供针对性的护理措施。

三、处理原则

（一）中医处理原则

以内治为主，根据辨证分别处以补益气血，健脾安神；温壮肾阳，散寒利水；平肝息风，滋阴潜阳；燥湿健脾，涤痰止眩等治则。配合体针、耳针、头皮针与穴位注射。

（二）西医处理原则

由于病因与发病机制不同，多采用以调节自主神经功能、改善内耳微循环、解除迷路积水为主的药物综合治疗或手术治疗。

四、护理诊断

1. 感知改变 听力损失和耳鸣，与膜迷路积水有关。

2. 舒适改变 与眩晕、恶心、呕吐有关。

3. 焦虑 与眩晕反复发作、听力下降影响生活和工作有关。

4. 有外伤的危险 与眩晕发作时平衡失调有关。

5. 知识缺乏 与缺乏梅尼埃病的防治知识有关。

五、护理目标

1. 自述听力恢复，耳鸣减轻或消失。

2. 患者自述眩晕减轻或消失。

3. 患者舒适感有所增加，自述心情好转，能配合治疗。

4. 无意外伤害的发生。

5. 能够陈述梅尼埃病的防治知识。

六、护理措施

1. 心理护理 向患者讲解本病的有关知识，消除其紧张、焦虑心理，使之心情愉快，精神上得到放松，并主动配合治疗和护理。

2. 休息与饮食

（1）发作期宜卧床休息，避免声光刺激。

（2）因患者平衡功能失调，生活不能自理，应细心照料患者，防止跌倒碰伤。

（3）宜进食清淡低盐饮食，适量限水。发病时禁烟酒。

3. 病情观察

（1）严格观察有无眩晕、眼震及恶心、呕吐等，做好记录。

（2）眩晕发作前，耳鸣多为先发症状。故每遇耳鸣声调突然加大时，应陪护在患者身边。此时不宜让患者外出，不宜单独活动，以防眩晕突然发作摔伤。

（3）观察眩晕发作的次数、程度、持续时间、发作时的自我感觉及有无其他神经系统症状。

（4）观察患者眼震的类型及神志、面色、脉象等，做好记录。

（5）如恶心呕吐严重引起脱水时，或反应剧烈，血压下降者，需立即与医师联系，配合救治。

4. 治疗护理

（1）做好口腔护理，及时清除呕吐物，漱口。

（2）禁用耳毒性药物。

（3）适当使用镇静剂，如异丙嗪，使眩晕和自主神经症状得以控制和缓解。

（4）给予活血化瘀药物，以达到改善内耳微循环或解除内耳微血管痉挛的目的。

（5）给予头皮针，针刺晕听区。

5. 健康教育

（1）盐的摄入不可过多。

（2）保持心情愉悦。合理安排作息时间，保持良好的睡眠。

（3）禁烟、酒及浓茶。

（4）病情好转后，忌登高、下水、驾驶车辆。

七、结果评价

眩晕是否缓解或消失，耳鸣有无减轻，听力有无恢复，焦虑等心理障碍是否减轻或消失，有无外伤情况的发生，对梅尼埃病防治知识的掌握程度。

第九节　鼓膜外伤

鼓膜外伤（injury of tympanic membrane）常因直接或间接的外力损伤所致。可分器械伤及压力伤。

一、病因与发病机理

鼓膜位于外耳道深处，在传音过程中起重要作用，鼓膜外伤常因直接外力或间接外力作用所致，如用各种棒状物挖耳、火星溅入、小虫飞入、烧伤、颞骨纵形骨折、气压伤等。

二、护理评估

（一）健康史

评估患者有无耳部的外伤史。

（二）临床表现

1. 症状 患者可感突然耳痛、耳出血、耳堵、听力减退、耳鸣。气压伤时，还常因气压作用使镫骨强烈震动致内耳受损，出现眩晕、恶心及混合性听力损伤。

2. 体征 鼓膜多呈裂隙状穿孔，穿孔边缘及耳道内有血迹或血痂，颅骨骨折时，可见清水样液流出。听力检查为传导性聋或混合性聋。

（三）心理社会评估

评估患者的年龄、职业、家庭状况，重视患病后的适应情况，进行相应的护理。

三、处理原则

（一）中医处理原则

多用活血化瘀法。

（二）西医处理原则

发病后尽早应用抗生素预防感染。嘱患者切勿用力擤鼻，亦勿使脏水、脏物进入耳内，一般伤后 3 ~ 4 周穿孔可自行愈合，较大穿孔不愈合者可择期行鼓膜修补术。

四、护理诊断

1. 疼痛 耳痛，与鼓膜损伤有关。

2. 感知改变 听力下降，出现传音性或混合性聋，与鼓膜穿孔或内耳受损有关。

3. 潜在并发症 中耳感染，与鼓膜破损，细菌可能侵入中耳有关。

五、护理目标

1. 自诉耳痛减轻或消除，耳鸣好转。

2. 鼓膜逐渐愈合，听力改善或恢复正常。

3. 能够陈述预防中耳感染的措施。

六、护理措施

1. 心理护理 向患者解释鼓膜损伤的治疗和预后，使患者树立信心，情绪稳定。

2. 治疗护理

（1）外耳道用酒精消毒，外耳道口放置消毒棉球。

（2）切记外耳道不可进水，禁止滴入任何溶液制剂。

（3）患者外伤 3 周内不可擤鼻。

（4）全身应用抗生素，避免耳内感染。

NOTE

3. 健康教育

（1）预防上呼吸道感染。

（2）加强卫生宣教，严禁用锐器挖耳。取出外耳道异物或耵聍时要谨慎，避免损伤鼓膜。如预知附近有爆炸声时，要戴防护耳塞。

七、结果评价

鼓膜是否愈合，耳痛、耳鸣等症状是否减轻或消失，听力是否改善或恢复，对鼓膜外伤防治知识的掌握程度，是否能够陈述预防中耳感染的措施。

【耳科疾病的辨证施护】

1. 外邪犯耳

证候：耳痛，张口及咀嚼时加重，伴患侧头痛；或耳内作胀、不适或微痛，耳鸣如闻风声，自听增强，听力减退，或耳部皮肤瘙痒、灼热感。检查见患侧耳屏压痛，耳郭牵拉痛，外耳道壁局限性红肿，或外耳道弥漫性红肿；或见鼓膜微红、内陷或有液平面，鼓膜穿刺可抽出清稀积液，鼻黏膜红肿；或见外耳出现小水泡，溃破渗出黄色脂水，皮肤糜烂。可伴有发热、恶寒、鼻塞、流涕、头痛等症，舌质红，苔白或薄黄或黄腻，脉浮。

护理：对外耳湿疹患者，可选用清热解毒、收敛止痒的中药煎水外洗或湿敷患部，如花椒叶、桉树叶、桃叶等。对分泌性或化脓性中耳炎患者，宜配合滴鼻剂滴鼻，以保持鼻腔、咽鼓管通畅。对急性化脓性中耳炎患者，若耳痛剧烈，应合理使用止痛剂，分散其注意力，缓解疼痛。

2. 火热壅盛

证候：耳内胀闷堵塞感，耳内微痛，耳鸣如机器声，自听增强，重听；或耳鸣如闻潮声，耳聋时轻时重，每于郁怒之后加重，兼耳胀耳痛感；或耳痛逐渐加剧，如跳痛，或痛如锥刺，疼痛牵连头部；或脓耳脓液臭秽，耳流脓突然减少，耳内及耳后疼痛加剧。检查或见鼓膜内陷，周边轻度充血，可见液平面，鼓膜穿刺可抽出黄色较黏稠的积液；或见外耳道局限性红肿，堵塞外耳道，疖顶部可见脓点，外耳道可见黄稠脓液；或见鼓膜穿孔流脓；或见外耳道后上壁塌陷，有污秽脓液或肉芽，鼓膜穿孔，耳后完骨部红肿、压痛，甚则将耳郭推向前方，数天后肿处变软、波动、穿溃溢脓，耳周淋巴结肿大。可伴有发热、烦躁、头痛、口苦咽干、尿黄便秘等症，舌质红，苔黄厚，脉弦数或滑数；甚至头痛如劈，高热不退，颈项强直，呕吐，嗜睡，神昏谵语，舌质红绛，苔少或无苔，脉细数。

护理：调整患者的心态，安定其情绪；注意保障良好的睡眠；忌烟、酒，忌食辛辣煎炒等热性上火食品；保持患者大便通畅，必要时给予缓泻剂；耳痛剧烈时，可针刺合谷、内关、少商等穴，或给予止痛剂；对热毒壅盛者，中药可以 1 日服 1 剂半（即日服 3 次），使病情尽快得以缓解；对耳部出脓者，应及时清洁耳道与耳郭；对疑有耳源性并发症的患者要多探视，注意其生命体征、头痛、发热、神志的改变，以及手术前后的护理，并评估用药后的效果，及时与医生沟通，以利及时抢救生命。

3. 痰浊困结

证候：或偶然间发现耳壳局部肿起，或仅有轻微胀感；或耳内胀闷堵塞感，日久不愈，听力渐降，耳鸣声嘈杂；或间歇性发作耳内流脓，缠绵日久，脓液清稀、量较多、无臭味，听力下降或有耳鸣；或突发眩晕，如坐舟车，恶心呕吐。检查或见耳甲艇、耳甲腔、三角窝内有局限性半球形囊性肿物，皮色正常，体积小者触之有实体感，体积大者有波动感，无压痛，穿刺可抽出淡黄色浆液性液体；或见鼓膜内陷、混浊、增厚，鼓膜穿刺可抽出积液，或鼓膜混浊或增厚，有白斑；或见鼓膜中央性大穿孔，通过穿孔部可窥及鼓室，或可见肉芽、息肉，听力检查多呈传导性聋。可伴有鼻塞流涕，头晕头重，周身乏力，面色少华，胸闷纳呆，腹胀便溏；舌质淡胖，苔白腻，脉缓弱。

护理：饮食应以清淡为主，少食肥甘滋腻食物。中药宜饭后温服，服后观察效果及反应。教会患者自行鼓膜按摩和"鸣天鼓"。

4. 气滞血瘀

证候：耳内胀闷阻塞感，日久不愈，甚则如物阻隔，听力明显减退，逐渐加重，耳鸣如蝉，或嘈杂声；或耳部外伤后疼痛，耳闷，听力下降，耳鸣。检查见鼓膜内陷明显，甚则粘连；或鼓膜增厚，有灰白色沉积斑。听力检查呈传导性聋或混合性聋。鼓室导抗图呈平坦型。或耳局部有出血，可见瘀血斑块，外耳道及鼓膜表面有血迹。舌质暗淡，或边有瘀点，苔薄白，脉细涩或弦。

护理：劝导患者要心情舒畅，排除忧虑；患者自行鼓膜按摩和"鸣天鼓"；耳外伤者不可向耳内吹药、滴药，严禁污水入耳，防止感染；流涕时需用滴鼻药。

5. 脏腑虚损

证候：耳部瘙痒，缠绵难愈；或耳内流脓不畅日久不愈，量不多，耳脓秽浊或呈豆腐渣样，有恶臭气味，听力明显减退；或耳内常闻蝉鸣之声，由微渐重，夜间较甚，以致虚烦失眠，听力渐差；或耳鸣耳聋，劳而更甚，或在蹲下站起时较甚；或眩晕时发，每遇劳累时发作或加重，常伴耳鸣、耳聋。检查见外耳道、耳郭及其周围皮肤增厚、粗糙、皲裂，上覆痂皮或鳞屑；或见鼓膜边缘部或松弛部穿孔，有灰白色或豆腐渣样脓。听力检查呈传导性聋或混合性聋。颞骨 CT 或 X 线乳突摄片多示骨质破坏或有胆脂瘤阴影。可伴面色苍白或萎黄，唇甲不华，少气懒言，倦怠乏力，食少便溏；舌质淡，苔薄白，脉虚弱。或见神疲，头晕目暗，腰膝酸软，遗精，食欲不振，舌质红，苔少，脉细弱或细数。

护理：注意休息，勿疲劳；自行按摩鼓膜健耳，以疏通耳部气血。外耳湿疹因血虚生风化燥者，可酌情进食阿胶、大枣等补血食物，局部可用油膏剂药物涂敷，以滋润肌肤、解毒止痒。脾虚者，中药应温服，以不伤患者脾胃为宗旨。肾虚者，平素多食龙眼肉、黑豆、核桃等滋补肝肾、填精益髓之品；养成晚上睡前热水洗脚的习惯，可助睡眠，以减轻耳聋耳鸣症状；少行房事以惜精。肾虚脓耳者，应密切观察耳脓、发热、头痛及神志改变，如有颅内外并发症的可能，要尽早报告医师，争取及早处置。

第十六章　鼻科疾病护理

第一节　鼻　疖

鼻疖（furuncle of nose）是鼻前庭或鼻尖部的毛囊、皮脂腺或汗腺的局限性急性化脓性炎症，以局部红肿疼痛呈粟粒状突起有脓点为特征，金黄色葡萄球菌为主要的致病菌。若处理不妥及挤压可引起严重的颅内外并发症。本病类似于中医学的鼻疔。

一、病因与发病机理

（一）中医病因病机

挖鼻或拔鼻毛损伤鼻窍肌肤，邪毒乘机而入，内犯于肺，郁而化火，内外邪毒壅聚鼻窍而致病；恣食膏粱厚味，辛辣炙煿，肺胃积热，以致火毒结聚，循经上犯鼻窍而为病；正气虚弱，火毒势猛，以致邪毒内陷，入犯营血及心包，而成疔疮走黄之危候。

（二）西医病因及发病机制

挖鼻或拔鼻毛致鼻前庭或鼻尖皮肤损伤和继发感染，或继发于慢性鼻前庭炎。糖尿病患者和抵抗力低者易患本病。

海绵窦血栓性静脉炎的发病机理：疖肿被挤压或不慎被撞击，使感染沿鼻前庭和上唇丰富的血管网扩散；由于面部静脉无瓣膜，血液可上下流通，感染扩散，经小静脉流入内眦静脉，又经眼上、下静脉逆向流动汇入海绵窦而发病。

二、护理评估

（一）健康史

发病前有无挖鼻或拔鼻毛致鼻前庭、鼻尖皮肤损伤史。同时了解患者是否患有糖尿病或其他导致机体抵抗力降低的疾病。

（二）临床表现

1. 症状　患侧鼻前庭或鼻尖局限性红肿热痛，有时伴有低热和全身不适。

2. 体征　发病初鼻前庭或鼻尖可出现丘状隆起，周围组织因浸润发硬、发红，局部跳痛和触痛；疖肿成熟后，丘状隆起顶部可出现黄色脓点，继而溃破，脓液排出，病程在 1 周左右；病情严重者可引起上唇和面部蜂窝织炎，表现为同侧上唇、面颊和下睑红肿热痛，可伴有畏寒、高热、头痛和全身不适等症状。

鼻疖处理不当可引起严重的颅内并发症——海绵窦血栓性静脉炎。临床上表现为寒战、高热、头剧痛，患侧眼睑及结膜水肿，眼球突出、固定，甚或失明，以及眼底静脉扩张和视盘水肿等。如未能及时治疗，1～2 日后可累及对侧，严重者可危及生命。

NOTE

（三）心理社会评估

患者因鼻部疼痛剧烈，多产生恐惧、紧张心理，应注意评估患者的年龄、性别、卫生习惯、文化层次及对本病的认识程度。

三、处理原则

（一）中医处理原则

本病多为实证、热证，治疗以清热解毒、消肿止痛、泻热解毒、清营凉血为主，同时结合外治法。

（二）西医处理原则

疖肿未成熟者全身应用足量的抗生素治疗；治疗过程中根据细菌学检查和药物敏感试验，及时调整所用抗生素。疖肿已成熟者，切开引流。合并海绵窦血栓性静脉炎者，必须住院，给予足量抗生素治疗，并请眼科及神经科协助治疗。

四、护理诊断

1.疼痛　与疖肿所致的炎症反应有关。

2.体温　过高，与感染引起的全身反应有关。

3.焦虑　与担心疾病预后有关。

4.知识缺乏　与缺乏鼻疖及其并发症的防治知识有关。

5.潜在并发症　海绵窦血栓性静脉炎、眶蜂窝织炎等，与病情严重或不慎挤压有关。

五、护理目标

1.炎症控制，体温恢复正常，疼痛减轻或消失。

2.患者情绪稳定，能积极配合治疗。

3.了解鼻疖的防治知识。

4.了解并发症的发生原因及预防措施。

六、护理措施

1.心理护理　关心体贴患者，耐心讲解疾病的治疗、发展、预后等情况，减轻患者的焦虑。

2.休息与饮食

（1）保持环境安静，嘱患者注意休息，多喝开水。

（2）饮食宜清淡，禁辛辣刺激性食物。

3.病情观察

（1）观察体温变化。

（2）注意有无剧烈头痛。

（3）注意有无眼球突出、固定或失明情况。

4.治疗护理

（1）给予抗生素，辅以解热止痛等对症治疗措施。

（2）对高热患者给予冰袋冷敷、酒精擦浴等物理降温。

（3）疖肿未成熟者可用局部热敷、超短波疗法，可外敷金黄膏。

（4）疖肿已成熟者，协助医生行切开引流。

（5）疖肿溃破后，局部消毒，促进引流。

5. 健康教育

戒除挖鼻及拔鼻毛的习惯，患鼻疖后切忌挤压，以防引起颅内外并发症，同时及时就诊。

七、结果评价

患者疼痛是否减轻或消失，体温是否恢复正常，情绪是否稳定，对鼻疖防治知识的掌握程度，能否陈述并发症的发生原因及预防措施。

第二节　慢性鼻炎

慢性鼻炎（chronic rhinitis）是鼻腔黏膜或黏膜下层的慢性炎症。临床表现以病程持续数月以上，炎症反复发作，间歇期内亦未恢复正常为特征。临床上分慢性单纯性和慢性肥厚性鼻炎。本病类似于中医学的鼻窒。

一、病因与发病机理

（一）中医病因病机

本病多因正气虚弱，伤风鼻塞反复发作，余邪未清，迁延不愈，邪热伏肺，久蕴不去，致邪热壅结鼻窍而致病；或久病体弱，耗伤肺卫之气，致使肺气虚弱，邪毒滞留鼻窍而为病；或外邪屡犯鼻窍，邪毒久留不去，壅阻鼻窍脉络，气血运行不畅而为病。

（二）西医病因及发病机制

1. 局部病因　急性鼻炎反复发作或未彻底治愈；慢性化脓性鼻窦炎，脓液长期刺激鼻黏膜；严重的鼻中隔偏曲阻碍鼻腔通气引流；邻近感染性病灶，如慢性扁桃体炎、腺样体肥大等；鼻腔用药不当或过久。

2. 全身因素　全身性慢性疾病，如贫血、风湿病、心肝肾疾病和自主神经功能紊乱及慢性便秘等，可引起鼻黏膜血管长期瘀血或反射性充血。营养不良，如维生素缺乏；内分泌疾病或失调，如甲状腺功能减退，引起鼻黏膜水肿；妊娠后期和青春期，鼻黏膜常有生理性充血、肿胀。

3. 职业及环境因素　长期吸入粉尘或有害的化学气体，生活或工作环境中温度和湿度急剧变化及通风不良等均可诱发本病。

二、护理评估

（一）健康史

评估患者是否有上述引起本病的局部或全身性疾病，以及疾病发生发展的情况、持续时间、治疗经过等。

（二）临床表现

1. 慢性单纯性鼻炎

（1）症状　①鼻塞多为间歇性，一般于白天、劳动或运动时鼻塞减轻，夜间、静坐或寒冷时鼻塞加重。②交替性，侧卧时，居下侧之鼻腔阻塞，上侧鼻腔通气良好；卧向另一侧后，鼻塞又出现于居下侧之鼻腔。③鼻分泌物常为黏液性，脓性者多于继发感染后出现。此外，尚可有嗅觉减退，头痛头昏，说话呈闭塞性鼻音，鼻涕向后流入咽喉等症状。

（2）体征　鼻黏膜肿胀，以下鼻甲最明显，表面光滑、湿润，呈暗红色。对麻黄碱等血管收缩剂的反应明显。鼻腔内有较黏稠鼻涕，多聚积于鼻腔底部、下鼻道或总鼻道内。

2. 慢性肥厚性鼻炎

（1）症状　鼻塞较重，多为持续性。可有嗅觉减退及闭塞性鼻音。鼻涕不多，为黏液性或黏脓性，不易擤出。若肥大的下鼻甲后端压迫咽鼓管咽口，可出现耳鸣及听力减退；由于经常用口呼吸和鼻涕的长期刺激，易产生慢性咽炎、喉炎；可伴有头痛、头昏、失眠、精神萎靡等症状。

（2）体征　鼻黏膜增生、肥厚。下鼻甲黏膜肥厚、暗红色、表面光滑或不平，或呈结节状、桑椹状或分叶状。鼻甲骨可肥大，鼻腔底部或下鼻道内可见黏液性或黏液脓性鼻涕。

（三）心理社会评估

评估患者的文化层次、对疾病的认识及焦虑程度、有无不良嗜好、生活习惯、工作环境。

三、处理原则

（一）中医处理原则

本病多与肺脾功能失调及气滞血瘀有关，临床治疗以清热散邪，宣肺通窍；补益肺脾，散邪通窍；行气活血，化瘀通窍等为主。亦可结合针灸疗法及中药滴鼻剂滴鼻。

（二）西医处理原则

1. 慢性单纯性鼻炎　根据病因，恢复鼻腔通气功能，排出分泌物。

（1）病因治疗　找出全身和局部病因，及时治疗；保护环境，改善劳动条件，消除职业性致病因素。

（2）局部治疗　血管收缩剂：0.5%～1% 麻黄碱生理盐水滴鼻。

2. 慢性肥厚性鼻炎

（1）早期局部应用血管收缩剂后鼻黏膜尚能收缩者，治疗方法基本同慢性单纯性鼻炎。如疗效不满意，可行下鼻甲黏膜下硬化剂注射产生疤痕组织，减轻肿胀。

（2）鼻甲黏膜肥厚，对血管收缩剂无明显反应者，宜行下鼻甲部分切除术，切除下鼻甲下缘及后端肥厚的黏膜。

四、护理诊断

1. 舒适改变　与鼻塞引起的张口呼吸有关。

2. 知识缺乏　与缺乏慢性鼻炎的防治知识有关。

3. 潜在并发症　鼻窦炎、中耳炎等，与病情严重程度有关。

五、护理目标

1. 患者鼻腔恢复正常呼吸功能。

2. 了解鼻炎的防治知识。

3. 能陈述防止鼻窦炎、中耳炎等并发症的知识和方法。

六、护理措施

1. 心理护理　介绍本病的相关知识，增强患者治疗的信心，帮助患者及配合医师找出病因，及时治疗。

2. 休息与饮食

（1）戒除烟酒，注意饮食卫生，防寒。

（2）起居有规律，室内空气新鲜，勿过度劳累。

3. 病情观察

（1）观察患者鼻塞的程度。

（2）观察患者有无耳痛、听力下降、局部压痛等症状。

4. 治疗护理　根据患者的不同情况提供护理。

（1）介绍正确的滴鼻法。

（2）对血管收缩剂不敏感者，向患者说明可选用下鼻甲部分切除、微波、低温等离子疗法等。

（3）对拟行手术治疗者，配合医师做好围术期护理。

5. 健康教育

（1）避免局部长期使用血管收缩剂滴鼻。

（2）教会患者正确的擤鼻方法。

（3）向患者介绍本病的预防措施，如预防感冒。在不洁和有刺激性气体的环境中工作时应戴口罩，气温急剧变化（如炼钢、烘熔、冷冻作业）时应注意降温或保暖。

七、结果评价

是否恢复正常的呼吸功能，对慢性鼻炎防治知识的掌握程度，能否陈述预防并发症的方法。

第三节　萎缩性鼻炎

萎缩性鼻炎（atrophic rhinitis）是一种以鼻黏膜萎缩或退行性改变为其病理特征的慢性炎症。本病发展缓慢，病程长。临床特征是鼻黏膜萎缩，嗅觉减退或消失，鼻腔大量结痂，严重者鼻甲骨膜和骨质亦发生萎缩。黏膜萎缩性改变可向下发展到鼻咽、口咽、喉咽等处。本病类似于中医学的鼻槁。

一、病因与发病机理

（一）中医病因病机

本病的病因与燥邪、阴虚、气虚等有关。多因燥热之邪伤肺，循经上灼鼻窍，耗伤津液，鼻窍失养而致病；或肺阴不足，津液不能上输于鼻，鼻失滋养；甚则肺虚及肾，肺肾阴虚，虚火上炎而致病；或脾胃虚弱，气血精微生化不足，无以上输充养鼻窍，鼻失气血滋养而为病。

（二）西医病因及发病机制

1. 原发性 传统的观点认为，本病是某些全身性慢性疾病的鼻部表现，如内分泌紊乱、自主神经功能失调、维生素缺乏、遗传因素、血中胆固醇含量偏低等。近年来发现本病与微量元素缺乏或不平衡有关，免疫学研究则发现患者大多有免疫功能紊乱，组织化学研究发现鼻黏膜乳酸脱氢酶含量降低，故有学者提出本病可能是一种自身免疫性疾病。总之，原发性萎缩性鼻炎的病因目前尚未清楚。

2. 继发性 目前已经明确，本病可继发于以下疾病和情况：包括慢性鼻炎、鼻窦炎分泌物的长期刺激，高浓度的有害粉尘、气体的长期刺激，多次或不适当鼻腔手术所致的鼻黏膜广泛损伤（如下鼻甲过度切除），特殊传染病如结核、梅毒和麻风对鼻黏膜的损害。

二、护理评估

（一）健康史

评估患者有无引起本病的局部或全身性疾病、发病时间及诊治过程。

（二）临床表现

1. 症状

（1）鼻咽干燥感 因腺体萎缩，分泌减少和长期张口呼吸所致。

（2）鼻塞 为鼻腔内脓痂阻塞所致。此外，鼻黏膜感觉神经萎缩、感觉迟钝可产生鼻塞感。

（3）鼻出血 鼻黏膜萎缩变薄而干燥，或挖鼻和用力擤鼻致毛细血管损伤所致。

（4）嗅觉障碍 嗅区黏膜萎缩所致。

（5）恶臭 晚期和严重者脓痂中的蛋白质腐败分解所致，故本病又称臭鼻症。

（6）头痛头昏 鼻黏膜萎缩、调温、保湿功能缺失和吸入冷空气或脓痂刺激所致。

2. 体征 鼻梁宽平——鞍鼻，自幼发病，影响外鼻发育。鼻黏膜干燥，鼻甲小，鼻腔宽大，大量灰绿色脓痂充塞并有臭味。若病变发展至鼻咽、口咽和喉咽部，亦可见同样表现。

（三）心理社会评估

评估患者对疾病的认识及心理健康状况，对自己的疾病是否产生厌恶或自卑，是否失去治疗信心。

三、处理原则

（一）中医处理原则

本病多采用分型论治法，临床上以清燥润肺，宣肺散邪；健脾益气，祛湿化浊为治则。因属慢性疾患，若久病不愈，则易夹瘀，在辨证用药时，可酌加活血化瘀之品，以助活血通络、化瘀生肌。同时结合外治法和针灸疗法。

（二）西医处理原则

尚无特效疗法，目前多采用局部和全身综合治疗。

1. 局部治疗　多采用温热生理盐水行鼻腔冲洗，以清洁鼻腔，去除脓痂和臭味；用鼻内滴鼻剂，以润滑黏膜，促进黏膜血液循环和软化脓痂便于擤出；用1%链霉素滴鼻，以抑制细菌生长，减少炎性糜烂和利于上皮生长。

2. 全身治疗　加强营养，改善环境及个人卫生。

四、护理诊断

1. 舒适改变　鼻咽干燥，与鼻塞、腺体分泌减少、张口呼吸有关。

2. 感知改变　与嗅觉减退或消失有关。

3. 焦虑与担心　与疾病的预后有关。

4. 社交障碍　与鼻腔有臭味影响社交有关。

5. 知识缺乏　与缺乏萎缩性鼻炎的防治知识有关。

6. 潜在并发症　鼻窦炎、中耳炎等，与病情严重程度有关。

五、护理目标

1. 鼻咽干燥减轻或恢复正常。

2. 嗅觉提高或恢复正常。

3. 患者情绪稳定，能表达自己的心理状态。

4. 鼻腔臭味消失或减轻，能克服心理障碍，参加正常的社交活动。

5. 患者能陈述本病的自我保健知识，表现出正确的行为方式。

6. 能够了解预防中耳炎、鼻窦炎等并发症的措施。

六、护理措施

1. 心理护理　介绍本病的相关知识，增强患者治疗的信心。

2. 休息与饮食

（1）饮食宜清淡，多食富含维生素的食品。

（2）室内空气新鲜、湿润，避免有害粉尘、气体的刺激，注意休息。

3. 病情观察

（1）注意有无鼻出血。

（2）注意有无并发症的发生。

4. 治疗护理

（1）应用滴鼻剂，以润滑黏膜，促进黏膜血液循环和软化脓痂便于擤出。

（2）用1%链霉素滴鼻，以抑制细菌生长，减少炎性糜烂和利于上皮生长。

（3）用1%新斯的明涂抹黏膜，促进黏膜血管扩张。

NOTE

（4）用50%葡萄糖滴鼻，可刺激鼻黏膜腺体分泌。

5. 健康教育

（1）避免局部使用血管收缩剂滴鼻。教会患者正确的滴鼻和涂抹方法。

（2）保持鼻腔清洁湿润，及时清理鼻腔结痂。

（3）注意劳动保护，改善生活与工作环境，保持室内空气新鲜、温暖及湿润，减少粉尘吸入，在高温、粉尘多的环境，要采取降温、除尘通风、湿润空气等措施。

七、结果评价

鼻咽干燥是否减轻，焦虑等心理障碍是否减轻或消失，嗅觉是否提高或恢复正常，对萎缩性鼻炎防治知识的掌握程度，有无并发症的发生。

第四节　变应性鼻炎

变应性鼻炎（allergic rhinitis）是发生在鼻黏膜的变态反应性疾病，以鼻痒、喷嚏、鼻分泌亢进、鼻黏膜肿胀等为主要特点。本病分为常年性变应性鼻炎和季节性变应性鼻炎，后者又称"花粉症"。变应性鼻炎的发病与遗传、环境密切相关。鼻黏膜反应性增生是其特点，并可引起其他并发症。本病类似于中医学的鼻鼽。

一、病因与发病机理

（一）中医病因病机

本病多由肺气虚寒，卫表不固，则腠理疏松，风寒乘虚而入，邪聚鼻窍，邪正相搏，肺气不宣，津液停聚，遂致喷嚏、流清涕、鼻塞等，发为鼻鼽；或脾气虚弱，化生不足，鼻窍失养，外邪或异气从口鼻侵袭，停聚鼻窍而发为鼻鼽；或肾阳不足，摄纳无权，气不归元，温煦失职，腠理、鼻窍失于温煦，则外邪、异气易侵而致病。

（二）西医病因及发病机制

本病属Ⅰ型变态反应：机体吸入变应原后产生特异性IgE，结合在鼻黏膜浅层及表面的肥大细胞、嗜碱性粒细胞的细胞膜上，此时鼻黏膜处于致敏状态。当鼻腔再次吸入变应原时，变应原即与IgE发生桥连，继而激发细胞膜一系列的生化反应，导致以组胺为主的多种介质释放。这些介质通过其在鼻黏膜血管、腺体、神经末梢上的受体，引起鼻黏膜明显的组织反应。

季节性变应性鼻炎常由植物花粉作为季节性变应原引起，故又称"花粉症"。常年性变应性鼻炎则由与人起居密切相关的常年性变应原引起。如居室内尘土、螨虫、真菌、动物皮屑、羽毛等。由于上述变应原皆经呼吸道吸入，故又称吸入性变应原。某些食物性变应原如牛奶、鸡蛋、鱼虾、水果等也可引起本病，但较少见。

二、护理评估

（一）健康史

评估患者有无个人或家族过敏性疾病史、呼吸道及皮肤变应性疾病史等，以及发病的时间、每次发病前有无诱因等。

（二）临床表现

1. 症状 本病以阵发性鼻痒、喷嚏、大量水样鼻涕和鼻塞为主要特征。

（1）喷嚏 为一种反射动作，呈阵发性发作。

（2）鼻塞 程度轻重不一，季节性变应性鼻炎由于鼻黏膜水肿明显，鼻塞常很重。

（3）鼻痒 是鼻黏膜感觉神经末梢受到刺激后发生于局部的特殊感觉。季节性鼻炎尚有眼痒和结膜充血。

（4）鼻涕 大量清水样鼻涕，是鼻分泌亢进的特征性表现。

（5）嗅觉减退 由于鼻黏膜水肿明显，部分患者尚有嗅觉减退。

2. 体征 常年性变应性鼻炎患者的鼻黏膜可为苍白、充血或浅蓝色。季节性变应性鼻炎患者在花粉播散期的鼻黏膜常呈明显水肿。这些变化以下鼻甲最为明显。

（三）辅助检查

1. 查找致敏变应原 怀疑为常年性变应性鼻炎的患者应做特异性皮肤试验、鼻黏膜激发试验和体外特异性 IgE 检测。怀疑为花粉症者应以花粉浸液做特异性皮肤试验。

2. 鼻分泌物细胞学检查 可见多个嗜碱性粒细胞、嗜酸性粒细胞和杯状细胞，与正常情况下鼻分泌物中的细胞分布有很大差别。

3. 血清总 IgE 及特异性抗体 IgE 测定 患者多有 IgE 含量升高。

（四）心理社会评估

评估患者的生活和工作环境、饮食习惯、文化层次、对疾病的认识。

三、处理原则

（一）中医处理原则

本病发作期和缓解期的病机特点与临床特征各有不同，需分型论治。临床上根据不同的证型采用温肺散寒，益气固表；益气健脾，升阳通窍；温补肾阳，固肾纳气；清宣肺气，通利鼻窍等治法。同时结合针灸疗法及穴位贴敷。

（二）西医处理原则

治疗分非特异性治疗和特异性治疗，前者主要指药物治疗，后者则主要指免疫治疗。应根据患者的症状类型和病理生理学过程选择不同的药物，有时需要联合用药。

1. 非特异性治疗

（1）糖皮质激素 临床上分全身和局部用药两种，鼻腔局部用药是糖皮质激素的主要给药途径。

（2）抗组胺药 主要通过与组胺竞争效应细胞膜上的组胺受体发挥抗 H_1 受体的作用。可以迅速缓解鼻痒、喷嚏和鼻分泌亢进。

NOTE

2. 特异性治疗

（1）避免与变应原接触是最有效的治疗方法。

（2）免疫疗法主要用于治疗吸入变应原所致的Ⅰ型变态反应。

3. 其他疗法 如鼻内选择性神经切断术。

四、护理诊断

1. 舒适改变 与鼻塞、鼻痒、喷嚏频作、分泌物多有关。

2. 焦虑 与疾病的反复且影响工作、学习有关。

3. 知识缺乏 与缺乏变应性鼻炎的防治知识有关。

4. 潜在并发症 变应性鼻窦炎、支气管哮喘和分泌性中耳炎等，与鼻炎妨碍鼻窦引流及中耳通气有关。

五、护理目标

1. 鼻腔恢复正常呼吸功能，鼻塞、鼻痒、鼻涕和喷嚏减轻或消失。

2. 患者能保持最佳状态，表现为工作效率提高或学习成绩上升。

3. 能够陈述变应性鼻炎的防治知识。

4. 能够陈述预防并发症的措施。

六、护理措施

1. 心理护理 介绍本病的相关知识，增强患者治疗的信心。

2. 休息与饮食

（1）注意劳逸结合，防止过度劳累。

（2）病室环境应清洁、卫生，冷暖适宜。不可受凉，避免粉尘、化学气体、油烟等污染。

（3）戒除烟酒，注意饮食卫生，避免进食食入性变应原。

3. 病情观察

（1）观察症状发作是否有时间规律及季节性。

（2）观察分泌物的性质，是否有并发症发生，如耳部症状。

4. 治疗护理

（1）帮助患者及配合医师找出过敏原，避免患者与过敏原接触。

（2）根据患者的不同情况合理选用鼻用激素和减充血剂。

5. 健康指导

（1）避免与变应原接触。

（2）介绍正确的滴鼻法。

（3）介绍本病的预防措施，如不吸烟、锻炼身体、提高机体抵抗力。

（4）在有粉尘的环境中工作时应戴口罩，气温急剧变化（如炼钢、烘熔、冷冻作业）时应注意降温或保暖。

NOTE

七、结果评价

评价患者焦虑情绪是否减轻，是否积极配合治疗，阵发性喷嚏、大量水样鼻涕和鼻塞症状有无减轻或消失，嗅觉是否提高或恢复正常，对本病防治知识的掌握程度，有无并发症的发生。

第五节　急性化脓性鼻窦炎

急性化脓性鼻窦炎（acute suppurative sinusitis）是鼻窦黏膜的急性化脓性炎症，多继发于急性鼻炎，严重者累及骨质，并可引起周围组织和邻近器官的并发症。致病菌多见化脓性球菌，其次为杆菌，此外，厌氧菌感染亦不少见。应注意本病多数为混合感染。本病类似于中医学的鼻渊。

一、病因与发病机理

（一）中医病因病机

本病的发生，多因外邪侵袭，引起肺、脾、胃、胆之病变而发病。起居不慎，冷暖失调，或过度疲劳，风热袭表伤肺，或风寒外袭，郁而化热，内犯于肺，肺失宣降，邪热循经上窒鼻窍而为病；或情志不遂，恚怒失节，胆失疏泄，气郁化火，胆火循经上犯，移热于脑，伤及鼻窍；或邪热犯胆，胆热上蒸鼻窍而为病；或饮食失节，过食肥甘煎炒、醇酒厚味，湿热内生，郁困脾胃，运化失常，湿热邪毒循经熏蒸鼻窍而发为本病。

（二）西医病因及发病机制

1. 全身因素　过度疲劳、受寒受湿、营养不良、维生素缺乏引起全身抵抗力降低，以及生活与工作环境不卫生等是诱发本病的原因。全身性疾病、内分泌性疾病、急性传染病等均可诱发本病。

2. 局部因素　如鼻腔疾病，因阻塞鼻道或窦口，而影响鼻窦的引流和通气；邻近器官的感染病灶，如扁桃体炎、腺样体炎及牙病等均可引起上颌窦炎症；直接感染；鼻窦外伤；鼻腔填塞物留置时间过久；气压骤变等。

二、护理评估

（一）健康史

评估患者有无引起本病的局部或全身性疾病。发病前有无过度劳累、受寒、营养不良等诱发因素。

（二）临床表现

1. 症状

（1）全身症状　常继发于上呼吸道感染或急性鼻炎，故原症状加重，出现畏寒、发热等，小儿可发生呕吐、腹泻、咳嗽等消化道和呼吸道症状。

（2）局部症状

①鼻塞：多为患侧持续性鼻塞，因鼻塞可致嗅觉减退或丧失。

②多脓涕：鼻腔内大量脓性或黏脓性鼻涕，难以擤尽，脓涕中可带少许血液，脓涕恶臭。脓涕可流至咽部和喉部刺激局部黏膜引起发痒、恶心、咳嗽、咯痰。

③头痛或局部疼痛：是本病最常见的症状，发生机理是脓性分泌物、细菌毒素和黏膜肿胀刺激及压迫神经末梢。头痛各有特点。

2.体征

（1）局部　红肿和压痛。急性上颌窦炎表现为颊面、下睑红肿和压痛，急性额窦炎则表现为额部红肿及眶内上角压痛和额窦前壁叩痛，急性筛窦炎在鼻根和内眦处偶有红肿和压痛。

（2）鼻腔检查　鼻腔黏膜充血、肿胀，以中鼻甲及中鼻道黏膜为主，鼻腔内有大量脓性或黏脓性涕；前组鼻窦炎可见中鼻道有黏脓或脓性物，后组鼻窦炎者则见于嗅裂。若一侧鼻腔脓性物恶臭，应考虑为牙源性上颌窦炎。

（三）辅助检查

1.鼻腔内窥镜检查　可判断鼻腔黏膜，尤其是窦口及其附近黏膜的病理改变，包括窦口形态、黏膜红肿程度、脓性分泌物来源等。

2.鼻窦影像学检查　鼻窦 CT 扫描可清楚显示鼻窦内的炎症性改变。

（四）心理社会评估

注意评估患者的生活工作环境、饮食习惯、文化层次、对疾病的认识及情感状态。

三、处理原则

（一）中医处理原则

本病以实证为主，起病急，病程短，需分型论治。主要有疏风清热，宣肺通窍；清泻胆热，利湿通窍；清热利湿，化浊通窍等治法。结合针灸疗法及外治法。

（二）西医处理原则

根除病因，解除鼻腔、鼻窦引流和通气障碍，控制感染和预防并发症。

1.抗感染治疗　为最重要的措施，应予以足量抗生素。

2.局部治疗　鼻内用血管收缩剂和皮质类固醇激素。

3.体位引流　目的是促进鼻窦内脓液的引流。

四、护理诊断

1.舒适改变　与鼻塞及细菌毒素吸收引起的脓毒性头痛，或窦口阻塞引起的真空性头痛及发热有关。

2.焦虑　与多脓涕、经常头痛有关。

3.知识缺乏　与缺乏急性化脓性鼻窦炎的防治知识有关。

4.潜在并发症　中耳炎，与鼻腔黏膜改变而阻塞咽鼓管有关。

五、护理目标

1. 鼻塞减轻或消失，鼻腔通畅，头痛消失。

2. 了解疾病的相关知识，情绪稳定，积极配合治疗。

3. 无并发症的发生。

六、护理措施

1. 心理护理 介绍本病的相关知识，增强患者治疗的信心。

2. 休息与饮食 注意休息，病重者应卧床，多喝开水。饮食要增加营养，戒除烟酒，禁食辛辣食物。

3. 病情观察

（1）密切观察病情，如头痛的性质及部位，对鼻窦炎病变部位的判断很有帮助。

（2）如有鼻塞严重，张口呼吸，剧烈头痛，高热，局部红肿明显等，及时向医师汇报，配合医师及时处理。

（3）注意观察有无耳闷、耳塞、听力下降等并发症的症状。

4. 治疗护理

（1）给予足量的抗生素治疗，辅以解热止痛等对症治疗措施。

（2）对于高热患者给予冰袋冷敷、酒精擦浴等物理降温。

（3）按医嘱给予血管收缩剂，如1%麻黄碱局部治疗。可加入适当的糖皮质激素和恢复鼻黏膜功能的药物。

（4）按医嘱进行上颌窦穿刺冲洗及负压置换法。

5. 健康教育

（1）教会患者正确的滴鼻和擤鼻方法。

（2）向患者介绍本病的预防措施，如不吸烟、锻炼身体、提高机体抵抗力。

（3）应注意保暖，预防感冒。

（4）积极治疗全身或局部疾病。

七、结果评价

鼻塞是否减轻或消失，鼻腔分泌物是否减少，嗅觉是否恢复，局部疼痛或头痛有无减轻或消失，情绪如何，对急性化脓性鼻窦炎防治知识的掌握程度，有无并发症的发生。

第六节 慢性化脓性鼻窦炎

慢性化脓性鼻窦炎（chronic suppurative sinusitis）多因急性化脓性鼻窦炎反复发作未彻底治愈迁延而致，或因窦口引流不畅所致。可单侧或单窦发病，但双侧发病或多窦发病也极为常见。本病类似于中医学的鼻渊。

一、病因与发病机理

（一）中医病因病机

本病的发生，多因肺、脾脏气虚损，邪气久羁，滞留鼻窍，以致病情缠绵难愈。久病体弱，或病后失养，致肺脏虚损，肺卫不固，易为邪犯，正虚托邪无力，邪滞鼻窍而为病。久病失养，或疲劳思虑过度，损及脾胃，致脾胃虚弱，运化失健，气血精微生化不足，鼻窍失养，加之脾虚不能升清降浊，湿浊内生，困聚鼻窍而为病。

（二）西医病因及发病机制

病因和致病菌与急性化脓性鼻窦炎相似。特应性体质，全身性疾病如贫血、糖尿病、急性传染病等均可诱发本病。本病亦可慢性起病。

鼻窦黏膜的病理改变可表现为水肿、增厚、血管增生、浆细胞和淋巴细胞浸润、黏膜鳞状上皮化生或息肉样变等。病变可累及骨膜和骨质，出现骨膜增厚或骨质吸收。

二、护理评估

（一）健康史

评估患者有无急性鼻窦炎反复发作史、全身慢性疾病史及变应性因素。

（二）临床表现

1. 症状

（1）多脓涕　为主要症状，呈黏脓性或脓性。前组鼻窦炎者鼻涕易从前鼻孔排出，后组鼻窦炎者分泌物多从后鼻孔流入咽部，齿源性上颌窦炎则脓涕恶臭。

（2）鼻塞　多为持续性鼻塞，可致嗅觉减退或缺失，多因鼻黏膜肿胀、鼻甲息肉样变或分泌物多所致。

（3）头痛　不一定有此症状，一般为钝痛和闷痛，多伴有鼻塞、流脓涕和嗅觉减退等症状；多有时间性及固定部位，多为白天重、夜间轻，前组鼻窦炎者多在前额部痛，后组鼻窦炎者多在枕部痛；休息、滴鼻药及鼻腔通气后减轻，咳嗽、低头或用力时加重。

（4）嗅觉减退或消失　因鼻黏膜肿胀、肥厚或嗅器变性所致，多属暂时性，少数为永久性。

（5）视功能障碍　是本病引起的眶并发症。主要表现为视力减退或失明（球后视神经炎所致），也可表现为其他视功能障碍，如眼球移位、复视和眶尖综合征等。多与后组筛窦炎和蝶窦炎有关，是炎症累及管段视神经和眶内所致。

（6）全身症状　轻重不一，一般较轻，主要为慢性中毒症状，可表现为精神不振，头昏易倦，记忆力减退，注意力不集中等。

2. 体征

（1）鼻腔检查　鼻黏膜慢性充血、肿胀或肥厚，中鼻甲或筛泡肥大及息肉样变，可伴发鼻息肉。中鼻道有脓性分泌物，提示前组鼻窦有感染；嗅裂、后鼻孔或鼻咽部有脓性分泌物，提示后组鼻窦有感染。鼻窦内窥镜检查可观察窦口鼻道复合体区域的各种病理改变。

（2）口腔及咽部检查　牙源性上颌窦炎同侧上列第二前磨牙或第一、二磨牙可能存在病变。

（三）辅助检查

1.影像学检查　鼻窦 X 线平片和断层片是诊断本病的重要手段，可显示窦腔大小、形态，以及窦内黏膜不同程度增厚，窦腔密度增高、液平面或息肉阴影等。鼻窦冠状位或轴位 C T 扫描，对精确判断各鼻窦炎，特别是后组筛窦炎和蝶窦炎，鉴别是鼻窦占位性或破坏性病变有重要价值。

2.上颌窦穿刺冲洗　通过穿刺冲洗以了解窦内脓液的性质、量、有无恶臭等，并便于脓液细菌培养和药物敏感试验，据此判断病变程度和制订治疗方案。

3.鼻窦 A 型超声波检查　具有无创痛、简便、迅速和可重复检查等优点。适用于上颌窦和额窦，可发现窦内积液、息肉或肿瘤等。

（四）心理社会评估

评估患者有无学习成绩下降、工作效率降低等情况，评估患者的情绪状态、生活习惯、饮食习惯、文化层次、对疾病的认识及有无社交欠活跃等。

三、处理原则

（一）中医处理原则

本病多因肺、脾脏气虚损，邪气久羁，滞留鼻窍，以致病情缠绵难愈，多以温补肺脏，散寒通窍，或健脾利湿，益气通窍为法。结合针灸疗法及外治法。

（二）西医处理原则

1.用血管收缩剂滴鼻和皮质类固醇激素：可改善鼻腔通气和引流。

2.上颌窦穿刺冲洗：每周 1～2 次，必要时可经穿刺针导入硅胶管置于窦内，以便每日冲洗和灌入抗生素药液。

3.置换法：用负压吸引法使药液进入鼻窦。应用于额窦炎、筛窦炎和蝶窦炎，最宜用于慢性全鼻窦炎患者。

四、护理诊断

1.感知改变　与嗅觉减退或消失，鼻塞及鼻分泌物多有关。

2.舒适改变　与窦口阻塞引起的真空性头痛有关。

3.知识缺乏　与缺乏慢性鼻窦炎的防治知识有关。

4.潜在并发症　中耳炎等，与鼻腔黏膜改变阻塞咽鼓管有关。

五、护理目标

1.鼻塞减轻或消失，鼻腔分泌物减少，嗅觉恢复。

2.头痛减轻或消失。

3.能够陈述本病的防治知识。

4.能够掌握必要的预防并发症的知识。

NOTE

六、护理措施

1. 心理护理　介绍本病的相关知识，增强患者治疗的信心。

2. 休息与饮食　注意休息，戒除烟酒，禁食辛辣食物。

3. 病情观察

（1）注意头痛的性质及部位。

（2）观察鼻分泌物的部位及性质。

（3）注意观察有无耳部症状。

4. 治疗护理

（1）给予血管收缩剂，如1%麻黄碱局部治疗。

（2）可加入适当的糖皮质激素和恢复鼻黏膜活性的药物。

（3）进行上颌窦穿刺冲洗及负压置换法。

5. 健康指导

（1）介绍正确的滴鼻方法及擤鼻方法。

（2）向患者介绍本病的预防措施，如不吸烟、锻炼身体、提高机体抵抗力。

（3）及时彻底治疗伤风鼻塞及邻近器官的感染。

七、结果评价

鼻塞是否减轻或消失，鼻腔分泌物是否减少，嗅觉是否恢复，情绪是否稳定、积极乐观，头痛有无减轻或消失，对慢性化脓性鼻窦炎防治知识的掌握程度，有无并发症的发生。

第七节　鼻出血

鼻出血（nasal bleeding）既是鼻腔疾病的常见症状之一，也是某些全身性疾病或鼻腔邻近结构病变的症状之一，但以前者多见。由于可引起鼻出血的病因很多，故临床表现亦有较多变化，多为单侧出血，亦可双侧，可表现为间歇性反复出血，亦可呈持续性出血。

出血量多少不一，轻者仅鼻涕带血，重者可大量出血而休克，反复出血则可导致贫血。

一、病因与发病机理

（一）中医病因病机

鼻衄可分为两大类。实证者，多因外感风热或燥热之邪，首先犯肺，致肺失肃降，邪热循经上犯鼻窍，损伤脉络，血溢脉道而为衄；胃热炽盛，火热内燔，循经上炎，损伤阳络，迫血妄行而为鼻衄；情志不舒，或暴怒伤肝，肝火上逆，血随火动，灼伤鼻窍脉络，血溢脉外而为衄；或由于心火亢盛，迫血妄行，发为鼻衄。虚证者，多因阴虚火旺或气不摄血而致。肝肾阴虚，水不涵木，肝不藏血，水不制火，虚火上炎，损伤鼻窍阳络，血溢脉外而衄；脾气虚弱，统摄无权，气不摄血，血不循经，渗溢于鼻窍而致衄。

（二）西医病因及发病机制

1. 局部病因

（1）外伤　鼻和鼻窦外伤或医源性损伤，均可引起出血。

（2）鼻腔和鼻窦炎症　各种鼻腔和鼻窦的特异性和非特异性炎症均可因黏膜病变损伤血管而出血。

（3）鼻中隔病变　鼻中隔各型偏曲，鼻中隔糜烂、溃疡或穿孔是鼻出血的常见原因。

（4）肿瘤　鼻腔、鼻窦、鼻咽部恶性肿瘤溃烂出血经鼻流出。早期多表现为反复少量出血，晚期破坏大血管可致大出血。血管性良性肿瘤，如鼻腔血管瘤或鼻咽纤维血管瘤等出血一般较剧。

2. 全身病因　凡可引起动脉压或静脉压增高、凝血功能障碍或血管张力改变的全身性疾病均可引起鼻出血。

（1）急性发热性传染病　如流感、出血热、麻疹、疟疾、鼻白喉、伤寒和传染性肝炎等。

（2）心血管疾病　如高血压、血管硬化和充血性心力衰竭等。

（3）血液病　凝血机制异常的疾病，如血友病、纤维蛋白形成障碍、异常蛋白血症（如多发性骨髓瘤）和大量应用抗凝药物等；血小板量及质异常的疾病，如再生障碍性贫血、血小板减少性紫癜、白血病等。

（4）营养障碍或维生素缺乏　维生素 C、K、P 或钙缺乏。

（5）肝肾等慢性疾病和风湿热等　肝功能损害常致凝血障碍，尿毒症易致小血管损伤，风湿热患儿常有鼻出血。

（6）遗传性　出血性毛细血管扩张症常有家族史。

（7）化学物质和某些药物　磷、汞、砷、苯等化学物质可破坏造血系统，长期服用水杨酸类药物可致凝血酶原减少。

（8）内分泌失调　多见于女性，青春发育期的月经期可发生鼻出血和先兆性鼻出血，绝经期或妊娠的最后 3 个月亦可发生鼻出血。

二、护理评估

（一）健康史

询问患者及家属的有关健康史，如有无引起鼻出血的局部、全身性疾病史或家族史，有无接触风沙或气候干燥的生活史等。

（二）临床表现

1. 根据不同的病因，鼻出血的部位、出血量的多少及出血次数不同，症状及体征变化较大。多数患者的出血部位在鼻中隔前下方的易出血区，即利特尔动脉丛和克氏静脉丛，儿童患者几乎全部发生在该部位，青年患者亦以该部位多见。少数严重出血发生在鼻腔后部，中老年人患者多见于鼻腔后部的鼻 – 鼻咽静脉丛及鼻中隔后部动脉出血。局部原因引起出血者多在单侧出血，全身性疾病多引起双侧或交替性出血。

2. 短时间内失血量达 500mL 时，可出现头昏、口渴、乏力、面色苍白；失血量在 500～1000mL 时，可出现出汗、血压下降、脉速而无力，若收缩压低于 80mmHg，提示血容量已损失约 1/4。

3. 长期反复出血可导致贫血。

（三）辅助检查

包括全血细胞计数、出血和凝血时间、凝血酶原时间、血型及其他相关检查。

（四）心理社会评估

评估患者恐惧的程度、文化层次、对疾病的认识程度等，尤其是反复大量出血者。

三、处理原则

（一）中医处理原则

鼻衄实证多属肺经风热、肝火上逆、心火亢盛等。辨证用药多以疏风清热，凉血止血；清肝泻火，凉血止血；清心泻火，凉血止血为治则。虚证则多属肝肾阴虚，脾不统血。以滋补肝肾，养血止血；健脾益气，摄血止血为治则。临床治疗时要遵照急则治其标，缓则治其本的原则。

（二）西医处理原则

1. 一般处理 取坐位或半卧位，疑有休克者，应取平卧低头位。嘱患者尽量勿将血液咽下，以免刺激胃部引起呕吐，必要时给予镇静剂。

2. 止血方法

（1）简易止血法及寻找出血点 首先明确出血部位。多在鼻中隔前下部，且一般出血量较少。嘱患者用手指捏紧两侧鼻翼 10～15 分钟，同时用冷水袋或湿毛巾敷前额或后颈，以促使血管收缩减少出血；或用浸以 1% 麻黄碱生理盐水或 0.1% 肾上腺素的棉片置入鼻腔暂时止血，以便寻找出血部位；亦可用吸引器，边吸血液，边寻找出血部位。

（2）烧灼法 适用于反复少量出血且能找到固定出血点者。应用 ＹＡＧ 激光法、射频或微波止血的方法。传统的化学药物常用 30%～50% 硝酸银，烧灼范围越小越好，应避免烧灼过深。此法的目的是破坏出血点组织，使血管封闭。

（3）填塞法 用于出血较剧、渗血面积较大或出血部位不明者。一般有下列可供选择：①鼻腔可吸收性物填塞，适用于血液病所致的鼻出血。②鼻腔纱条填塞，如凡士林纱条、抗生素纱条、碘仿纱条。③后鼻孔填塞，如鼻腔或鼻咽部水囊或气囊填塞，一般不超过 3 天，最多不超过 5～6 天。

3. 全身治疗和其他处理 镇静剂、止血剂及维生素的应用。有贫血或休克者应纠正贫血或抗休克治疗。

四、护理诊断

1. 口腔黏膜改变的危险 与张口呼吸、口腔黏膜干燥有关。

2. 舒适改变 鼻腔疼痛，与鼻腔填塞有关。

3. 恐惧 与鼻出血及担心疾病的预后有关。

4. 知识缺乏 与缺乏鼻出血的防治知识有关。

5. 潜在并发症 低血容量、中耳感染等，与大量失血、长期鼻腔填塞有关。

五、护理目标

1. 口腔黏膜完整。

2. 患者自述疼痛能够忍受或疼痛消失。

3. 患者恐惧感减轻。

4. 了解鼻出血的有关知识。

5. 出血减少或停止，生命体征平稳。

六、护理措施

1. 心理护理 鼻衄时，患者多较烦躁、紧张，要安定患者情绪，使之保持镇静，介绍本病的相关知识，消除患者的恐惧或焦虑感。

2. 休息与饮食

（1）室内保持清洁、安静，宜少活动，卧床休息，避免烦躁。

（2）进食冷流质或半流质饮食，忌食刺激性食物，保持大便通畅。

3. 病情观察

（1）密切监测患者的脉搏、血压、神志、呼吸等生命体征的变化。

（2）严密观察患者鼻腔填塞后或取出填塞物后是否仍有出血情况。

（3）观察前后鼻孔填塞的纱球或纱条有无松动。

4. 治疗护理

（1）患者一般取坐位或半卧位，疑有休克者应取平卧头低位，嘱患者勿将血液咽下以免刺激胃黏膜引起恶心、呕吐，加重恐惧。沉着冷静地协助医师进行体格检查及止血处理。

（2）少量出血者可进行简易止血法。

（3）反复少量出血且能找到出血点者，可协助医生用化学药物烧灼法或电烧灼法凝固出血点组织，使血管封闭或凝固而达到止血的目的。

（4）遵医嘱给予镇静剂、止血剂及其他支持治疗。

（5）对出血较剧、渗血面较大或出血部位不明者，迅速建立静脉通道，给予止血药、补液，并协助医师做好鼻腔或前后鼻孔填塞止血术。

（6）纱条在鼻腔填塞48小时后可逐渐抽取，应指导患者用石蜡油滴鼻，以免再次发生出血。

（7）加强口腔护理，保持口腔清洁卫生。

（8）若鼻腔填塞无效，可根据出血部位行相应的血管栓塞术或结扎术，应向患者解释手术的必要性，配合医师做好术前准备。

5. 健康指导

（1）向患者介绍本病的预防措施，高血压患者要控制血压。

（2）戒除挖鼻等不良习惯。

（3）防治鼻部外伤，积极治疗有关的全身或局部疾病。

NOTE

七、结果评价

出血是否减少或停止，情绪是否稳定，能否积极配合治疗，对鼻出血防治知识的掌握程度，能否陈述预防并发症的措施。

第八节 鼻息肉

鼻息肉（nasal polyp）是指鼻腔内表面光滑柔软、形状如鲜荔枝肉样的赘生物。本病为一种常见的鼻病，好发于鼻腔外侧壁特别是前筛区，可单侧或双侧发病。起源于上颌窦并通过其自然孔发展到后鼻孔的单发息肉，称为上颌窦–后鼻孔息肉。

一、病因与发病机理

（一）中医病因病机

肺气素虚，卫表不固，腠理疏松，易受风寒异气的侵袭，肺气虚寒则鼻塞不利，寒湿凝聚鼻窍，日久则形成息肉；湿热邪毒侵袭，肺经蕴热，失于宣畅，湿热邪浊壅结积聚于鼻窍，日久形成息肉。

（二）西医病因及发病机制

病因不明，现趋于多因素病因学，即鼻息肉的形成是多种因素共同作用的结果。即嗜酸性粒细胞的作用，纤毛形态结构和功能障碍，此外，还有细胞因子的作用及微环境变化的影响。

二、护理评估

（一）健康史

评估患者是否有哮喘发作史及过敏史。

（二）临床表现

1. 症状

（1）渐进性持续性鼻塞　症状随息肉的增大而逐渐加重。

（2）多脓涕　多因鼻息肉阻塞鼻窦引流所致，常伴头痛。

（3）嗅觉减退　由于息肉阻塞嗅区或嗅区黏膜的慢性炎症引起。

（4）听力下降　若息肉阻塞咽鼓管咽口，可引起耳部症状。

2. 体征

如果息肉较大，可因息肉压迫鼻–上颌窦结构，使鼻根增宽，双眼分离过远，鼻侧向两旁扩展，形成蛙鼻，同时伴闭塞性鼻音，打鼾等。

检查可见鼻腔内一个或多个表面光滑呈灰白色、半透明的可移动新生物，触诊软，不痛，不易出血；后鼻孔息肉需做鼻咽镜检查，常可在一侧后鼻孔发现单个上述典型病变。

（三）辅助检查

X线摄片及CT均有助于明确诊断，了解病变范围。

（四）心理社会评估

评估患者的年龄、性别、情绪、文化层次及对疾病的认识程度等。

三、处理原则

（一）中医处理原则

临床主要以温化寒湿，散结通窍；清热利湿，散结通窍为治法，并结合手术及外治法。

（二）西医处理原则

以综合治疗为主。

1. 糖皮质激素疗法　适用于初发及单发息肉；或堵塞总鼻道的大体积息肉的术前常规用药，多采用短期冲击疗法；或鼻息肉术后。通过治疗可使大息肉变小，小息肉消失。

2. 手术摘除　适用于药物治疗无效者、合并多发或复发性鼻窦炎者、术后广泛复发者。目前多行鼻窦内窥镜手术，术后复发率明显降低。

四、护理诊断

1. 感知改变　与息肉引起嗅觉下降、听力下降有关。

2. 舒适改变　与息肉引起鼻塞、流涕有关。

3. 知识缺乏　与缺乏鼻息肉的防治知识有关。

五、护理目标

1. 嗅觉恢复正常。

2. 患者舒适状态好转，鼻塞、流涕等症状减轻，头痛好转。

3. 患者对疾病的发生、发展过程有一定的了解，配合医护工作。

六、护理措施

1. 心理护理　介绍本病相关的知识，增强患者治疗的信心。

2. 休息与饮食　注意休息，戒除烟酒，忌辛辣厚味食物。

3. 病情观察

（1）注意鼻塞是单侧进行性还是双侧性。

（2）观察鼻分泌物的部位及性质，有无血性脓涕。

（3）注意观察有无耳部症状。

4. 治疗护理

（1）介绍正确的滴鼻法，按医嘱给予血管收缩剂，如1%麻黄碱局部治疗。

（2）可加入适当的糖皮质激素和恢复鼻黏膜活性的药物。

（3）进行术前准备。

（4）术后抽取鼻腔填塞物前用石腊油或薄荷油滴鼻。

（5）术后常规口腔护理。

NOTE

5. 健康教育

（1）向患者介绍本病的预防措施，如不吸烟、锻炼身体、提高机体抵抗力。

（2）术后教会患者鼻腔冲洗，有利于鼻腔的引流。

七、结果评价

患者嗅觉是否恢复正常，鼻塞、流涕等症状是否减轻，头痛是否好转，对鼻息肉防治知识的掌握程度。

第九节　鼻损伤

鼻损伤（nose injury）是指鼻部遭受外力作用而致的损伤。由于外力作用的大小及受力方式不同，损伤的程度也不同。临床可见单纯鼻骨骨折，或合并其他颌面骨和颅底骨的骨折，若伤势较重，可危及生命。

一、病因与发病机理

（一）中医病因病机

单纯钝力挫伤，受力广而分散，皮肉不破，显示外鼻软组织肿胀及皮下瘀血。锐器损伤，致皮肉破损、裂开，甚至部分缺损。撞击力较强，如拳击殴打、跌仆冲撞为常见原因，每可致鼻梁骨折断而畸形，鼻梁骨折者往往合并瘀肿疼痛。鼻部受外来损伤，以致皮肉破损，伤及脉络，血液溢出，或鼻骨骨折，脉络破裂而出血。此外，枪弹与爆炸弹片等飞物所伤，常为穿透性，造成异物残留于内，严重者还可波及颅脑。

（二）西医病因及发病机制

鼻部外伤，由于受力方向及强度不同，可分为鼻骨骨折、眶底爆折、额窦骨折、筛窦骨折、脑脊液鼻漏等。

二、护理评估

（一）健康史
评估患者的外伤史、外伤部位、时间等。

（二）临床表现

1. 症状　表现为不同程度的局部疼痛，或鼻塞、鼻出血、鼻梁下塌等；或有眼睑皮下瘀血，伴有气肿；复视，视力下降；额窦骨折者可有鼻出血或额部肿胀凹陷；脑脊液鼻漏者外伤时即有血性液体自鼻孔流出。

2. 体征

（1）鼻骨骨折　鼻梁上段塌陷或偏斜，皮下瘀血，数小时后鼻部软组织肿胀，可出现鼻中隔血肿或脓肿。

（2）眶底爆折　眼睑皮下瘀血，伴有气肿；眼球上下运动受限，出现复视、视力下降。

（3）额窦骨折　额部皮肤可有挫伤、撕裂、皮下血肿等，或感染所致额窦炎、眶内并发症及颅内并发症，可出现额部凹陷性畸形。

（4）筛窦骨折　眼部或鼻根部肿胀，触诊可发现眶内缘凹陷，患侧瞳孔散大，对光反射消失，但间接反射存在。

（5）脑脊液鼻漏　外伤时即有血性液体自鼻孔流出，其痕迹的中心呈红色而周边清澈。

（三）辅助检查

X 线片及 CT 均有助于明确诊断，了解骨折类型。

（四）心理社会评估

鼻部外伤给患者及家属带来重大打击，受伤后常有不同程度的鼻面部畸形，从而加重了患者的心理负担，易出现不同程度的恐惧与焦虑情绪。应评估患者的恐惧心理、工作环境、文化层次等。

三、处理原则

（一）中医处理原则

鼻外伤是急症，临床上应根据外伤的类型及外伤的程度，采用不同的外治和内治方法。

（二）西医处理原则

止血、止痛、清创缝合及预防感染。鼻骨骨折者行骨折复位；眶底爆折者应使陷入上颌窦内的软组织回纳于眶内；额窦骨折者按不同情况决定治疗措施；筛窦骨折者应止血，对于有视力障碍者需及早行视神经管减压术；脑脊液鼻漏者多可采用保守治疗，包括预防感染、预防颅内压增高等，在保守治疗时必须密切观察病情变化，若无效需行手术治疗。

四、护理诊断

1. 疼痛　与外伤导致皮肤破损、骨折有关。

2. 恐惧　与鼻外伤可能导致鼻面部畸形有关。

3. 潜在并发症　低血容量、脑脊液漏、颅内感染等，与外伤损伤血管，出血量多，或外伤严重，损伤筛板，或细菌入侵有关。

五、护理目标

1. 自述疼痛能够忍受或疼痛消失。

2. 恐惧感减轻。

3. 出血、脑脊液漏得到及时控制。

六、护理措施

1. 心理护理　患者多较烦躁、紧张，要安定患者情绪，使之保持镇静，消除患者的恐惧感。

2. 休息与饮食

（1）室内保持清洁、安静，宜少活动多休息，避免烦躁。

（2）忌食刺激性食物，保持大便通畅。

3. 病情观察

（1）密切监测患者的脉搏、血压等生命体征变化。

（2）观察视力变化情况。

（3）严密观察患者鼻腔血性液体的情况。

（4）观察是否有并发症发生，如颅内压增高等。

4. 治疗护理

（1）鼻骨骨折者应进行鼻骨复位，局部外伤者应进行清创缝合。

（2）及时输液、输血，全身应用抗生素。

（3）外伤24小时以内，可给予冷敷，以帮助止血或制止瘀血扩散；24小时后可改为热敷。

5. 健康教育

（1）进行各项安全教育，避免意外事故发生，是预防本病的关键。

（2）对于脑脊液漏行保守治疗者可取头高卧位，限制饮水量和食盐摄入量，避免用力咳嗽和擤鼻，预防便秘。

（3）鼻部复位或清创缝合术后定期门诊复诊，并注意防止局部碰撞。

七、结果评价

出血是否减少或停止，疼痛是否能够忍受或消失，恐惧或焦虑等心理障碍是否减轻或消失，有无并发症的发生。

【鼻科疾病的辨证施护】

1. 外邪犯鼻

证候：鼻塞时轻时重，或交替性鼻塞，鼻涕色黄量少，鼻气灼热，常有口干，咳嗽痰黄；或鼻内干燥，灼热疼痛，涕痂带血，咽痒干咳；或鼻塞，鼻涕量多而白黏或黄稠，嗅觉减退，头痛；或持续性鼻塞，嗅觉减退，涕液黄稠，发热恶风，汗出，或咳嗽，痰多。有头痛头胀，纳呆腹胀，大便黏滞等症状。检查见鼻黏膜充血，下鼻甲肿胀，表面光滑，柔软有弹性；或见鼻黏膜充血干燥或有痂块；或见鼻黏膜充血肿胀，以中鼻甲为主，中鼻道或嗅沟可有黏性或脓性分泌物；头额、眉棱骨或颌面部叩痛，或压痛；或可见鼻黏膜色红，鼻息肉灰白、淡红，或暗红。舌质红，舌苔薄白，脉浮数。

治法：疏风散邪。

方药：偏于风寒者，用通窍汤加减以疏风散邪；偏于燥邪者，用清燥润肺汤加减以宣肺通窍；偏于风热者，用银翘散加减以疏风清热，宣肺通窍；偏于湿热者，用辛夷清肺饮加减以清热祛湿，散结通窍。

护理：病室应清洁，室温可稍偏低、凉爽，空气新鲜，同时避免冷风外袭；中药汤剂宜偏凉服，重症可每日加服1剂。大便难下，属实热者，用番泻叶泡服，或服润肠片。头痛者，可遵医嘱针刺迎香、印堂、太阳、合谷、曲池、足三里等穴，行强刺激。饮食宜清淡，忌辛辣肥甘之品。大蒜捣烂敷涌泉穴。

2. 火毒热盛

证候：病初起表现为外鼻部局限性潮红，继则渐次隆起，状如粟粒，渐长如椒目，周围发硬，焮热微痛。3~5天后，疮顶现黄白色脓点，顶高根软；一般全身症状不明显，或伴头痛、发热、全身不适等症；或疮头紫暗，根脚散漫，鼻肿如瓶，目胞合缝，局部红肿灼痛，头痛如劈，可伴有高热、烦躁、呕恶、神昏谵语、晕厥、口渴、便秘等症。或鼻血外涌，血色鲜红，鼻黏膜红赤，或鼻涕浓浊，量多，色黄或黄绿，或有腥臭味，鼻塞，嗅觉减退，头痛剧烈；伴有面赤，心烦失眠，身热口渴，口舌生疮，大便秘结，小便黄赤。检查见鼻黏膜色红，鼻息肉灰白、淡红，或暗红；或可见鼻黏膜充血肿胀，中鼻道或嗅沟可见黏性或脓性分泌物；头额、眉棱骨或颌面部叩痛，或压痛。舌质红，舌苔黄或腻，脉数。

治法：清热解毒。

方药：五味消毒饮加减。偏于火毒炽盛，内陷营血者，用黄连解毒汤合犀角地黄汤加减以泻热解毒、清营凉血；偏于心火热盛者，用泻心汤加减以清心泻火；胆腑热盛者，用龙胆泻肝汤加减以清泻胆热。

护理：早期禁忌切开引流及挤压、挑刺、灸法，以免脓毒扩散，入侵营血，内犯心包，引起疔疮走黄之危证；多吃蔬菜、水果，多饮水，保持大便通畅；应积极治疗，注意情志调养，忌忧郁暴怒，尤其头痛昏胀重者易有焦虑情绪，应多加疏导。

3. 气滞血瘀

证候：鼻塞较甚或持续不减，鼻涕黏黄或黏白。若有鼻伤可见鼻部肿胀，皮下青紫，可连及眼睑，局部疼痛和触痛明显；可有鼻塞，额部胀痛，鼻梁压迫感或见鼻中隔膨隆、紫暗，若继发染毒，则形成脓肿，出现发热、局部疼痛加重，或呈跳痛等。若有皮肉破损，轻者鼻部表皮擦伤；重者皮肉破损撕裂，或部分脱落缺损，局部有出血或疼痛。若有鼻骨骨折而无移位者，局部有疼痛、触痛，或肿胀；若骨折已移位，可见鼻梁歪斜或塌陷如马鞍状，触诊可有骨擦音，若伤后空气进入皮下，可形成皮下气肿，触之有捻发音。严重者，可有鼻中隔骨折、脱位。检查见鼻黏膜暗红肥厚，鼻甲肥大质硬、表面凹凸不平呈桑椹状；语声重浊或有头胀痛；或可见鼻中隔偏离中线，突向一侧鼻腔。

治法：行气活血，化瘀通窍。

方药：偏于邪毒久留，血瘀鼻窍者，用通窍活血汤加减以行气活血、化瘀通窍。偏于鼻伤瘀肿血瘀重者，用桃红四物汤加减以活血通络、行气止痛。偏于鼻骨骨折者，初期用活血止痛汤加减，以活血祛瘀、行气止痛；中期用正骨紫金丹加减；后期可用人参紫金丹加减。

护理：病室宜整洁、舒适、凉爽，避免直接吹风，防止感冒；情志宜和畅，忌忧虑、恼怒；可针刺迎香、合谷等穴，伴头痛者可配风池、太阳、印堂等穴。内服中药，药渣再煎汤热敷，以活血散瘀、消肿止痛；可用生理盐水或过氧化氢清洗伤口，或进行清创缝合。注射破伤风抗毒素。鼻骨复位后防止再度碰撞或按压，以免骨折端移位，难以愈合或形成畸形。

4. 脏腑虚损

证候：鼻塞时轻时重，或交替性鼻塞，涕白而黏，遇寒冷时症状加重；可伴有倦怠乏力，少气懒言，恶风自汗，咳嗽痰稀，易患感冒，头重头昏，纳差便溏；或鼻干较甚，鼻衄，嗅觉减退，咽干燥，干咳少痰，或痰带血丝，腰膝酸软，手足心热；或鼻塞，鼻痒，喷嚏频作，清涕如水，嗅觉减退，畏风怕冷，自汗，气短懒言，语声低怯，面色苍白，或咳嗽痰稀，小便清长，或见遗精；或鼻衄色红，量不多，时作时止，鼻黏膜色淡红而干嫩。检查见鼻黏膜和鼻甲淡红肿胀；或可见鼻黏膜色红干燥，鼻甲萎缩，或有脓涕痂皮积留，鼻气恶臭；或可见下鼻甲肿大光滑，鼻黏膜淡白或灰白，鼻道可见水样分泌物。

治法：补益肺脾，散邪通窍。

方药：肺气虚为主者，可选用温肺止流丹加减。脾气虚为主者，可用补中益气汤加减。偏于肺肾阴虚者，用百合固金汤加减以滋养肺肾、生津润燥。偏于肾阳不足，温煦失职者，用肾气丸加减以温补肾阳、固肾纳气。偏于肝肾阴虚者，用知柏地黄汤加减以滋补肝肾、养血止血。

护理：偏于肺脾气虚者，病室宜温暖，忌潮湿、寒冷；宜进温补食物，忌生冷、刺激性食物；中药汤剂宜温服；艾条悬灸迎香、人中、肺俞等穴；鼻部按摩（用食、中二指按摩鼻翼旁、鼻唇沟中）双侧迎香穴。偏于肺肾阴虚者，病室宜保持一定的温度、湿度，忌粉尘、燥热的环境。偏于肾阳不足，温煦失职者，多为长年发病，可进行气功、太极拳、晨跑等锻炼，或从夏天开始坚持御寒锻炼。注意生活起居有常、冷暖衣着适宜，节制房事，避免接触过敏物质如花粉、尘埃等。

第十七章　咽科疾病护理

第一节　急性咽炎

急性咽炎（acute pharyngitis）是咽黏膜、黏膜下组织及淋巴组织的急性炎症，是上呼吸道感染的一部分。本病可单独发生，也可由急性鼻炎、急性扁桃体炎蔓延所致。病变可局限于咽腔之某部，也可波及整个咽腔。本病以秋冬及冬春之交多见，若治疗不当，或机体抵抗力下降，或细菌、病毒毒力过强可以引起中耳炎、鼻窦炎及上下呼吸道并发症。急性脓毒性咽炎甚至可以导致急性肾炎、风湿热及败血症等疾病。本病类似于中医学的喉痹。

一、病因与发病机理

（一）中医病因病机

本病的形成，多因起居不慎，肺卫失固，风寒袭表犯肺，肺气失宣，邪滞咽喉而致；或风寒郁而化热，或风热之邪侵袭，壅遏于咽喉所致；外邪不解，邪热壅盛传里，或过食辛热煎炸、烟酒之类，肺胃蕴热，复感外邪，内外邪热搏结，蒸灼咽喉而为病。

（二）西医病因及发病机制

1.病毒感染　病毒通过密切接触和飞沫传播。以柯萨奇病毒、腺病毒为多见，其次为鼻病毒和流感病毒。

2.细菌感染　以链球菌、葡萄球菌及肺炎球菌多见。A组乙型链球菌感染可引起症状严重的急性脓毒性咽炎。

3.环境因素　高温、粉尘、烟雾、刺激性气体等均可引起本病。

4.常见诱发因素　受凉，疲劳，烟酒、辛辣食物过度摄入，工作、生活环境通风不良，以及各种原因导致上呼吸道局部抵抗力或全身抵抗力下降等均可诱发此病。

二、护理评估

（一）健康史

评估患者有无慢性鼻炎、鼻窦炎、扁桃体炎等上呼吸道慢性炎症病史，有无受凉、疲劳、烟酒过度等诱因，以及发病时间及诊治过程。

（二）临床表现

1.症状　多起病急，先有咽部干燥、灼热、粗糙感，随即出现明显咽痛，吞咽时尤甚，疼痛可放射至耳部，疼痛剧烈者可影响吞咽。一般全身症状较轻，可伴全身不适，如恶寒、发热、头痛及四肢酸痛等。小儿全身症状多较重。

2.体征　咽部黏膜充血、肿胀，咽后壁淋巴滤泡及咽侧索红肿，感染重者淋巴滤泡表面有黄白色点状渗出物。可有颌下淋巴结肿大、压痛。

（三）辅助检查

血常规在细菌感染明显时可有白细胞、中性粒细胞升高。进行咽部细菌培养和相关抗体测定，以明确病因。

（四）心理社会评估

评估患者的生活、工作及学习环境，对急性咽炎及其并发症的认知及焦虑程度。

三、处理原则

（一）中医处理原则

本病中医治疗重在祛邪。初期邪在肺卫，以疏解为主，采取疏风散寒或疏风清热的治法；若邪热传里，肺胃热盛，须泻热解毒。内服药物与局部治疗结合，有助提高疗效。

（二）西医处理原则

一般对症治疗。无全身症状者，可局部用药；小儿及成人重症者，应及时使用敏感抗生素及抗病毒药物治疗。

四、护理诊断

1.疼痛   与局部炎症有关。

2.体温升高   与炎症反应有关。

3.知识缺乏   与缺乏急性咽炎的防治知识有关。

4.潜在并发症   有扁桃体周围脓肿、急性会厌炎、风湿热、急性肾炎等。

五、护理目标

1.咽痛减轻或消失。

2.体温恢复正常。

3.能够陈述急性咽炎的防治知识，积极配合治疗。

4.无并发症的发生

六、护理措施

1.心理护理   耐心讲解疾病的治疗、发展、预后等情况，消除患者的焦虑等心理。

2.休息与饮食

（1）注意休息，戒烟酒，忌辛辣厚味食物。多食新鲜蔬菜水果，保证营养摄入。

（2）病重者应卧床，多饮水，保持大便通畅。

（3）保持居室清洁、空气流通。

3.病情观察

（1）密切观察体温情况，如患者出现发热、头痛等症状，应及时报告医生，并予物理降温。

（2）观察咽痛的性质、程度及范围。

（3）观察咽部黏膜充血、肿胀及颌下淋巴结肿大的情况。

（4）注意观察有无关节痛、浮肿、蛋白尿等症状的出现。

4. 治疗护理

（1）予抗生素、抗病毒药，以及对症治疗措施。

（2）指导患者做好局部漱口、雾化、穴位注射、中药 TDP 治疗等治疗。

（3）遵医嘱予以六神丸、喉症丸等含化药。

5. 健康教育

（1）戒烟酒，少食辛辣。

（2）注意增减衣服，避免过劳，避免去空气污染严重的地方。

（3）加强锻炼，预防复发。

七、结果评价

咽痛、吞咽障碍等症状是否减轻或消失，体温是否恢复正常，对急性咽炎防治知识的掌握程度，有无扁桃体周围脓肿、窒息等并发症的发生。

第二节　慢性咽炎

慢性咽炎（chronic pharyngitis）是咽部黏膜、黏膜下及淋巴组织的慢性炎症，常为上呼吸道慢性炎症的一部分。本病各年龄段均可患病，无明显地域性，是临床常见病、多发病。本病病程长，症状顽固，较难治愈。本病类似于中医学的喉痹。

一、病因与发病机理

（一）中医病因病机

本病多因急性喉痹治疗不彻底，或温热病后余邪未清，加之劳伤过度，耗伤肺肾阴液，咽喉滋养不足而为病；也可因过食辛辣，饮食不节，或思虑过度，或久病伤脾，脾胃受损，水谷运化不足，咽喉失养为病；亦可因劳累过度，或过食寒凉之品，致脾肾阳虚，温运固摄不足则阳气不能上承，或虚阳浮越上扰咽喉而为病；还可因饮食不节，脾失运化，痰湿凝结于喉，或余邪滞留，久则经脉瘀滞，咽喉气血壅滞而为病。

（二）西医病因及发病机制

本病可由局部病变和全身病变引起。

1. 急性咽炎反复发作　此为主要原因。

2. 邻近组织的慢性炎症　如各种鼻病和上呼吸道的慢性炎症等。

3. 各种刺激　烟酒过度、粉尘、有害气体及喜食辛辣刺激性食物都可导致本病。

4. 职业因素　如教师与歌唱者等，还与体质有关。

5. 全身因素　如贫血、心血管病、下呼吸道慢性炎症、风湿病、肝肾疾病等，皆可导致本病。

二、护理评估

（一）健康史

评估患者有无急性咽炎反复发作病史，有无各种鼻腔、鼻窦及鼻咽部炎症、鼻中隔偏曲、扁桃体炎、牙周炎等上呼吸道慢性炎症病史；有无导致本病复发加重的诱因，如受凉、疲劳、用嗓过度、烟酒辛辣过度等。

（二）临床表现

1. 症状　咽部可有各种不适感觉，如异物感、痒感、灼热、干燥、微痛等。晨起时常出现频繁的刺激性干咳，伴恶心等咽反射亢进。偶有吞咽疼痛，或咳吐血性分泌物等症状。一般无明显全身症状。

2. 体征

（1）慢性单纯性咽炎　黏膜充血肿胀，咽后壁可有少许散在的淋巴滤泡，常有黏稠分泌物附着在黏膜表面。

（2）慢性肥厚性咽炎　黏膜充血增厚，咽后壁淋巴滤泡显著增生，散在突起或融合成片。咽侧索充血肥厚，成条索状。

（3）萎缩性及干燥性咽炎　黏膜干燥，萎缩变薄，色苍白发亮，有带臭味的黄褐色痂皮。

（三）心理社会评估

评估患者的文化层次、职业、饮食及生活习惯、工作及生活环境等。评估对慢性咽炎的认识程度，对本病易反复发作、缠绵难愈的焦虑程度。

三、处理原则

（一）中医处理原则

本病以虚证居多，治疗关键在于扶正固本，根据不同证型，或滋阴降火，或益气健脾，或温补脾肾，兼以利咽。但需注意养阴不可过于滋腻，温补不可过于辛燥。至于有痰瘀互结者，乃虚中夹实，故不可一味攻伐，损伤正气，致病情更为缠绵。

（二）西医处理原则

去除病因，积极治疗鼻炎、气管及支气管炎等呼吸道慢性炎症及其他全身性疾病，戒烟酒，增强体质。局部药物治疗为主；对慢性肥厚性咽炎可用药物、激光、微波等烧灼明显增生的组织，治疗范围不宜过广；萎缩性及干燥性咽炎应服用多种维生素以促进黏膜上皮生长。

四、护理诊断

1. 舒适改变　与咽部的慢性炎症刺激有关。

2. 焦虑　与疾病反复发作，病程长有关。

3. 知识缺乏　与缺乏慢性咽炎的防治知识有关。

五、护理目标

1. 咽部各种不适感减轻或消失。

2. 能陈述引起焦虑的原因。

3.使患者了解慢性咽炎的防治措施，积极配合治疗与护理。

六、护理措施

1.心理护理　耐心讲解慢性咽炎的发生、治疗、预后等情况，消除患者的焦虑心理。

2.休息与饮食

（1）注意休息，室内保持空气清洁，避免粉尘刺激。

（2）忌食辛辣煎炒之品。宜清淡饮食，多食富含津液的食物，如萝卜、马蹄等。

（3）避免长时间用嗓。

3.治疗护理

（1）指导患者做好局部漱口、雾化、含片、中药 TDP 治疗等治疗。

（2）局部予以抗生素，萎缩性及干燥性咽炎患者可予维生素治疗。

（3）茶饮治疗，如罗汉果茶、橄榄茶等。

4.健康教育

（1）戒烟酒，少食辛辣。

（2）保暖防寒，避免过劳，避免到空气污染严重的环境。

（3）加强锻炼，增强体质。

七、结果评价

咽部各种不适感是否减轻或消失，焦虑等心理障碍是否减轻或消失，对慢性咽炎防治知识的掌握程度。

第三节　急性扁桃体炎

急性扁桃体炎（acute tonsillitis）为腭扁桃体的急性非特异性炎症，常伴有不同程度的咽黏膜和淋巴组织炎症，是一种很常见的咽部疾病。多发生于青少年，在春秋两季气温变化时最易发病。当机体抵抗力过低，或细菌、病毒毒力过强，可引起扁桃体周围脓肿、急性卡他性中耳炎、急性鼻炎、急性淋巴结炎、咽旁脓肿、急性肺炎等局部并发症，甚至可致风湿热、心肌炎及急性肾炎等全身性并发症。本病类似于中医学的乳蛾。

一、病因与发病机理

（一）中医病因病机

本病多因起居失调，肺卫失固，风热邪毒或风寒化热侵犯肺系，肺经风热循经上犯咽喉，气血不畅，与邪毒搏结喉核所致。或外邪壅盛传里，致肺胃热盛，火热上蒸于喉核，化腐成脓而为本病。或平素多食辛辣炙煿之物，脾胃蕴热，热毒上攻，蒸灼喉核而为病。

（二）西医病因及发病机制

1.细菌、病毒感染　除乙型溶血性链球菌外，非溶血性链球菌、葡萄球菌、肺炎双球菌、鼻病毒、单纯疱疹病毒等也可致病。细菌与病毒混合感染者亦可见。

2. 常见诱发因素 受凉、潮湿、过劳、烟酒辛辣饮食过度摄入、有害气体刺激、某些慢性炎症等，致机体抵抗力下降均可诱发本病。

3. 传播途径 通过飞沫或直接接触传染，可爆发流行。

二、护理评估

（一）健康史

评估患者有无受凉、疲劳、烟酒、辛辣过度等诱因，有无和本病患者接触史和集体爆发史，有无上呼吸道急慢性炎症病史。

（二）临床表现

1. 症状

（1）全身症状 起病急，多有畏寒、高热、头痛、周身不适、食欲差及便秘等。小儿可因高热引起抽搐、呕吐及昏睡。

（2）局部症状 咽痛剧烈，吞咽时加重，甚至影响吞咽，疼痛常放射至耳部。下颌角淋巴结肿大，时感转头不便。葡萄球菌感染者，扁桃体肿大明显，在幼儿可引起呼吸困难。

2. 体征

（1）全身检查 患者急性面容。

（2）局部检查 咽部黏膜弥漫性充血，以扁桃体及两腭弓为甚。腭扁桃体肿大，其表面可有黄白脓点或在隐窝口处有豆渣样渗出物，可连成一片，形似假膜，下颌角淋巴结常肿大。

（三）辅助检查

细菌感染时白细胞、中性粒细胞升高，病毒感染时淋巴细胞升高。

（四）心理社会评估

评估患者的年龄、职业、生活环境，对急性扁桃体炎及并发症的认识及恐惧程度。

三、处理原则

（一）中医处理原则

本病以祛邪为主。初期风邪外袭犯肺，肺经风热邪毒循经上犯咽喉，宜疏风清热、消肿利咽。外邪壅盛传里，肺胃热盛，喉核化腐成脓，应泻热解毒、托脓消肿利咽。

（二）西医处理原则

及时足量应用抗生素或抗病毒药物，配合局部用药。急性期不宜手术。

四、护理诊断

1. 急性疼痛 与扁桃体急性炎症刺激有关。

2. 体温升高 与扁桃体急性炎症有关。

3. 知识缺乏 与缺乏急性扁桃体炎的防治知识有关。

4. 潜在并发症 扁桃体周围脓肿、急性卡他性中耳炎、急性鼻炎、急性肾炎等，与机体抵抗力过低或细菌、病毒毒力过强有关。

五、护理目标

1. 咽痛、吞咽困难减轻或消失。

2. 体温恢复正常。

3. 能够陈述急性扁桃体炎的防治知识。

4. 能够陈述预防扁桃体周围脓肿、急性卡他性中耳炎、急性肾炎等并发症的措施。

六、护理措施

1. 心理护理　耐心向患者解释病情及治疗情况，消除患者的恐惧心理，取得其配合。

2. 休息与饮食

（1）注意休息，避免过劳，保持空气流通，室温适中，避免直接吹风。

（2）多饮水，食用清淡、易消化、有营养的流质或软食。

（3）患者注意适当隔离。学龄期儿童应离校隔离，休息 1 周。

3. 病情观察

（1）密切观察患者体温，必要时予物理降温。

（2）注意观察扁桃体肿大的情况。

（3）观察疼痛的程度及进食量。

（4）注意尿液的变化，发现异常及时与医生联系。

4. 治疗护理

（1）予以抗生素，或抗病毒药物。必要时酌情使用糖皮质激素。

（2）指导患者配合局部用药。

5. 健康教育　加强锻炼，忌过劳，戒烟酒，少食辛辣刺激之品，及时增减衣被。注意咽部卫生，及时治疗邻近组织疾病。

七、结果评价

咽痛、吞咽困难、全身不适等是否减轻或消失，体温是否恢复正常，恐惧等心理障碍是否减轻或消除，对急性扁桃体炎防治知识的掌握程度，有无扁桃体周围脓肿、急性卡他性中耳炎、急性肾炎等并发症的发生。

第四节　慢性扁桃体炎

慢性扁桃体炎（chronic tonsillitis）多由急性扁桃体炎反复发作或因扁桃体隐窝引流不畅，隐窝内细菌、病毒滋生感染而演变为慢性炎症。儿童多表现为腭扁桃体的增生肥大，成人多表现为炎性改变，是临床常见疾病之一。慢性扁桃体炎在一定诱因及机体抵抗力低下时，易形成病灶，发生变态反应，产生各种并发症，如风湿性关节炎、风湿热、心脏病、肾炎、病毒性甲状腺肿及多种邻近组织疾病等。本病类似于中医学的乳蛾。

一、病因与发病机理

(一) 中医病因病机

本病以脏腑虚损，虚火上炎为主，多因风热乳蛾或风热喉痹治而未愈，缠绵日久，邪热阴伤而致；或温热病后余邪未清而引发。患者多因肺肾阴虚，咽喉失养，虚火上炎，结于喉核而为病；小儿形气未充，易为外邪所感，且不易消除而滞留咽喉，日久气血凝结不散而为病；或先天禀赋不足，后天肺脾气虚，虽不为毒染，但因气血凝滞而为病。

(二) 西医病因及发病机制

本病的发生机制尚不明确，可能和以下因素有关。

1.链球菌和葡萄球菌为本病的主要致病菌。

2.屡发急性扁桃体炎使扁桃体隐窝上皮坏死，细菌和炎性渗出物聚集其中，扁桃体隐窝引流不畅，导致本病的发生和发展。

3.继发于某些急性传染病 (流感、猩红热等) 之后。

4.邻近器官的慢性传染 (鼻腔、鼻窦的慢性炎症) 可致。

5.肥大型扁桃体炎常与体质有关，有一定家族遗传性。

6.在身体受凉受湿、全身衰弱、内分泌紊乱、自主神经系统失调、生活及劳动环境不良的情况下，容易形成病灶，发生变态反应，产生各种并发症。

二、护理评估

(一) 健康史

评估患者有无反复咽痛、感冒、急性扁桃体炎及相关并发症 (如肾炎、风湿热等) 发作史，有无受凉、劳累、工作生活环境不良、内分泌及自主神经功能异常等诱因。

(二) 临床表现

1.症状　咽部不适，如咽干、发痒、异物感、微痛及刺激性咳嗽症状。若扁桃体隐窝内有干酪样腐败物或大量厌氧菌感染则口臭明显。小儿扁桃体过度肥大，可能出现呼吸不畅、打鼾、吞咽或言语共鸣障碍。咽隐窝脓栓被咽下，刺激胃肠，引起消化不良。毒素被吸收引起全身反应，有头痛、乏力、低热等。

2.体征　扁桃体和腭舌弓慢性充血，挤压时隐窝口常溢出干酪样物。扁桃体大小不一，成人多缩小，表面凹凸不平，可有疤痕，常与周围组织粘连。

(三) 辅助检查

细胞学检查、血沉、抗链球菌溶血素 "O"、血清黏蛋白、心电图等有助于慢性扁桃体炎及其并发症的诊断。触诊常可摸到肿大的下颌角淋巴结。

(四) 心理社会评估

评估患者的年龄、生活习惯、工作环境，对慢性扁桃体炎及其并发症的认知程度，对并发症和可能进行的扁桃体摘除的焦虑程度。

三、处理原则

（一）中医处理原则

本病病程迁延反复，多为虚实夹杂证。治以扶正为主，活血祛痰排毒为辅，并配合外治法。小儿及年老体弱者用药应谨慎。

（二）西医处理原则

保守治疗应结合免疫疗法或抗变应性措施，可采用局部涂药、隐窝灌洗及激光等外治法；对有反复急性发作、产生全身并发症并排除手术禁忌者考虑手术切除病灶。

四、护理诊断

1.舒适改变 与扁桃体慢性炎症引起的咽部不适、口臭等有关。

2.焦虑 与吞咽障碍及害怕手术有关。

3.知识缺乏 与缺乏慢性扁桃体炎的防治知识有关。

4.潜在并发症 风湿性关节炎、心肌炎、肾炎等，与慢性扁桃体炎迁延不愈，致机体抵抗力降低有关。

五、护理目标

1. 咽部不适、口臭等症状消失或减轻。

2. 能够说出焦虑等心理障碍的原因，消除恐惧心理，积极配合治疗与护理。

3. 能够说出慢性扁桃体炎的防治知识。

4. 无并发症发生。

六、护理措施

1.心理护理 向患者解释病情及治疗方法，消除患者的焦虑和恐惧心理。

2.休息与饮食

（1）多饮水，保持大便通畅，宜清淡、易消化、有营养的食物。

（2）忌烟酒、肥甘厚味。

（3）注意休息，居室通风良好，室温适中。

3.病情观察

（1）注意扁桃体充血及肿大的程度。

（2）扁桃体隐窝内有无分泌物。

（3）注意相关检测指标，如尿蛋白的改变，血沉、抗链球菌溶血素"0"、血清粘蛋白、心电图等的变化。

4.治疗护理

（1）扁桃体隐窝有分泌物者宜清理。

（2）予以抗感染、脱敏等对症支持治疗措施，必要时予以免疫增强剂。

（3）扁桃体手术前、后护理，参照第十四章第二节。

5. 健康教育

（1）加强锻炼，提高抗病能力。

（2）戒烟酒，少食辛辣刺激之品。

（3）注意口腔、咽部卫生，及时治疗相关疾病。

七、结果评价

咽部不适、口臭等症状是否减轻或消失，对慢性扁桃体炎防治知识的掌握程度，是否了解相关并发症的原因及预防措施。

第五节　扁桃体周围脓肿

扁桃体周围脓肿（peritonsillar abscess）是发生在扁桃体周围间隙内的化脓性炎症。初期为蜂窝织炎（称扁桃体周围炎），继之形成脓肿。常为单侧，前上型扁桃体周围脓肿多见，少见后上型扁桃体周围脓肿。炎症若扩散到咽旁隙，可发生咽旁脓肿；可向下蔓延，发生喉炎及喉水肿。本病多见于青壮年，儿童和老年少见，发病季节多在夏秋季。本病类似于中医学的喉痈。

一、病因与发病机理

（一）中医病因病机

本病多因肺胃等脏腑蕴热，复感风热邪毒，或因异物、创伤染毒，内外热毒搏结咽喉，气血凝滞，热毒壅聚而为肿，灼腐血肉而为脓，毒聚而成痈肿。

（二）西医病因及发病机制

1.继发于急性扁桃体炎，多见于慢性扁桃体炎反复急性发作者。

2.因扁桃体隐窝，特别是上隐窝的炎症，使隐窝口堵塞，其中的细菌和炎性产物破坏上皮组织，向深部侵犯，穿透扁桃体被膜，进入扁桃体周围隙而发病。

3.细菌感染所致，常见的致病菌有金黄色葡萄球菌、乙型溶血性链球菌、甲型草绿色链球菌和厌氧菌。

二、护理评估

（一）健康史

评估患者有无急性扁桃体炎，或慢性扁桃体炎反复急性发作史。必要时询问咽部异物及外伤史，有无糖尿病等影响机体免疫力的疾病。

（二）临床表现

1.症状　初起如急性扁桃体炎，后发热、疼痛持续加重。咽痛甚，则张口困难，吞咽不利，影响饮食，语言含混不清，高热恶寒，便秘等；头偏向患侧，颈项呈假阳性僵直。

2.体征　患者急性痛苦面容，患侧腭舌弓显著充血肿胀。局部明显隆起，张口困难。前上型者，病侧软腭及悬雍垂红肿并向对侧偏斜，腭舌弓上方隆起，扁桃体被遮盖且被推向内下方；后上型者，腭咽弓肿胀，扁桃体被推向前下方，患侧下颌角淋巴结肿大。

（三）辅助检查

血常规检查见周围血白细胞及粒细胞数升高。隆起处可穿刺抽脓以明确诊断。

（四）心理社会评估

评估患者的生活习惯、工作环境、年龄、职业等，评估患者对扁桃体周围脓肿的认知及焦虑程度。

三、处理原则

（一）中医处理原则

本病的关键是认清病程，及时排脓。应根据酿脓期、成脓期、溃脓期的不同辨证施治，分别采用清热解毒、消肿排脓、益气养阴治法。小儿和年老体弱者不宜攻伐太猛。

（二）西医处理原则

脓肿未形成前，应选用足量有效的抗生素控制炎症；脓肿形成后，可局部穿刺抽脓，或切开排脓，配合应用抗生素等对症支持治疗。多次脓肿发作者，炎症消退后，应切除扁桃体。

四、护理诊断

1.疼痛　与局部化脓性炎症刺激有关。

2.体温过高　与感染引起的全身反应有关。

3.有窒息的危险　与炎症向下蔓延引起的喉炎、喉水肿等并发症有关。

4.焦虑　与疼痛、吞咽障碍及严重并发症有关。

5.知识缺乏　与缺乏扁桃体周围脓肿的防治知识有关。

6.体液不足的危险　与发热、吞咽障碍、饮食困难有关。

7.潜在并发症　咽旁脓肿、喉炎及喉水肿，与病情较重，炎症扩散有关。

8.有误吸的危险　与脓肿切开时，大量脓液未及时吸出有关。

五、护理目标

1.咽痛症状消失。

2.体温恢复正常。

3.无窒息、呼吸不畅发生。

4.焦虑等心理障碍减轻或消失。

5.能够陈述扁桃体周围脓肿的有关知识，积极配合治疗。

6.无体液不足等情况发生。

7.能够说出预防喉炎及喉水肿等并发症的措施。

8.未发生误吸。

六、护理措施

1.心理护理　向患者解释病情和治疗措施，消除患者的紧张心理，使其积极配合治疗。

NOTE

2. 休息与饮食

（1）注意休息，病重者应卧床。

（2）食清淡、易消化、有营养的流食或软食，多饮水，保持大便通畅。

3. 病情观察

（1）密切观察患者的体温及呼吸情况，必要时予以物理降温、脓肿切开引流或气管切开。

（2）排脓时准备负压吸引器，及时吸出脓液，以免误入气道引起窒息并密切观察切口出血等情况。

4. 治疗护理

（1）予以抗生素等药物，并对症治疗。

（2）若局部水肿严重，可加用适量糖皮质激素。

（3）配合医生穿刺排脓，以减轻局部脓肿。穿刺时，应注意方位，进针不可太深，以免刺伤咽旁隙大血管引起出血。及时吸出脓液，以免误入气道引起窒息。

（4）每日给予含漱剂漱口。

5. 健康教育

（1）戒烟酒，少食辛辣刺激之品。

（2）注意口腔、咽部卫生，及时治疗病灶——扁桃体。

（3）加强锻炼，避免过劳。

七、结果评价

咽痛、高热、吞咽困难、局部红肿或肿胀形成等症状及体征是否减轻或消失，对扁桃体周围脓肿预防知识的掌握程度，有无营养不足、喉炎及喉水肿等并发症的发生，焦虑等心理障碍是否减轻或消除，有无误吸的发生。

第六节 鼻咽癌

鼻咽癌（carcinoma of nasopharynx）是指发生于鼻咽部的癌肿，是以颈淋巴结转移和颅神经损害为常见临床特征的恶性肿瘤。临床以血涕、鼻塞、耳鸣耳聋、颈部包块及头痛等为主要症状。本病是我国的高发肿瘤之一，尤以广东、广西、湖南、福建等省发病率较高，男性发病率为女性的 2~3 倍，40~60 岁为高发年龄组。本病如能早期发现，早期治疗，5 年生存率可达 60% 以上。局部复发与转移是本病的主要死亡原因。本病类似于中医学的颃颡岩。

一、病因与发病机理

（一）中医病因病机

本病的发生与气候、环境、不良嗜好、情志等因素有关。由于各种不良刺激，使肺、脾、肝、肾等脏腑功能失调，出现了气血凝滞、痰浊结聚、火毒困结等病理变化，以致经络壅阻，结聚而成肿块。

（二）西医病因及发病机制

1.遗传因素　鼻咽癌患者具有种族及家族聚集现象。

2.病毒因素　目前主要认为EB病毒在鼻咽癌发展中起重要作用。

3.环境因素　许多化学物质，如多环烃类、亚硝胺类及微量元素镍等，与鼻咽癌的发生有一定关系。

二、护理评估

（一）健康史

评估患者的家族史、籍贯及患病前的健康状况等。评估有无接触污染空气史及鼻咽部炎症史等。

（二）临床表现

1.症状　本病部位隐匿，早期症状常不典型，容易误诊。

（1）鼻部症状　早期可出现回缩涕中带血或擤出涕中带血，时有时无。肿瘤不断增大可阻塞鼻孔，引起鼻塞，始为单侧，继而双侧。

（2）耳部症状　肿瘤发于咽隐窝者，早期可压迫或阻塞咽鼓管口，引起该侧耳鸣、耳闭及听力下降、鼓室积液，临床易误诊为分泌性中耳炎。

（3）颈部淋巴结肿大　颈淋巴结转移者较常见，约60%患者以此为首发症状。淋巴结进行性增大、质硬、不活动、无压痛，始为单侧，继之发展为双侧。

（4）脑神经症状　肿瘤由破裂孔侵入颅内，常可侵犯脑神经而出现相应症状，如头痛、面部麻木、眼球外展受限、上睑下垂等。

（5）远处转移　晚期鼻咽癌可向肺、肝、骨等远处转移。

2.体征　常表现为鼻咽顶前壁及咽隐窝小结节状或肉芽肿样隆起，表面粗糙不平，易出血，有时表现为黏膜下隆起，光滑，但多为单侧；颈上深部可触及质硬、活动度差或不活动、无痛性肿大淋巴结。

（三）辅助检查

1.间接鼻咽镜、纤维鼻咽镜或鼻窦内窥镜检查常可以发现肿瘤。

2.细胞学涂片可发现癌细胞，有助于诊断。

3.颅底X线片、CT或MRI检查有利于了解肿瘤侵犯的范围及颅底骨质破坏的程度。

4.EB病毒血清学检查可以作为鼻咽癌诊断的辅助指标。

5.鼻咽活检是确诊鼻咽癌的依据，应尽可能做鼻咽部原发灶的活检。必要时可行颈部淋巴结的穿刺抽吸活检或切除活检以协助诊断。

（四）心理社会评估

评估患者的年龄、性别、生活习惯、居住环境、文化层次、职业、压力应对方式、对鼻咽癌的认知程度、家庭结构等。重点评估患者对活检、确诊和放疗等的恐惧程度。

三、处理原则

（一）中医处理原则

本病早期以行气活血、软坚散结、解毒化痰为主；肿瘤后期，或放、化疗后，多元气大伤，以虚证为主，故当滋阴清热、生津润燥、大补气血、健脾益胃。

（二）西医处理原则

鼻咽癌多为低分化鳞癌，因此首选放射治疗。在放疗期间可配合中医中药及免疫治疗，以提高放疗敏感性，减轻放疗并发症。

四、护理诊断

1. 疼痛　与肿瘤侵犯脑神经有关。

2. 恐惧　与诊断为癌症及对疾病预后不了解有关。

3. 自我形象改变　与头颈部皮肤的特殊状态，以及放疗引起的局部皮肤颜色改变有关。

4. 知识缺乏　与缺乏鼻咽癌的防治知识有关。

5. 口腔黏膜改变　与放疗有关。

6. 潜在并发症　低血容量，与肿瘤侵犯血管有关。

五、护理目标

1. 疼痛、耳鸣、耳闭等症状明显减轻或消失。

2. 患者精神状态明显改善，恐惧感得到解除。

3. 患者能正确对待治疗中的外观改变，并学会自我保护的方法。

4. 患者能够陈述鼻咽癌的防治知识，积极配合治疗。

5. 口腔黏膜损伤恢复。

6. 出血得到及时控制。

六、护理措施

1. 心理护理　向患者介绍恶性肿瘤的防治知识及放疗可能出现的反应，以消除患者的恐惧心理，积极配合治疗。

2. 休息与饮食

（1）每天适当的户外运动，保持情绪舒畅。

（2）给予高营养高热量饮食，少食辛辣肥腻之品。

3. 治疗护理

（1）保持口腔清洁，饭后睡前用朵贝液等含漱。放疗前需洁齿并治疗牙病。

（2）保持照射区皮肤干燥清洁、标记清晰完整。避免冷热及理化因素刺激，防止机械摩擦和手抓。

（3）鼻大出血者应协助止血。

（4）头痛明显者应用镇静剂或止痛剂。

（5）放射治疗中，注意骨髓抑制、消化道反应、皮肤反应、唾液腺萎缩、放射治疗性肺炎等并发症。经常检查血常规，防止感染，注意口腔卫生，适当中药调理等。

4. 健康教育

（1）加强锻炼，保持乐观情绪。

（2）坚持完成放疗过程，治疗过程中注意咬合关节的锻炼，保护口腔及鼻腔黏膜，保护局部皮肤的完整性。

（3）坚持治疗，定期复查。

七、结果评价

疼痛、耳鸣、耳闭等症状是否减轻或消失，恐惧等心理障碍是否减轻或消除，是否能够正确对待外观的改变，对鼻咽癌防治知识的掌握程度，口腔黏膜的损伤有无恢复，皮肤是否保护较好，有无低血容量的发生。

【咽科疾病的辨证施护】

1. 风热袭肺

证候：咽干灼痛，吞咽痛甚，甚至因疼痛不敢吞咽；咽部肌膜色鲜红、肿胀，或颔下有臖核；或喉核红肿，表面或有黄白色分泌物。全身见发热，恶风，头痛，咳嗽，痰黄稠，舌质淡红，苔薄黄，脉浮数。

治法：疏风清热，利咽消肿。

方药：疏风清热汤加减。

护理：

（1）金银花、薄荷、菊花、桔梗、甘草煎汤含漱。

（2）用银黄注射液、鱼腥草注射液或板蓝根注射液行超声或蒸汽雾化。

（3）选足三里、合谷、肺俞为主穴，列缺为次穴，泻法，每日针刺1次。对扁桃体周围脓肿、急性扁桃体炎等患者可用三棱针浅刺局部肌膜5~6次，使其出血以泻热消肿止痛。

（4）对扁桃体周围脓肿患者可用冰硼散、冰麝散等吹敷喉关，颔下淋巴结肿胀者可用金黄散等外敷。

（5）中药不宜久煎，宜饭后凉服，可频频含漱下咽。

2. 肺胃热盛

证候：咽痛剧烈，吞咽困难，甚则痛引耳窍，张口吞咽困难，口涎外溢，言语不清；或咽部肌膜红赤肿胀明显，喉底颗粒红肿，颔下有臖核；或喉核红肿，有黄白色脓点，甚者腐脓成片；或患处红肿高突，触之有波动感，穿刺有脓。喜冷饮，口臭，便秘，小便短赤，舌质红，舌苔黄，脉洪数。

治法：清肺泻热，消肿利咽。

方药：清咽利膈汤加减。

护理：

（1）发热甚者，予以物理降温。

（2）以蒲公英、板蓝根、野菊花、金银花、桔梗等煎汤，冷却后频频含漱。

（3）用锡类散、冰硼散或珠黄散吹敷患处。

（4）取少商、商阳穴，或耳垂、耳背浅显脉络处，用三棱针点刺放血，以泻热解痛。

（5）中药宜饭后服用。

3. 肺肾阴虚

证候：咽部干燥，灼热疼痛不适，午后较重，或咽部哽咽不利。检查可见咽黏膜暗红，或咽部黏膜干燥少津；或喉核肥大或萎缩，表面不平，色潮红，挤压喉核时有黄白色腐物自隐窝口内溢出。伴见干咳少痰而稠，或痰中带血，耳鸣眼花，腰膝酸软，手足心热，舌质红少津，苔少，脉细数。

治法：滋养肺肾，清利咽喉。

方药：养阴清肺汤加减或百合固金汤加减。

（1）用玄参、麦冬、石斛、百合、生地、桔梗、生甘草等，煎水代茶饮。

（2）可含服润喉丸、青果丸等清咽润燥。

（3）取合谷、廉泉、扶突、天突、曲池、足三里等，单侧取穴，双侧交替使用，注射 10% 葡萄糖酸钙 2mL，隔日 1 次。或择穴配伍，每日针刺 1 次。

（4）中药可频频含漱下咽，饭后服药。

4. 脾胃虚弱

证候：咽喉哽咽不利或痰黏着感，咽燥微痛。检查可见咽黏膜淡红或微肿，喉底颗粒较多，可呈扁平或融合，或有少许分泌物附着；或喉核淡红或淡暗，肥大，溢脓白黏。口干不欲饮或喜热饮，易恶心，时有反酸，若受惊、疲倦、多言则症状加重，平素倦怠无力，少气懒言，纳呆，或腹胀，大便不调，舌质淡红，舌边有齿印，苔薄白，脉细弱。

治法：健脾益气，升清利咽。

方药：补中益气汤加减。

护理：

（1）用陈皮、桔梗、白术、大枣、甘草等煎水代茶饮。

（2）可含青果丸、铁笛丸、润喉丸等清咽润燥。

（3）取合谷、足三里等穴，用灸法，每日 1 次。

（4）中药宜饭后温服。

5. 痰瘀蕴结

证候：咽部有异物感、痰黏着感、灼热感；或咽微痛，痰黏难咯，咽干不欲饮。检查见咽黏膜暗红，喉底颗粒增多或融合成片，咽侧索肥厚；或喉关暗红，喉核肥大质韧，表面凹凸不平。易恶心呕吐，胸闷不适，舌质暗红，或有瘀斑瘀点，苔白或微黄，脉弦滑。

治法：祛痰化瘀，散结利咽。

方药：会厌逐瘀汤合二陈汤加减。

护理：

（1）用红花、赤芍、陈皮、枳壳、桔梗等煎水频服。

（2）用铁笛丸等含服，或锡类散、冰硼散或珠黄散吹敷。

（3）于喉结旁开 1~2 寸，也可沿颈部第 1~7 颈椎棘突旁开 1~3 寸，做纵向按摩，每次 10~20 分钟。

（4）耳针，选扁桃体、咽喉、脾、肾上腺穴，中强刺激，留针 20~30 分钟，每日 1 次。

6. 痰气互结

证候：咽异物感，或如梅核，或如肿物，吞之不下，吐之不出，但不碍饮食，自觉喉间多痰，咳吐不爽，时轻时重，检查咽喉部多未见明显异常。常抑郁多疑，伴见胸胁脘腹胀满，心烦易怒，善太息；或见咳嗽痰白，肢倦纳呆，脘腹胀满，嗳气；舌质淡，苔白腻，脉弦滑。

治法：行气导滞，散结除痰。

方药：半夏厚朴汤加减。

护理：

（1）可用合欢皮、酸枣仁、紫苏、陈皮、桔梗、枳壳、赤芍等煎水代茶饮。

（2）用冰硼散、冰麝散吹敷咽部。

（3）咽后壁黏膜表面麻醉，用丹参或维生素 B_{12} 于黏膜下点状注射。

（4）取天突或膻中穴位埋线。或取膻中、中脘、脾俞穴，灸 3～5 壮。

7. 正虚邪滞

证候：鼻塞涕血，耳鸣耳聋，头痛眩晕。检查见咽部肿块隆起，色红或淡红；或血丝缠绕或脓血涕附着，颈部或可扪及恶核。全身见形体消瘦，或有盗汗，五心烦热，腰膝酸软，舌质红，少苔，脉细。

治法：调和营卫，扶正祛邪。

方药：和荣散坚丸加减。

护理：

（1）注意补充营养，但不宜过食肥甘厚腻。

（2）必要时对患者进行药物止血及镇痛。

第十八章　喉科疾病护理

第一节　急性会厌炎

急性会厌炎（acute epiglottitis，AE）是一种以会厌为主的声门上区喉黏膜急性感染性炎症。本病起病急，病情发展迅速，易突发喉梗阻而致窒息死亡，属耳鼻喉科急症。本病类似于中医学的急喉风。

一、病因与发病机理

（一）中医病因病机

本病的形成，多因受凉劳累，肺卫失固，风寒袭表犯肺，致肺失宣肃，邪滞会厌、咽喉而发病。若风寒郁而化热，或风热邪毒侵袭亦可发病。如邪毒炽盛，痰火壅结，阻塞气道，易引起窒息危候。

（二）西医病因及发病机制

1.感染　为此病最常见的原因，以 B 型嗜血流感杆菌最多，也可与病毒混合感染。

2.变态反应　全身性变态反应（多为 I 型变态反应）亦可引起会厌、杓状会厌襞高度水肿，继发感染而发病。

3.外伤及理化因素　异物创伤、刺激性食物、误吞化学药物、有害气体及受各种射线损伤，均可引起会厌黏膜的炎性病变，在炎性病变基础上常继发感染。

二、护理评估

（一）健康史

评估患者的既往病史，有无受凉、疲劳、烟酒过量等诱因，近期有无急性鼻炎、扁桃体炎等上呼吸道急性感染病史，有无异物外伤史，有无吸入或食入过敏性物质史及患者的发病时间、起病缓急，有无呼吸困难及诊疗过程。

（二）临床表现

1.症状　起病急，多表现为咽喉剧痛，吞咽时加剧，讲话时语音含混不清，甚至出现吸气性呼吸困难，严重者可发生窒息。一般不伴声嘶，患者可有畏寒发热。

2.体征　患者多呈急性病容，可见会厌红肿增厚，尤以舌面为甚，严重时可呈球形，可见呼吸困难，可有颌下淋巴结肿大压痛。

（三）辅助检查

1.实验室检查　血白细胞增高，中性粒细胞增多，有核左移现象。

2.影像学检查　但临床遇危重病例，凡已明确诊断者该检查可以省略。

（四）心理社会评估

注意评估患者及家属是否有焦虑及恐惧等心理和情绪障碍，以及对疾病的认识程度。

三、处理原则

（一）中医处理原则

中医治疗重在祛邪。初期邪在肺卫，以疏解为主，采取疏风散寒或疏风清热之治法为要；若邪热传里，肺胃热盛，须泻热解毒，注意通大便。内服药物与局部治疗相结合，有助于提高疗效。

（二）西医处理原则

本病属耳鼻咽喉科急症，患者当立即住院治疗。监测生命体征，全身运用足量敏感抗生素及糖皮质激素静脉给药以抗感染、减轻局部水肿，必要时须建立人工气道以保持呼吸道通畅。

四、护理诊断

1.急性疼痛 与会厌急性炎症有关。

2.吞咽能力受损 与会厌肿胀、剧烈咽痛有关。

3.体温过高 由急性细菌、病毒感染引起。

4.有窒息的危险 与会厌高度肿胀，阻塞呼吸道有关。

5.恐惧 与担心突发喉梗阻而致窒息有关。

6.知识缺乏 与缺乏急性会厌炎的防治知识有关。

五、护理目标

1. 会厌炎症消退，咽痛、吞咽障碍等症状减轻或消失。

2. 体温恢复正常。

3. 呼吸道通畅，无窒息发生。

4. 能够描述引起恐惧等心理障碍的原因。

5. 患者能陈述急性会厌炎的防治知识，积极配合治疗。

六、护理措施

1.心理护理 关心体贴患者，耐心讲解急性会厌炎的产生原因、预防措施、治疗手段，消除患者的恐惧心理，使其积极配合治疗。

2.休息与饮食

（1）嘱患者卧床休息，保持居室空气新鲜。

（2）患者宜多饮水，进食半流质或流质清淡饮食，保持大便通畅。

3.病情观察

（1）注意观察体温变化，体温过高者应及时进行物理降温措施。

（2）密切观察患者呼吸，呼吸困难患者取半卧位，给氧，床旁备置气管切开包。

NOTE

4. 治疗护理

（1）给予足量敏感抗生素及糖皮质激素静脉滴注，指导患者做好局部漱口、雾化等治疗并注意观察疗效。

（2）必要时协助医生行气管切开术，并做好术后护理。

5. 健康教育

（1）嘱患者锻炼身体，加强营养，增强体质。

（2）注意气温变化，避免感冒。

（3）宜戒烟酒，少食辛辣，避免有害气体吸入。

七、结果评价

咽痛、吞咽障碍是否减轻或消失，是否呼吸通畅，有无呼吸困难，体温是否恢复正常，恐惧等心理障碍是否减轻或消失，对急性会厌炎防治知识的掌握程度。

第二节　急性喉炎

急性喉炎（acute laryngitis）是病毒与细菌感染所致之喉黏膜急性卡他性炎症。使用嗓音较多者较易发病，调护不当可转变为慢性喉炎。本病类似于中医学的急喉暗。

一、病因与发病机理

（一）中医病因病机

本病多由风寒、风热、痰热犯肺，肺失宣肃，邪滞喉窍，声门开合不利而致病，即所谓"金实不鸣""窍闭而暗"。

（二）西医病因及发病机制

1. 感染　常发生于感冒之后，先为病毒感染，后继发细菌感染。开始多为鼻腔、鼻咽和口咽急性卡他性炎症，如感染向下扩展便可引起喉黏膜的急性卡他性炎症。

2. 用声过度　说话过多、大声喊叫、剧烈咳嗽易引发本病。

3. 其他　吸入有害气体、粉尘或烟酒过度等亦可引发急性喉炎。

二、护理评估

（一）健康史

询问患者发病前有无感冒、受凉、用声不当、烟酒过度及有害气体吸入病史，了解患者发病时间及诊治过程。

（二）临床表现

1. 症状　本病多继发于上呼吸道感染，故发病前多有鼻塞、流涕、咽痛等症状，起病时有发热、恶寒及全身不适等；局部表现以声嘶为主，同时患者多有喉部不适、异物感，喉部及气管前稍感疼痛，但多不影响吞咽，此点可与急性咽炎鉴别。患者可有干咳少痰，但一般不重。

2. 体征　可见喉黏膜弥漫性充血，尤其是声带充血。声带因肿胀而变厚。

（三）心理社会评估

评估患者的文化层次、职业、工作环境等，以及对疾病的认识及焦虑程度。

三、处理原则

（一）中医处理原则

中医治疗重在祛邪开音利喉。风寒者，治宜疏风散寒、宣肺开音；风热者，治宜疏风清热、宣肺利喉；肺胃热盛者，宜泻火解毒、清咽利膈。外治法多选蒸汽吸入或超声雾化等。

（二）西医处理原则

首先应嘱患者尽量少讲话，注意声带休息；及早使用足量抗生素和糖皮质激素，可全身应用及局部超声雾化吸入。

四、护理诊断

1. 语言沟通障碍　与喉炎致声嘶或失声有关。

2. 舒适改变　与喉部异物感、疼痛有关。

3. 体温过高　与喉部的急性炎症有关。

4. 有窒息的危险　与小儿喉腔窄及喉黏膜肿胀有关。

5. 知识缺乏　与缺乏急性喉炎的防治知识有关。

五、护理目标

1. 声嘶、喉痛、咽异物感等症状减轻或消失。

2. 体温恢复正常。

3. 无喉阻塞等并发症出现。

4. 能陈述急性喉炎的防治知识，积极配合治疗。

六、护理措施

1. 心理护理　耐心讲解疾病的发生、治疗、预后等情况，消除患者的焦虑心理，保持乐观情绪，积极配合治疗。

2. 休息与饮食

（1）卧床休息，少说话或噤声；小儿应由家长陪伴，避免哭闹，保持居室空气流通，调节合适的温、湿度。

（2）多饮水，进清淡饮食，保持大便通畅。

3. 病情观察　若患者为小儿，当密切观察其呼吸情况，呼吸困难时应给氧，做好气管切开的准备。

4. 治疗护理

（1）进行雾化吸入治疗。

（2）对患儿及时静脉滴注抗生素和糖皮质激素，观察疗效及副作用。

NOTE

5. 健康教育

（1）嘱患者正确用嗓，当上呼吸道感染时，避免高声讲话及哭闹。职业用嗓者要注意正确的发音方法。

（2）锻炼身体，加强营养，增强体质。注意气温变化，避免感冒。

（3）戒烟酒，少食辛辣，避免有害气体吸入。

七、结果评价

声嘶、咽痛、全身不适感等是否减轻或消失，体温是否恢复正常，有无喉阻塞等症状出现，对急性喉炎防治知识的掌握程度。

第三节　喉的慢性炎症性疾病

喉的慢性炎症性疾病为常见疾病，种类虽多，但其实质上为一种慢性非特异性炎症疾病。临床上常见的有慢性喉炎、声带小结、声带息肉和喉关节炎等。本病类似于中医学的喉暗。

一、病因与发病机制

（一）中医病因病机

本病多因肺肾阴虚，阴津无以上承，又因虚火上炎，致声门失健；或肺脾气虚，无以鼓动声门；或血瘀痰凝致声带肿胀或形成息肉或小结，妨碍声门开合，而致声音不扬，甚则嘶哑失音，缠绵日久。

（二）西医病因及发病机制

1. 用声过度或不当。

2. 长期吸入有害气体或粉尘。

3. 邻近器官慢性炎症的刺激。

4. 急性喉炎长期反复发作或迁延不愈。

5. 胃 – 食道 – 咽反流。

二、护理评估

（一）健康史

询问患者有无烟酒嗜好、用声不当、上呼吸道感染史及本病的发病时间、诊治过程。

（二）临床表现

1. 症状　声嘶是最主要的症状，常有喉部痰黏感、干燥感、微痛感。

2. 体征　喉黏膜及声带弥漫性慢性充血及肿胀；或声带淡红、肥厚，边缘有小结或息肉，声门闭合不全；或喉黏膜及声带干燥、变薄；或声带活动受限、固定；或声带松弛无力。

（三）心理社会评估

注意评估患者的年龄、职业、工作环境、学习环境、文化层次等，以及对疾病的认识程度。声嘶明显者，尤其是职业用嗓者应评估其焦虑的程度。

三、处理原则

（一）中医处理原则

本病多属虚证或虚实夹杂，治疗当以扶正祛邪为要，并配合利喉开音法。

（二）西医处理原则

注意声休，积极治疗呼吸道感染，酌情局部治疗。

四、护理诊断

1. 语言沟通障碍　与本病致声嘶或失声有关。

2. 焦虑　与声嘶明显或职业用嗓者工作受到影响有关。

3. 知识缺乏　与缺乏本病的防治知识有关。

五、护理目标

1. 声嘶症状减轻或消失。

2. 患者对本病的焦虑减轻或消失，能积极配合治疗与护理。

3. 患者能掌握本病的防治知识。

六、护理措施

参见第十八章第二节急性喉炎。

七、结果评价

声嘶症状是否减轻或消失，焦虑等心理障碍是否减轻或消失，对慢性喉炎防治知识的掌握程度。

第四节　喉阻塞

喉阻塞（laryngeal obstruction）又称喉梗阻，系因喉部或其邻近组织病变，使喉部通道阻塞而引起呼吸困难，若不及时抢救，可窒息死亡。幼儿更易发生喉阻塞。本病类似于中医学的急喉风。

一、病因与发病机制

（一）中医病因病机

本病多由咽喉痈肿、小儿喉暗、外伤、异物、过敏等各种急性咽喉病发展所致，其病机多为热毒、痰浊或风寒痰浊互结咽喉而阻塞气道。

NOTE

（二）西医病因及发病机制

1. 炎症　如小儿急性喉炎、急性会厌炎等。

2. 外伤　喉部挫伤、切割伤、烧灼伤等。

3. 异物　喉部、气管异物不仅造成机械性阻塞，还可引起喉痉挛。

4. 肿瘤　喉癌、多发性喉乳头状瘤等。

5. 水肿　喉血管神经性水肿、药物过敏反应等。

6. 畸形　先天性喉喘鸣、喉蹼、喉软骨畸形等。

7. 声带瘫痪　双侧声带外展瘫痪。

二、护理评估

（一）健康史

评估患者有无咽喉的急性感染、异物、喉外伤、颈部手术史及药物过敏史等，以及发病时间、诊治过程。

（二）临床表现

1. 症状与体征　可见吸气性呼吸困难、吸气性喉喘鸣，以及四凹征。若病变位于声带，则患者可出现声嘶；若呼吸困难明显，患者可因缺氧而出现口唇发绀、烦躁不安，甚至休克。

2. 喉源性呼吸困难的分度　根据病情轻重将喉梗阻分为四度。

（1）一度　安静时无呼吸困难，活动或哭闹时有轻度吸气性呼吸困难，稍有吸气性喉喘鸣及胸廓周围软组织凹陷。

（2）二度　安静时也有轻度呼吸困难、吸气性喉喘鸣及吸气性胸廓周围软组织凹陷，活动时加重，但不影响睡眠和进食，无烦躁不安等缺氧症状。脉搏尚正常。

（3）三度　呼吸困难明显，喉喘鸣声较响，吸气性胸廓周围软组织凹陷显著，并出现缺氧症状，如烦躁不安、不易入睡、不愿进食、脉搏加快等。

（4）四度　呼吸极度困难，患者坐卧不安，手足乱动，出冷汗，面色苍白或发绀，定向力丧失，心律不齐，脉搏细数，昏迷，大小便失禁等。若不及时抢救，可因窒息以致呼吸、心跳停止而死亡。

（三）心理社会评估

重点评估患者的年龄、饮食习惯，患者或亲人因呼吸困难可危及生命而产生的恐惧的程度，以及对气管切开术的认识程度。

三、处理原则

（一）中医处理原则

本病的治疗应以开关通窍，保持气道通畅为主。若病情危急，应及时行气管切开，以保持通气，抢救生命。病情稳定后再按辨证施治处理，如用中药及涌吐痰涎、烟熏、吹鼻取嚏、针刺等法，并密切注意病情变化。

（二）西医处理原则

对于急性喉阻塞的患者，特别是严重阻塞者，必须争分夺秒，尽快设法解除其呼吸困难，改善缺氧状况。

1. 一度 明确病因，积极进行病因治疗。

2. 二度 因炎症引起者，用足量抗生素和糖皮质激素，大多可避免做气管切开。若为异物，应迅速取出。若病因一时不能去除，应考虑做气管切开。

3. 三度 因炎症引起，喉阻塞时间较短者，在密切观察下可积极使用药物治疗，并做好气管切开的准备。若药物治疗未见好转，全身情况较差时，宜及早行气管切开。若为喉肿瘤患者，应立即行气管切开。

4. 四度 立即行气管切开。紧急情况下可先行环甲膜切开或气管插管术，再行气管切开。

四、护理诊断

1. 恐惧 与呼吸困难、害怕窒息死亡有关。

2. 有窒息的危险 与喉阻塞有关。

3. 潜在并发症 低氧血症、术后出血、皮下气肿、气胸等。

4. 有感染的危险 与气管切开术后切口易被污染，机体抵抗力差有关。

5. 知识缺乏 与缺乏喉阻塞的防治知识有关。

五、护理目标

1. 恐惧心理减轻或消失。

2. 窒息的危险解除，呼吸困难减轻或消失。

3. 缺氧症状减轻。

4. 术后无出血或感染发生，无皮下气肿或气胸。

5. 患者了解喉阻塞的可能原因及预防措施。

六、护理措施

1. 心理护理 向患者解释病情，说明经积极治疗及护理多能转危为安。说明气管切开的必要性，以消除患者紧张、恐惧心理。

2. 休息与饮食

（1）嘱患者静卧休息，取半卧位或平卧位。患儿要防止其哭闹。集中治疗、护理以减少对患者的干扰。

（2）一度呼吸困难者，尽量减少活动。二度呼吸困难者，设专人护理，保持安静，绝对卧床休息，减少耗氧量，限制探视人数，减少刺激因素，调整卧位，用枕头或背架等维持舒适的半坐卧位或坐位。三度呼吸困难者，保持周围环境绝对安静，减少或杜绝包括声、光、气味等在内的一切刺激。由于患者躁动不安，护士应守候在患者身边，切实注意其安全，防止坠床或碰伤。

（3）保持病室空气流通、温暖、湿润。

（4）给予易消化的高蛋白、高热量的流质或半流质饮食，多饮水，或遵医嘱暂禁食。

3. 病情观察

（1）严密监测患者生命体征，注意病情变化。

（2）注意观察其呼吸形态的改变。

（3）及时为患者吸出分泌物，保持呼吸道通畅，做好气管切开的准备。

4. 治疗护理   在临床上，经常由于情况紧急而就地行气管切开术，因此，病房护士也应熟悉气管切开术的一般配合，以免由于配合不得当而贻误抢救。

5. 健康教育

（1）注意寒温，避免感冒。

（2）积极治疗上呼吸道的相关疾病。

（3）避免食用辛辣刺激性食物，进食时防止异物吸入。

七、结果评价

呼吸困难、窒息的危险是否解除，有无缺氧症状改善，有无并发症发生或引起严重后果，恐惧等心理障碍有无减轻或消失，对喉阻塞防治知识的掌握程度。

第五节   喉   癌

喉癌（carcinoma of larynx）是喉部常见的恶性肿瘤。根据肿瘤发生的部位，喉癌大致可分为三种类型：声门上型、声门型和声门下型。本病类似于中医学的喉菌。

一、病因与发病机制

（一）中医病因病机

多因素有痰热，复受外邪侵袭，内外邪热壅结于肺，火毒循经上炎，蒸灼咽喉，痰热交结，壅结于咽喉而成肿块；或由于饮食不节，长期嗜烟酒，过食辛热炙煿、肥甘厚腻之品，致脾胃积热，火毒内困，交结于咽喉，痞塞脉络，形成肿块；若脾胃积热，湿浊热交夹，阻滞咽喉，亦可形成肿块；或由于情志不遂，忧思恚怒，肝气郁结，气机不畅，气郁日久，气血凝滞经络，结聚成块。

（二）西医病因及发病机制

1. 吸烟   临床观察发现，95% 的喉癌患者有长期吸烟史。

2. 饮酒   声门上区喉癌可能与饮酒有关。

3. 空气污染   长期大量吸入生产性粉尘或工业废气，如二氧化硫、芥子气、砷、镍等，则喉癌发生率高。

4. 病毒感染   人类乳头状瘤病毒可引起喉乳头状瘤，后者可恶变。

5. 癌前期病变   主要有喉白斑、喉角化症、成人慢性肥厚性喉炎等。

6. 其他   喉癌的发生可能与性激素代谢紊乱，免疫功能缺乏，体内微量元素如锌、镁缺乏有关。

NOTE

二、护理评估

（一）健康史

询问患者发病前的健康状况，有无长期慢性喉炎或其他喉部疾病，还要重点了解患者发病的危险因素，如长期吸烟、喝酒、接触工业废气、肿瘤家族史等，以及诊治过程。

（二）临床表现

根据癌肿发生部位的不同，临床表现不一。

1. 声门上型　指原发部位在会厌、室带、喉室等部位的喉癌。早期仅有咽部不适感或异物感。癌肿发展时，可有喉咽部疼痛、吞咽受限、咳嗽、痰中带血、声嘶、呼吸困难等。

2. 声门型　多发生于声带的前、中 1/3 处，影响声带的闭合和发音，早期症状为声嘶，并逐渐加重，甚至出现呼吸困难。

3. 声门下型　即位于声带以下、环状软骨下缘以上的癌肿。早期无明显症状，肿块进展可出现呼吸困难、咳嗽、痰中带血、声嘶等。

（三）辅助检查

通过颈部检查、间接喉镜、直接喉镜或喉内窥镜检查，可了解癌肿的形态、大小、病变范围和喉的各部分情况，观察声带运动情况等。癌肿的形态有菜花型、溃疡型、结节型和包块型。影像学检查常用颈部和喉部 CT 和 MRI，能了解病变范围及颈部淋巴结转移情况，协助确定手术范围。

（四）心理社会评估

评估患者的年龄、性别、文化层次、职业、社会职位、压力应对方式、对疾病的认知程度、经济收入、医疗费支付方式、家庭人员关系等。年龄越轻，社会地位和文化层次越高的患者对术后失音和形象改变可能越难以接受，因此，专业护士应根据患者的具体情况评估患者的心态，协助患者选择有效的、能够接受的治疗方案，同时有利于术后心理问题的解决。

三、处理原则

（一）中医处理原则

早期喉癌，以手术、放疗、化疗等为主，辅以中医泻火解毒、活血祛瘀、化痰散结的治法；后期根据情况辅以中医辨证治疗，以改善全身情况，减轻放疗、化疗的反应。

（二）西医处理原则

主要包括手术、放疗、化疗和免疫治疗等。根据病变的部位、范围、扩散情况和全身情况，选择合适的治疗方案。

四、护理诊断

1. 疼痛　与手术引起的局部组织机械性损伤有关。

2. 语言沟通障碍　与喉切除有关。

3. 吞咽能力受损　与喉部手术有关。

4. 有窒息的危险　术前与癌肿过大有关，术后与造瘘口直接暴露于环境中，或放疗后喉部黏膜肿胀有关。

5. 自理能力缺陷　与术后疲劳、疼痛及静脉穿刺有关。

6. 焦虑　与被诊断为癌症和缺乏治疗、预后的知识有关。

7. 知识缺乏　与缺乏出院后的自我护理知识和技能有关。

8. 有感染的危险　与皮肤完整性受损、切口经常被痰液污染、机体抵抗力下降有关。

9. 潜在并发症　低血容量，与手术创伤、术中止血不彻底有关。

五、护理目标

1. 疼痛症状减轻或消失。

2. 患者能够用其他交流方法有效交流，吞咽功能恢复正常。

3. 手术前后均无窒息发生，呼吸道保持通畅。

4. 能够正视身体结构和功能的改变。

5. 术后自理需要能够得到满足。

6. 能够认识引起焦虑的原因，并能够自我控制情绪，减轻焦虑，很好地配合手术。

7. 出院前能够掌握自我护理颈部切口和套管的有关知识和技能。

8. 无出血和感染等并发症的发生。

六、护理措施

1. 心理护理

（1）多与患者相处，倾听患者主诉，对患者的心情和感觉表示理解和认可，使患者得到安慰。鼓励患者家属多与患者沟通，给予情感支持。

（2）帮助患者学习，告知其疾病的相关知识、治疗方法和预后的信息，以及术后如何保证生活质量的信息，如有哪些可替代的交流方法、在什么情况下可恢复工作等。主动关心患者，满足其需要，给予患者足够的交流时间，帮助患者树立战胜疾病的信心。

（3）教会患者所有全麻术前的准备工作，使患者能够对自己的情况进行控制，做好充分的术前准备，配合手术顺利进行。

（4）教会患者放松技巧，如缓慢的深呼吸等。

（5）讲解放疗可能出现的副作用及应对方法，鼓励患者树立信心，克服放疗反应，坚持完成疗程。

2. 休息与饮食

（1）避免剧烈运动，限制活动范围。

（2）防止营养摄入不足：保证鼻饲量，鼓励少量多餐；注意鼻饲饮食中各种营养的供给，包括热量、蛋白质、维生素、纤维素等；患者鼻饲饮食发生不适，如腹胀、腹泻、打嗝等，及时处理；做好鼻饲管护理。

（3）禁烟酒和刺激性食物，保持大便通畅。

3. 病情观察

（1）注意观察呼吸情况。

（2）观察疼痛的部位、程度、原因和持续的时间；必要时使用止痛药或镇痛泵；抬高床头 30°～45°，减轻颈部切口张力；教会患者起床时保护头部的方法；防止剧烈咳嗽加剧切口疼痛。

（3）注意观察体温、血压、心率变化。

（4）观察痰液的性状、口腔有无大量血性分泌物、引流量及颜色。

4. 治疗护理

（1）切口予以加压包扎。仔细观察出血量，包括敷料渗透情况，如有大量出血，应立即让患者平卧，快速测量生命体征，用吸引器吸引出血，防止误吸，同时建立静脉通路，根据医嘱使用止血药或重新止血，必要时准备输血。

（2）吸痰动作要轻，吸痰注意无菌操作；每日消毒气管筒；气管内定时滴入抗生素；气管垫潮湿或受污染后应及时更换；负压引流管保持通畅有效，防止无效腔形成。

（3）做好口腔护理，1周内不做吞咽动作，嘱患者有口水应及时吐出。

（4）放疗后局部皮肤可能有发黑、红肿、糜烂，注意用温水轻轻清洁（不要用肥皂、沐浴露等擦拭皮肤），然后涂以抗生素油膏。

（5）放疗会引起喉部黏膜充血肿胀，加重喉阻塞，如患者出现呼吸困难，可先行气管切开，再行放疗。

（6）根据医嘱全身使用抗生素。

5. 健康指导

（1）术前教会患者简单的手语，以便术后与医护人员沟通，表达个体需要；术后也可使用写字板、笔或纸，对于不能读写的患者可用图片。还可以使用其他发音方式如食道发音、电子喉等。术后向患者提供一些有关语言康复训练、参与社会活动组如俱乐部等的信息。

（2）指导患者适应自己的形象改变，鼓励倾诉自己的感受，面对现实，调动家庭支持系统。教会患者一些遮盖缺陷的技巧，如自制围巾、化妆、保持自我形象整洁等。

（3）给患者讲解新的呼吸方式。气体不从鼻进出而从颈部气管造口进出，不要遮盖或堵塞；室内湿度保持在 55%～65%，防止气道干燥结痂；鼓励患者深呼吸和咳嗽，排除气道分泌物，保持呼吸道通畅。

（4）教会患者或其家属注意以下事项：①清洗、消毒和更换气管筒或全喉筒的方法。②外出或沐浴时保护造瘘口的方法，防止异物吸入。③自我观察、清洁、消毒造瘘口的方法。④湿化气道的方法，如何预防痂皮和清理痂皮。

（5）注意锻炼身体，加强恢复头颈部功能的锻炼，但避免剧烈运动，注意劳逸结合，增强抵抗力，不要到人群密集的地方，防止上呼吸道感染。

（6）加强营养，忌辛辣刺激性食物，如半喉切除患者进食有呛咳，须指导其正确进食的训练方法。禁烟酒。

（7）定期随访，1个月内每2周1次，3个月内每月1次，1年内每3个月1次，1年后每半年1次。如发现出血、呼吸困难、造瘘口有新生物或颈部扪及肿块，应立即到医院就诊。

NOTE

七、结果评价

焦虑及疼痛症状有无减轻或消失，能否用其他交流方法有效交流，吞咽功能是否恢复正常，手术前后有无窒息发生，呼吸道是否保持通畅，术后自理需要能否得到满足，对自我护理颈部切口和套管等有关知识的掌握程度，有无出血和感染等并发症的发生。

【喉病的辨证施护】

1. 风寒外袭

证候：受凉感寒后，咽干疼痛，可有咽异物感，会厌肿胀，肌膜色红；或卒然声音不扬，甚则嘶哑，喉微痛微痒，喉肌膜微红肿，声门闭合不全；或卒然咽喉憋闷，声音不扬，吞咽不利，呼吸困难，或兼有咽喉微痛；或见会厌明显肿胀甚至如球形，声门处黏膜苍白水肿，声门开合不利。伴恶寒，微发热，周身不适，舌质淡红，苔薄白，脉浮紧。

治法：疏散风寒，宣肺利咽。

方药：六味汤加减。

护理：

（1）食清淡、易消化之饮食，忌冷饮冷食。

（2）以苏叶、香薷、蝉蜕等煎水，取过滤液 20mL 予蒸汽雾化吸入或超声雾化吸入，每次 15 分钟，每日 2 次。

（3）取人迎、水突等主穴，配合谷、少商等穴，用泻法，每日针刺 1 次，不留针。

（4）中药不宜久煎。

2. 风热袭肺

证候：咽干灼痛，吞咽痛甚，呼吸不畅，会厌明显肿胀，肌膜色鲜红，可触及颌下淋巴结；或声音不扬，甚则嘶哑，喉痛不适，干痒而咳，喉肌膜及声带红肿，声门闭合不全。伴发热重，恶寒轻，头痛，可有咳嗽，舌质淡红，苔薄黄，脉浮数。

治法：疏风清热，解毒利咽。

方药：疏风清热汤加减。

护理：

（1）食清淡软食，多食新鲜蔬菜及凉润之品，但饮食不宜过冷，以免局部气血不行。

（2）以薄荷、黄芩、柴胡、葛根等煎水，做蒸汽雾化吸入或超声雾化吸入。

（3）以三棱针刺两手少商、商阳等穴，每次放血 1～2 滴，每日 1 次。

（4）服药时可频频含漱下咽。

3. 肺胃热盛

证候：咽痛剧烈，汤水难下，吞咽不利，呼吸困难，语言不清，痰涎壅盛，会厌极度肿胀，或咽喉肌膜鲜红或紫色，声门区红肿显著，伴颌下肿痛；患者多烦躁不安，壮热，便秘，小便短赤，舌质红，苔黄，脉洪数。

治法：清肺泻热，消肿利咽。

方药：清咽利膈汤加减。

护理：

（1）卧床休息，保持病房温暖、潮湿、安静。

（2）食清淡半流质或流质饮食，多饮水。

（3）取合谷、少商、尺泽、少泽、曲池等穴，每次 2～3 穴，用泻法，不留针以泻热止痛。

（4）可用金银花、菊花、薄荷、葱白、藿香等煎煮过滤，取药汁进行雾化吸入。

（5）汤药宜饭后凉服，服药时可频频含漱下咽。

4. 痰热壅肺

证候：声音嘶哑，甚至失音，咽喉痛甚，咳嗽痰黄，喉肌膜及室带、声带深红肿胀，声带上有黄白色分泌物附着，闭合不全；或咽喉突然肿胀，疼痛难忍，喉中痰鸣，喘息气粗，声音嘶哑，语言难出，咽喉极度红肿，会厌或声门红肿明显；或咽喉疼痛，吞咽不利，头痛剧烈，或声音嘶哑，甚则失声，咳嗽痰稠，痰中带血，见咽部或喉部肿物如菜花状，表面有污秽腐物，颈部或有恶核。伴见发热，口渴，大便秘结，舌质红，苔黄厚，脉滑数。

治法：泻热解毒，祛痰开窍。

方药：泻白散或清瘟败毒饮加减。

护理：

（1）绝对卧床休息，保持情绪安定。

（2）多饮水，保持大便通畅；鼓励患者尽量进食，以半流质或流质饮食为宜。

（3）体温过高者注意物理降温。

（4）病房安静，空气流畅。

（5）可用清热解毒、利咽消肿的中药粉剂吹入患处。

（6）取少泽、曲池、扶突等穴，每次 2～3 穴，用泻法，不留针。

5. 肺肾阴虚

证候：声嘶日久，咽干微痛，喉痒干咳，痰少而黏；检查可见喉肌膜及室带、声带微红肿，声带边缘肥厚，或喉及声带干燥、变薄，声门闭合不全；伴颧红唇赤，头晕耳鸣，虚烦少寐，腰膝酸软，手足心热等，舌红少津，脉细数。

治法：滋阴降火，润喉开音。

方药：百合固金汤加减。

护理：

（1）注意声带休息，避免大声说话或哭叫。

（2）多饮水，少食辛辣之品。

（3）可用乌梅、绿茶、甘草、薄荷煎水，取过滤液约 20mL 进行蒸汽吸入或超声雾化吸入。

（4）取三阴交，用平补平泻法或补法，每日 1 次，每次留针 20 分钟。

6. 肺脾气虚

证候：声嘶日久，语音低沉，高音费力，不能持久，劳则加重；检查见喉肌膜色淡不红，声带肿胀或不肿胀，松弛无力，声门闭合不全；伴少气懒言，倦怠乏力，纳呆便溏，面色萎黄等；舌体胖有齿痕，苔白，脉细弱。

治法：补益肺脾，益气开音。

方药：补中益气汤加减。

护理：

（1）噤声休息，保持情志舒畅。

（2）忌食辛辣燥烈之品，少食肥甘厚腻。

（3）雾化及蒸汽吸入方法可参见"肺肾阴虚"型。

（4）取足三里，用平补平泻法或补法，每日 1 次，每次留针 20 分钟。

7. 气滞血瘀痰凝

证候：声嘶日久，说话费力，喉内异物感或有痰黏着感，喉黏膜及室带、声带、杓间区暗红肥厚，或声带边缘有小结；或咽喉堵塞感及微痛不适，或声嘶，咳嗽痰多，或痰中带血丝，可见咽部或喉部肿块色淡红，有分泌物附着，颈部或有恶核。可见胸胁脘腹胀闷不舒，时轻时重；舌质暗红或有瘀点，苔薄白或薄黄，脉细数。

治法：行气活血，化痰开音。

方药：会厌逐瘀汤加减。

护理：

（1）噤声休息，保持情志舒畅。

（2）忌食辛辣，少进冷食。

（3）取喉周穴如人迎、水突、廉泉，每次选 2 ~ 3 穴予穴位注射，药物可选复方丹参注射液、当归注射液等，每次注射药液 0.5 ~ 1mL，隔日 1 次。

第十九章 气管、支气管、食管异物护理

第一节 气管、支气管异物

气管、支气管异物（foreign bodies in the trachea and bronchi）有内源性及外源性两类。前者是指呼吸道内有假膜、干痂、血凝块、干酪样物等堵塞。一般所指的气管、支气管异物属外源性，即外界物质误入气管、支气管内而致的疾病。是耳鼻咽喉科常见的急症之一。多发生于5岁以下儿童，偶见于成人。

一、病因与发病机理

1. 幼儿牙齿发育不全，不能将硬食物如花生、豆类、瓜子等嚼碎，喉的保护性反射功能亦不健全，易将异物吸入气道。

2. 儿童口含物品（塑料笔帽、小橡皮盖等）玩耍，成人口含物品（针、钉等）作业，尤其是仰头时，突然说话、哭笑、不慎跌倒时，易将异物吸入气管、支气管。用力吸食润滑的食物（果冻、海螺等）也可吸入气道。

3. 全麻或昏迷患者吞咽功能不全，如护理不当，可误将呕吐物或松动的牙（义）齿吸入气道。

4. 鼻腔异物钳取不当，咽喉滴药时注射针头脱落也可落入气道。

异物进入气管、支气管后，所引起的病理反应与异物的性质、大小、形状及停留时间、有无感染等密切相关。①异物的性质：某些植物类异物如花生、豆类等因含游离脂肪酸，可刺激呼吸道黏膜引起急性弥漫性炎症反应，临床上有植物性支气管炎之称。金属类异物引起的炎症反应较轻微。②异物的大小：可引起不同程度的阻塞病变。不完全性阻塞：如异物较小，局部黏膜肿胀较轻时，气道只有部分受阻，吸气时由于支气管扩张，空气可吸入，而呼气时管壁回缩，管腔变小，空气排出受阻，因此远端肺叶出现肺气肿。完全性阻塞：异物大，停留时间长，黏膜肿胀明显时，使支气管完全阻塞，空气吸入呼出均受阻，远端肺叶内空气逐渐被吸收，终致阻塞性肺不张。病程长时，远端肺叶引流不畅，可并发支气管肺炎或肺脓肿。

二、护理评估

（一）健康史

了解患者在发病前有无明确的异物吸入史或异物接触史，以及昏迷患者或全麻患者的监护情况。

（二）临床表现

1. 症状

（1）气管异物 异物经喉进入气管，刺激黏膜立即引起剧烈呛咳及反射性喉痉挛而出现憋气、面色青紫等。较小的异物进入气管后，若贴附于气管壁，症状可暂时缓解。若异物较轻而光滑，如西瓜子等则常随呼吸气流在气管内上下活动，引起阵发性咳嗽，当异物被气流冲向声门下时产生拍击声，在咳嗽及呼吸末期可闻及，用听诊器在颈部气管前可听到异物撞击声，局部可触到撞击感。当异物阻塞部分气管腔时，气流通过变窄的气道可产生哮鸣音。

（2）支气管异物 早期的症状与气管异物相似。异物进入支气管后，停留于内，刺激减少，咳嗽减轻。但若为植物性异物，脂肪酸刺激引起支气管黏膜炎症，可引起咳嗽、痰多、喘鸣及发热等全身症状。如一侧支气管异物，多无明显呼吸困难。双侧支气管均有异物时，可出现呼吸困难。肺部听诊时，为肺气肿、肺不张的表现，病侧呼吸音减低或消失，肺炎则可闻及湿性啰音。

（3）并发症 气管、支气管异物阻塞气道影响通气时，由于缺氧，使肺循环的阻力增加，心脏负担加重而并发心力衰竭，表现为呼吸困难加重、烦躁不安、面色苍白或紫绀、心率加快、肝肿大等。此外，阻塞性肺气肿明显或剧烈咳嗽时，可使细支气管或肺浅表组织破裂，发生气胸、纵隔或皮下气肿。感染可引起肺炎或肺脓肿。

2. 体征 肺部听诊要注意两侧对照比较。异物引起的肺部病变多偏向一侧。气管异物者，肺部可闻哮鸣音，活动的气管异物在咳嗽或呼气末期可有拍击声。检查时应注意有无呼吸困难及心力衰竭的情况。

（三）辅助检查

1. 影像学检查 行 X 线胸透或拍片，对金属等不透光的异物，可以确定其位置、大小及形状；可透光异物则不能显示。若出现以下间接征象，对于推断透光异物的有无及位置有重要参考意义：①纵隔摆动：异物引起一侧支气管部分阻塞时，呼吸时两侧胸腔压力失去平衡，使纵隔向两侧摆动，如异物固定，形成呼气性活瓣，因呼气时气管变窄，空气排出受阻，使病侧肺内压力大于健侧，纵隔向健侧移位，常伴有肺气肿。若为活动性异物，异物随吸气下移，形成吸气性活瓣，吸气时空气进入受阻，病侧肺含气量较健侧少，深吸气时纵隔向病侧移动。②肺气肿：肺透明度增高，横膈下移。③肺不张：病变肺叶或肺段密度增高，体积缩小，横膈上抬，心脏和纵隔向病侧移位，但呼吸时位置不变。④肺部感染：表现为局部密度不均匀的片絮状模糊阴影。

2. 支气管镜检查 是气管、支气管异物明确诊断的最可靠方法，并可同时取出异物。

（四）心理社会评估

评估患者及家属的心理状态及年龄、文化层次、生活环境等。

三、处理原则

呼吸道异物有危及生命的可能，取出异物是唯一的治疗方法。应及时诊断，尽早行异物取出术。

四、护理诊断

1. 有窒息的危险　与异物较大，阻塞气管或声门裂有关。

2. 有感染的危险　由于异物刺激气管、支气管黏膜，或阻塞其远端肺叶的引流而发生继发感染。

3. 恐惧　与异物阻塞气道，呼吸困难有关。

4. 知识缺乏　缺乏气管、支气管异物的预防知识。

5. 潜在并发症　发生肺炎、肺不张、气胸、纵隔或皮下气肿等。

五、护理目标

1. 患者呼吸道通畅，紫绀、呼吸困难减轻或不出现。

2. 患者能保持正常的呼吸形态，无窒息的危险。

3. 患者无感染的症状或感染得到控制。

4. 能说出引起恐惧的原因。

5. 家属或患者能够理解并讲述有关呼吸道异物的防护知识。

6. 无并发症发生。

六、护理措施

1. 心理护理　向患者及家属讲解有关治疗方法及预后，给予适当安慰，消除患者及家属紧张、恐惧的心理，积极配合治疗。

2. 休息与饮食

（1）卧床休息，避免哭闹不安。

（2）术前禁食、禁水，术后按医嘱进食流质或半流质饮食。

3. 病情观察

（1）密切观察患者的呼吸情况，使其安静，避免哭闹不安而引起的异物移位卡在声门引起窒息，并且增加耗氧量。准备好氧气、负压吸引、气管切开包等急救物品。

（2）如呼吸困难骤然加重，应立即给予吸氧，并告知医生，及时采取必要的治疗措施，但忌用吗啡、哌替啶等抑制呼吸的药物。

（3）注意观察有无呼吸道感染的早期征象，如体温升高、咳嗽、多痰等，均提示有感染存在，应与医生联系，以便及时处理。

4. 治疗护理

（1）拟行气管镜检查者，遵医嘱做好各项术前准备工作，如禁食水，术前用药，备好相关物品和器械等。向患者及其家属介绍手术的必要性及配合注意事项等，取得他们的理解和配合。

（2）全麻术后，麻醉尚未清醒前，应将头偏向一侧，防止误吸分泌物；及时吸净患者口腔内及呼吸道分泌物，保持呼吸道通畅。

（3）遵医嘱及时给予吸氧、抗生素和激素治疗，以预防窒息、感染和喉水肿的发生。严密观察病情变化，如有呼吸困难发生，应及时通知医生予以处理，必要时行气管切开术。

NOTE

5. 健康教育

（1）向患者及家属讲解预防气管、支气管异物发生的保健知识，如婴幼儿避免进食花生、瓜子、豆类等食物，小儿进食时不可嬉笑、哭闹、追逐，纠正小儿口中含物的不良习惯，以免异物误吸入呼吸道。如咽内有异物，绝不可用手指挖取，也不可用大块食物咽压，可设法诱其吐出。

（2）帮助患者及家属正确认识呼吸道异物的危险性及预后，并教会其掌握"海姆立克急救法"。

附：海姆立克急救法

海姆立克急救法是呼吸道异物现场急救的有效方法。其原理是通过对腹部的压迫冲击，使膈肌快速、短暂上移，致使胸腔压力突然增加，肺内残留气体迅速呼出，形成气流，从而促使呼吸道异物随气流冲出。此方法适用于外表光滑的单体积异物完全堵塞气道时，对于形状不规则或呈弥散性质的异物，或者一侧支气管堵塞的情况，应用此法不易使异物排出，需急送医院进行气管镜下取出异物等急救处理。

七、结果评价

患者呼吸道是否通畅，有无出现紫绀、呼吸困难及窒息，有无感染的症状，情绪如何，是否配合治疗，对气管、支气管异物防治知识的掌握程度，有无气胸等并发症的发生。

第二节　食管异物

食管异物（foreign bodies in esophagus）是耳鼻咽喉科常见的急症之一。进食匆忙或注意力不集中，食物未经充分咀嚼而咽下，易发生食道异物。本病可发生于任何年龄，但多见于老人及儿童。

一、病因与发病机理

食管异物的发生与饮食习惯、进食方式、食管有无病变、精神、神志状态等诸多因素有关。

1. 最常见的原因为注意力不集中，匆忙进食，将混杂在食物中的异物不慎咽下。

2. 儿童多因口含玩物误吞引起；老人因牙齿脱落或使用义齿，咀嚼功能差，口内感觉欠灵敏，食管口较松弛，易误吞异物。

3. 成人也有因嬉闹、轻生而吞较大物品。

4. 食管本身疾病，如食管狭窄、痉挛或肿瘤，此时较大的食团或未嚼碎的肉团咽下，易嵌塞于食管。

5. 睡眠、醉酒、昏迷或全麻时发生误吸。

异物种类繁多，以动物性最常见，如鱼刺、鸡骨、肉块等；其次为金属类，如硬币、针钉等；此外，还有化学合成类及植物类，如义齿、塑料瓶盖、枣核等。异物停留部位，最常见嵌于食管入口，其次为食管中段第二狭窄处，发生于下段者较少见。

二、护理评估

（一）健康史

了解患者在发病前有无明确的异物误入史或自服史，以及食管手术或受伤史等，并了解异物的种类、性质、时间及误入异物后有无继续进食。

（二）临床表现

临床症状、体征与异物的种类、大小、形状，异物所在的部位及异物误入后的时间，以及有无继发感染等有关。

1. 症状

（1）吞咽困难　异物嵌顿于环后隙及食管入口时，吞咽困难明显。轻者可进食半流质或流质饮食，重者饮水亦感困难。小儿患者常伴有流涎症状。

（2）吞咽疼痛　为食管异物的主要症状，异物较小或较圆钝时，疼痛不明显或仅有梗阻感。尖锐的异物或继发感染时疼痛多较重。异物位于食管上段时，疼痛部位多在颈根部或胸骨上窝处；异物位于食管中段时，常表现有胸骨后疼痛并可放射到背部。

（3）呼吸道症状　异物较大向前压迫气管后壁，或异物位置较高，部分未进入食管而压迫喉部，尤其在幼小儿童，可出现呼吸困难，甚至有窒息致死的可能。应及时处理，以保持呼吸道畅通。

（4）唾液增多　因咽下困难及迷走神经受到刺激所致。多见于较大异物，患者往往张口流涎，表情痛苦。

2. 体征

（1）间接喉镜检查：异物位于食管上段，尤其有吞咽困难的患者，有时可见梨状窝积液。

（2）颈部有时有压痛。

（三）辅助检查

行 X 线摄片或食管钡剂检查，以确定异物是否存在及所在部位。

（四）心理社会评估

评估患者的年龄、情绪状态、文化层次、对疾病的认知等。

三、处理原则

1. 及时取出异物　经硬质食管镜取异物，是最常用的方法。

2. 难取出异物的处理　对于一些巨大异物或嵌顿甚紧的异物，可经颈侧切开或开胸术取异物。

3. 一般处理　术前及术后应进行补液及全身支持疗法。局部感染时，应给予足量抗生素。术后应禁食 1~2 天。疑有穿孔者，应行鼻饲饮食。

4. 并发症的处理　出现食管周围脓肿或咽后壁脓肿时，应行颈侧切开引流。合并食管穿孔纵隔脓肿者，应请胸外科协助处理。

四、护理诊断

1. 舒适改变　与异物嵌顿于食管引发疼痛、吞咽困难有关。

NOTE

2. 有窒息的危险   与异物较大，向前压迫气管后壁有关。

3. 知识缺乏   缺乏食管异物的预防知识。

4. 焦虑   与疼痛、吞咽困难或发生严重并发症有关。

5. 潜在并发症   食管周围脓肿、食管穿孔纵隔脓肿、大出血、营养失调、电解质紊乱等。

五、护理目标

1. 患者自述疼痛减轻或消失，进食通畅。

2. 能保持正常的呼吸形态，无窒息危险。

3. 能说出引起焦虑的原因，正确对待疾病。

4. 患者及家属能够理解并讲述有关食道异物的防护知识。

5. 患者能了解预防并发症的必要措施。

六、护理措施

1. 心理护理   大部分患者及家属，特别是患儿的父母会表现出非常焦虑，护士应关心体贴患者，耐心讲解疾病的治疗、发展、预后等情况，消除患者及家属的紧张情绪和焦虑心理。

2. 休息与饮食   嘱患者注意休息，禁饮食饮水。食管异物取出术后，无其他并发症，可尽早恢复进食，保证充足的营养。怀疑有食管损伤者，应置入鼻饲管供给营养。待解除食管穿孔的怀疑后方可拔除鼻饲管。

3. 治疗护理

（1）食管异物伴有食管壁损伤或合并感染者，常规给予广谱抗生素。

（2）静脉输液，以补充营养，维持水电解质平衡。对高热患者给予冰袋冷敷、酒精擦浴等物理降温。

（3）拟行食管镜检查者，遵医嘱做好各项准备工作，包括禁饮食、术前用药等。同时向患者及家属介绍手术方式、术中应注意的事项。

4. 病情观察

（1）注意观察体温变化。

（2）密切观察患者的呼吸情况，防止窒息的发生。一旦发现呼吸困难等表现应立即通知医生及时处理。

（3）警惕并发症的发生。如发现患者出现高热、全身中毒症状明显、局部疼痛严重、吞咽时呛咳及大量呕血或便血等表现时，提示有并发症发生，应立即报告医生及时处理。

5. 健康教育   向患者及家属进行有关预防食管异物发生的健康教育。如进食要细嚼慢咽，不宜过于匆忙；损坏的义齿要及时修复，以免进食时松动脱落；教育小儿改正口含物品玩耍等不良习惯；误咽异物后，切忌自行吞咽大食团、馒头等，以免加重损伤。

七、结果评价

患者疼痛是否减轻或消失，进食是否通畅，有无并发症的发生，患者焦虑等心理障碍是否减轻或消失，患者及家属是否能够理解并讲述有关食道异物的知识。

NOTE

第二十章　口腔颌面部的解剖与生理

第一节　颌面部应用的解剖与生理

口腔颌面部为颜面部的组成部分。颜面部的解剖范围，上界起于额部发际，下界达下颌骨下缘，两侧至下颌支后缘。通过眉间点水平线和鼻下点水平线，临床上将颜面部分为上 1/3、中 1/3 和下 1/3。口腔颌面部由颜面部的中 1/3 和下 1/3 组成。颌面部主要有成对的上颌骨、颧骨、鼻骨、腭骨、泪骨、下鼻甲和单个的下颌骨，以及颞下颌关节、血管、神经、淋巴组织、肌肉和唾液腺等组成。

一、颌骨

颌骨可分为上颌骨和下颌骨，它们分别是上颌和下颌面部的主要骨架。

（一）上颌骨

上颌骨成对（图 20-1），为面中部最大的骨骼，左右两侧对称，于腭正中缝处连接。上颌骨形态不规则，由一体四突所组成，即：上颌体和额突、颧突、腭突、牙槽突。

图 20-1　上颌骨

1. 上颌体　是四面体，分为前面、后面、上面、内面，内含锥形空腔为上颌窦，上颌窦壁即骨体的四壁，各壁骨质均薄弱，内面衬以上颌窦黏膜。上颌窦底与上颌后牙根尖紧密相连，有时仅隔一层上颌窦黏膜。当上颌前磨牙及磨牙根尖感染时，易穿破上颌窦黏膜，导致牙源性上颌窦炎。在拔除上颌前磨牙和磨牙断根时，应注意勿将牙根误推入上颌窦内。

2. 四突

（1）额突　为细长的骨板，位于上颌体的内上方，与额骨、鼻骨、泪骨相连。

（2）颧突　粗短呈三角形，向外上与颧骨相连，向下至第一磨牙形成颧牙槽嵴。

NOTE

（3）牙槽突　又称牙槽骨，为上颌骨包绕牙根周围的突起部分，厚而质松，两侧牙槽突在正中线相连形成蹄铁形的牙槽弓。每侧牙槽突上有 7～8 个牙槽窝容纳牙根。牙槽窝的形态、大小、数目和深度与所容纳的牙根相适应。

（4）腭突　牙槽突内侧伸出的水平骨板，后部接腭骨的水平板，两侧在正中线相接，形成腭正中缝，将鼻腔与口腔隔开。

（二）下颌骨

下颌骨是颌面部唯一能活动的骨骼，以关节与颅脑骨相连，在正中线处两侧联合呈马蹄形，可分为下颌体和左右两个下颌支（图 20-2）。

图 20-2　下颌骨

1. 下颌体　呈弓形，有内外两面及上下缘。上缘为牙槽突与上颌骨牙槽突相似，但下颌骨牙槽突内、外骨板均由较厚的骨密质构成，除切牙区外，很少有小孔通向其内的骨松质。下颌拔牙和牙槽骨手术时，除切牙区采用浸润麻醉外，一般均采用阻滞麻醉。下颌体下缘又称下颌下缘，厚而钝圆，向后外方移行于下颌支的下缘。下颌骨下缘常作为颈部的上界及颌下区切口的有关标志。

2. 下颌支　又称下颌升支，为长方形的骨板，可分为内、外两面及喙突、髁突（髁状突）。

（1）外侧面　平滑，在下部有一粗糙面称为咬肌粗隆，为咬肌附着处。

（2）内侧面　在中央稍偏后上方有一孔，称为下颌孔。孔的前方有薄而锐的小骨片，称下颌小舌，为蝶下颌韧带附着处。孔的后上方有下颌神经沟，下牙槽神经、血管通过此沟进入下颌孔。下颌神经沟约相当于下颌磨牙𬌗平面上方 1cm。

（3）喙突　呈扁三角形，其上附着有颞肌和咬肌。

（4）髁突　又称髁状突，与颞下颌关节盘相邻。髁下部缩小称为髁突颈。喙突与髁突之间，借"U"字形的下颌切迹分隔。髁突是下颌骨的主要生长中心之一。

下颌支后缘与下颌体下缘相交处，称为下颌角。下颌骨的正中联合、颏孔区、下颌角、髁突颈部是骨质薄弱区，当受到直接或间接暴力打击时，易骨折。由于下颌骨有强大的肌肉和筋膜包裹，炎症时较难通畅引流，因而发生骨髓炎的机会较多。

二、颞下颌关节

颞下颌关节是全身关节中结构与功能最为复杂的关节。位于颅骨与下颌骨之间，是距离大脑最近的关节。由颞骨关节面、下颌骨髁突和居于二者之间的关节盘、关节周围的关节囊和关节韧带所组成（图20-3），分左右两侧，是颌面部唯一具有转动和滑动运动功能的、左右协同统一的联动关节。具有咀嚼、吞咽、语言、表情等功能。

图20-3　颞下颌关节的组成

（一）颞骨关节面

颞骨关节面呈横位的卵圆形，从鼓鳞裂延伸到关节结节，覆以纤维软骨，与颅腔仅有菲薄的骨板相隔。髁部损伤和关节手术时用力不当均可造成颅脑损伤。关节面的前端为颧弓根部的关节结节，是承受咀嚼压力的主要区域。关节面较髁突大，借关节盘和关节囊的附着以适应各种运动，并有缓冲外力的作用。

（二）下颌骨髁突

髁突位于下颌支末端，呈椭圆形突起，髁突前后径比内外径小。

（三）关节囊

关节囊松而薄、韧性很强，由纤维结缔组织组成。关节囊上起于颞骨关节面的周缘和关节结节；下连关节盘的周缘，附着于髁突颈部，由上向下形成封套包绕整个颞下颌关节。

（四）关节盘

关节盘位于关节面、关节结节和髁突之间，呈卵圆形。关节盘将关节腔分为上、下两腔，内衬滑膜，分泌滑液。滑液的主要作用是增加关节的润滑，减少摩擦和关节面的侵蚀，营养关节腔内的关节软骨。

（五）关节韧带

在每侧颞下颌关节周围均有3条韧带，分别是颞下颌韧带、蝶下颌韧带和茎突下颌韧带，其主要作用是悬吊下颌骨和限制下颌运动的范围。

三、肌肉

口腔颌面部肌群分为表情肌和咀嚼肌两大类。各肌之间、各组肌群之间有着密切的关系。

（一）表情肌

面部的表情肌薄弱短小，收缩力较弱，起于骨面或筋膜浅面，止于皮肤。协同作用时可表达喜、怒、哀、乐等表情，有的也参与咀嚼、吮吸、吞咽、呕吐、呼吸和言语等活动。与口腔颌面部关系密切的表情肌主要是口周围肌群。口轮匝肌为环形，其余诸肌均呈放射状排列在口裂周围（图20-4）。

表情肌与皮肤紧密相连，外伤或手术切开皮肤和表情肌后，裂口较大，应逐层缝合，以免形成内陷瘢痕。面部表情肌均由面神经支配其运动，若面神经受到损伤可引起表情肌瘫痪，造成面部畸形。

图20-4 面部表情肌

（二）咀嚼肌

咀嚼肌主要附着于下颌骨，是颞下颌关节运动的主要肌群。包括咬肌、颞肌、翼内肌、翼外肌及舌骨上肌群（图20-5）。其作用为开口、闭口和下颌骨的前伸与侧方运动。咀嚼肌均为左右成对。

图20-5 咀嚼肌

1. 咬肌 又称嚼肌，位于下颌支外侧的皮下，呈长方形扁肌。其作用是上提下颌骨，同时向前牵引下颌骨，也参与下颌骨的侧方运动。

2. 颞肌 呈扇形的扁肌，位于颞窝部皮下的颞筋膜深面。当肌肉收缩时，使下颌关节做前移及后退运动，也参与下颌骨的侧方运动。

3. 翼内肌 位于颞下窝和下颌支的内侧面，作用是上提下颌骨，使口闭合，并协助翼外肌使下颌前伸和侧方运动。

以上三组肌肉收缩时，提下颌骨，使口闭合，称为闭口肌群。

4. 翼外肌 位于颞下窝内，呈三角形。双侧收缩时，牵引髁突和关节盘向前使下颌前伸并下降；单侧收缩时，使下颌骨向对侧移动。

5. 舌骨上肌群 位于舌骨与下颌骨、颅底之间。其中二腹肌、下颌舌骨肌和颏舌骨肌参与下颌骨运动，肌肉收缩时，降下颌骨，使口张开，称为开口肌群。茎突舌骨肌牵引舌骨向后，拉长口底。

四、血管

（一）动脉

口腔颌面部的血管十分丰富，其动脉来源于颈总动脉的分支——颈外动脉。颈外动脉是口腔颌面部血液供应的主要动脉。颈外动脉于甲状软骨上缘平面以上处从颈总动脉发出，在颈部位于颈内动脉的前内侧。颈外动脉分支中与口腔颌面部关系密切者有甲状腺上动脉、舌动脉、面动脉、上颌动脉和颞浅动脉（图20-6）。

图 20-6　颈外动脉及其分支

1. 甲状腺上动脉　相当于舌骨大角稍下方，起始于颈外动脉前壁，发出后呈弓形弯向前下，沿甲状软骨外侧下行，达甲状腺上极分支进入甲状腺。

2. 舌动脉　位于甲状腺上动脉起点的稍上方，平舌骨大角尖处，从颈外动脉前壁发出，初向内上再转向前下至舌骨舌肌后缘，经该肌深面向前，再直行向上，最后在舌下面迂曲向前至舌尖。

临床上常将舌动脉起始部作为结扎颈外动脉的标志。可行舌动脉插管，灌注化学药物以治疗舌部的恶性肿瘤。

3. 面动脉　或称颌外动脉，为供血给面部软组织的主要动脉。在舌动脉稍上方，自颈外动脉分出，分布于唇、颏、颊和内眦等部。面动脉在跨越下颌骨体部下缘处位置表浅，仅有皮肤、颈浅筋膜及颈阔肌覆盖，在体表能扪到动脉搏动。当颜面中下区损伤出血较多时，可在咬肌前缘、下颌骨下缘压迫此血管止血。

其分支上、下唇动脉在距唇红缘深面约 4mm 处的唇黏膜下，行至中线，互相吻合形成围绕口裂的动脉环。用手指捏住上唇和下唇的边缘，可扪及动脉环的搏动。临床上严重的唇外伤或行唇裂手术时可用唇夹或拇食二指夹持口唇以暂时止血。

4. 上颌动脉　又称颌内动脉，位置较浅，位于髁突颈部的内侧。发自颈外动脉，经髁突颈深面前行至颞下窝，在翼外肌的浅面或深面向前上行，经翼突上颌裂进入翼腭窝。上颌动脉可分为下颌段、翼肌段和翼腭段。

上颌动脉也是供血给口腔颌面部的主要动脉。位置深，分支多，分支动脉相互吻合成网状。临床上可利用这一血供特点，设计各种轴型皮瓣。

5. 颞浅动脉　为颈外动脉的终支。在颞下颌关节的后方、外耳道软骨的前方上行，发出分支，供血给腮腺、颞下颌关节、咬肌等，继而越过颧弓根达颞部皮下。临床上颞浅动脉是行动脉插管、注射化疗药物以治疗恶性肿瘤的常用途径之一。

头颈部的动脉极为丰富，并有广泛的吻合，形成动脉网。如颈外动脉分支之间的吻合网，颈内、外动脉之间的吻合网，颈内、外动脉与锁骨下动脉之间的吻合网。因为广泛的动脉吻合使血液供应十分充足，所以有利于创伤愈合及修复整形手术的成功。临床手术时为防止术中过多出血而有时结扎有关动脉主干，但术后仍可通过动脉吻合而不影响局部供血。丰富的动脉吻合，也成为口腔颌面部损伤和手术时出血较多的不利因素。

（二）静脉

颌面部静脉系统稍复杂且有变异。主要有浅静脉和深静脉。浅静脉接受口腔颌面部及颈部浅层组织的血液汇入深静脉，深静脉血主要通过颈内静脉和颈外静脉向心脏回流（图 20-7）。

1.浅静脉网 浅静脉有面静脉和颞浅静脉，面静脉又称面前静脉，接纳内眦、鼻背、眶下区、上下唇及颏下区域的静脉血，还通过面深静脉引流由翼静脉丛而来的面深部的静脉血。面静脉部分走行于肌肉中，肌肉收

图 20-7　面部静脉与颅内交通

缩时血液可反流，有的静脉内瓣膜少而薄弱，难以阻挡逆流，当面部发生化脓性感染时尤其是鼻根部和上唇炎症易在面静脉内形成血栓，若处理不当或挤压，其感染源或栓子可经内眦静脉、眼上静脉逆流至颅内的海绵窦；或经面深静脉至翼丛再达海绵窦，导致颅内严重的海绵窦化脓性、血栓性静脉炎。故临床上常将鼻根部和两侧口角连成的三角区称之为面部危险区。面后静脉由颞浅静脉和颌内静脉汇合而成，面前、面后静脉在下颌角下方汇成面总静脉，在相当于舌骨水平汇入颈内静脉。

2.深静脉 深静脉主要有翼静脉丛、上颌静脉、下颌后静脉和面总静脉。翼静脉丛位于颞下凹，临床上在行上颌结节传导麻醉时，有时易穿破血管形成血肿。咀嚼肌、鼻内和腮腺等处的静脉血可汇入此静脉丛。翼静脉丛可通过卵圆孔和破裂孔与海绵窦相通。

五、淋巴组织

口腔、颌面、颈部的淋巴组织极为丰富，数量众多的小淋巴管和淋巴结构成口腔颌面部重要的防御系统。正常情况下，淋巴结小而柔软，不易扪及。当有炎症时，相应区域的淋巴结就会肿大、疼痛。口腔颌面部原发癌主要沿淋巴转移，因此掌握淋巴结的所在部位，淋巴收集范围、流向，特别是淋巴结的状态，对炎症或肿瘤的诊断、肿瘤的转移、治疗及愈合，具有重要的临床意义。口腔颌面部常见且较重要的淋巴结分为环行链和纵行链两组（图 20-8）。

图 20-8　面颈部淋巴结分布

（一）环行链

包括枕淋巴结、耳后淋巴结群、耳前淋巴结群、腮腺淋巴结群、面淋巴结群、颌下淋巴结群、下淋巴结群、颈浅淋巴结群和颈前淋巴结群。

（二）纵行链

包括颈深淋巴结群。主要为颈内淋巴结群，沿颈内静脉前、后排列呈链状。以颈总动脉分叉为界，在分叉以上的是颈深上淋巴结群，在其下的是颈深下淋巴结群。

六、神经

口腔颌面及颈部的神经与口腔临床关系密切者主要有三叉神经、面神经。三叉神经为感觉神经，面神经为运动神经。此外，还有舌下神经、舌咽神经、迷走神经、副神经、颈神经丛和颈交感神经干。

（一）三叉神经

三叉神经是脑神经中的最大者，大部分为感觉神经纤维，小部分为运动神经纤维。感觉神经纤维传导颜面、眼、鼻、口腔等的外感觉和咀嚼肌的本体感觉；运动神经纤维主管咀嚼肌运动。在颅内，三叉神经以感觉根和运动根与脑桥臂相连。感觉根在颞骨岩部尖端的三叉神经压迹处扩展成扁平的三叉神经节，三叉神经节细胞的周围突聚成三条神经干，即眼神经、上颌神经和下颌神经。运动根较细，紧贴三叉神经节的下面，进入下颌神经，支配咀嚼肌。故眼神经和上颌神经为感觉神经，下颌神经则为混合神经（图20-9）。

图 20-9　三叉神经及其主要分支

1. 眼神经　为感觉神经，系三叉神经中的最细者，分布于泪腺、眼球、眼睑、前额皮肤及一部分鼻腔黏膜。

2. 上颌神经　自三叉神经节前缘的中部发出，上颌神经分出上牙槽后神经、上牙槽中神经、上牙槽前神经，分布于上颌牙、牙槽骨及颊侧牙龈。这三支神经末梢相互吻合，构成了上颌牙齿神经丛的外环。由上颌神经分出的鼻腭神经、腭前神经分布于上颌腭侧牙龈、黏膜、骨膜，这两支神经互相吻合，构成了上颌牙齿神经丛的内环。

3. 下颌神经　为三叉神经中最大的分支，属混合神经，含有感觉和运动神经纤维。下颌神经自卵圆孔出颅后，在颞下窝分为前、后两干。

（1）下颌神经前干 较细，走行在翼外肌深面，主要分支有颞深神经、咬肌神经、翼外肌神经、颊神经。除颊神经为感觉神经外，其余均为支配咀嚼肌的运动神经，分布于颞肌、咬肌和翼外肌。颊神经又称颊长神经，经翼外肌两头之间穿出，在颞肌和咬肌前缘的覆盖下，穿过颊脂垫，分布于前磨牙至第三磨牙的颊侧牙龈及颊部的黏膜和皮肤。

（2）下颌神经后干 较粗，有三支，其中舌神经及耳颞神经均为感觉神经；而下牙槽神经除有感觉纤维外，还有一束运动纤维。

①耳颞神经：沿翼外肌深面向后，绕下颌骨髁突颈内侧达后方进入腮腺分为上支和下支。

②下牙槽神经：由下颌孔进入下颌管，发出细小分支至同侧下颌全部牙齿和牙槽骨，并在中线与对侧下牙槽神经相交叉。下牙槽神经在约前磨牙区发出分支，出颏孔后称为颏神经，分布于第二前磨牙前面的牙龈、下唇、颊黏膜和皮肤。

③舌神经：主要分布于同侧的舌侧牙龈、舌的前 2/3 及口底黏膜和舌下腺。舌神经在经过下颌第三磨牙远中及舌侧下方时位置较浅，表面仅覆以黏膜，在拔除阻生下颌第三磨牙时，应防止损伤该神经。单纯舌神经阻滞麻醉可在下颌第三磨牙舌侧下方处进行注射。

上、下颌神经在口腔的分布常有变异，下颌中切牙可受双侧下颌神经分支支配，在拔除一侧下颌中切牙时，除做传导阻滞麻醉外，还应做同侧局部浸润麻醉，以麻醉对侧来的吻合支；上牙槽前神经的分布区可延伸至前磨牙或第一磨牙区；颊神经在颊侧牙龈的分布可延伸至下颌尖牙或后缩至下颌第二磨牙区。

（二）面神经

面神经是第七对颅神经（图 20-10），为混合性神经，含有三种纤维。

1. 运动纤维 起自脑桥的面神经核，面神经出茎乳孔后，进入腮腺内分为五支，依次为颞支、颧支、颊支、下颌缘支、颈支，支配面部表情肌的活动。在面部作切口时，应了解面神经的走行，以免损伤面神经分支。

2. 味觉纤维 面神经的味觉纤维参与组成鼓索，出颅后在颞下窝处参入舌神经，司舌的前 2/3 味觉。

3. 分泌纤维 在脑桥的上涎核发出，支配舌下腺、下颌下腺和口鼻的分泌腺及泪腺。

图 20-10 面神经分支

（三）舌咽神经

舌咽神经为混合神经，含有四种纤维。运动纤维，支配茎突咽肌；副交感纤维，司腮腺的分泌；味觉纤维，感受舌的后 1/3 味觉；感觉纤维，分布于舌的后 1/3、咽、咽鼓管、鼓室等处的黏膜及颈动脉窦和颈动脉体。

七、唾液腺

唾液腺又称涎腺，是外分泌腺，其分泌物均流入口腔，形成唾液。人类有三对大唾液腺，即腮腺、下颌下腺和舌下腺（图 20-11）。还有遍布于口腔黏膜下的小唾液腺，如舌腺、唇腺、颊腺、腭腺等，各有导管开口于口腔。腮腺为浆液性腺，小唾液腺多数为黏液性腺，下颌下腺和舌下腺则为混合性腺。唾液腺的功能十分广泛，其唾液除有湿润口腔黏膜、润滑食物、协助吞咽之外，还有助于语言活动。此外，唾液腺还分泌各种消化酶，如唾液淀粉酶等；并分泌激素和其他化合物，如类高糖素蛋白、5-羟色胺及免疫球蛋白 IgA 和溶菌酶等。

颈浅动静脉
耳颞神经
面神经颞支
面神经颧支
面横动脉
副腮腺
腮腺管
腮腺
咬肌及下颌骨切面
面神经下颌缘支
胸锁乳突肌
下颌下腺
颈外静脉

面神经颊支
下颌下腺管
舌下阜及舌下腺小管开口
下颌下腺深突
二腹肌前腹
下颌舌骨肌

图 20-11 三对唾液腺外面观

（一）腮腺

腮腺是大唾液腺中最大的一对，位于两侧耳垂前下方和卜颌后窝内。外形呈楔形，内有面神经及其分支穿过，在神经浅面者为浅叶，深面者为深叶。腮腺导管在颧弓下由腮腺浅部前缘穿出腮腺鞘，开口于正对上颌第二磨牙的颊黏膜上。此处黏膜隆起，称为腮腺导管乳头。腮腺导管长 5~7cm，在面部手术时，注意不要损伤。

（二）下颌下腺

下颌下腺呈扁椭圆形，位于两侧颌下三角内。下颌下腺导管长约 5cm，管壁较薄，开口于舌系带两侧的舌下阜。下颌下腺管长而弯曲，自后下斜向前上走行，唾液在导管内运行缓慢，又由于管的开口较大，牙垢或异物易进入下颌下腺管，使钙盐沉积，逐渐形成导管结石，因此下颌下腺管结石比腮腺常见。

（三）舌下腺

舌下腺是大唾液腺中最小的一对，为混合性腺，位于舌下区。导管多数直接开口于舌下襞黏膜表面，少数汇入颌下腺导管。

（四）小唾液腺

小唾液腺多为黏液性小腺体，分泌物主要成分为黏蛋白。下唇、口底、舌腹等部位的小唾液腺易损伤，引起腺管破裂或阻塞而发生黏液性囊肿，且易复发。

第二节　口腔应用的解剖与生理

口腔为消化道的起始部分，具有咀嚼、消化、吞咽、语言、味觉等功能，并能辅助呼吸。口腔向前以口裂通于体外，向后经咽峡通入咽腔。口腔还借助于上、下颌骨的牙槽突、牙弓和牙龈被分隔为两部分，前外侧部称口腔前庭，后内侧部为固有口腔（图 20-12）。

图 20-12   口腔

一、口腔前庭

口腔前庭为唇、颊与牙列、牙龈及牙槽黏膜之间的蹄形潜在腔隙，上下牙列分开时，此腔隙经颌间隙与固有口腔广泛交通；而在牙关紧闭时，口腔前庭主要在最后磨牙后方与固有口腔相通，此时可经此空隙输入流体营养物质。

（一）解剖标志

在口腔前庭各壁上可见以下解剖标志。

1. 口腔前庭沟   又称唇颊龈沟，为唇、颊黏膜移行于牙槽黏膜的皱褶。此处黏膜下组织松软，是口腔局部浸润麻醉穿刺的部位。

2. 上、下唇系带   是口腔前庭沟中线上扇形或线形的黏膜小皱襞。

3. 颊系带   是口腔前庭沟相当于上、下尖牙或前磨牙部位的黏膜皱襞。

4. 腮腺导管乳头   相对于上颌第一磨牙牙冠的颊黏膜上有一小突起，为腮腺管的开口。做腮腺造影和腮腺管内注射治疗时须找到此标志。

5. 磨牙后区   由位于下颌第三磨牙后方的磨牙后三角和覆盖于磨牙后三角表面软组织的磨牙后垫所组成。

6. 翼下颌皱襞   张大口时，在口腔两侧的磨牙后垫与咽之间所见的垂直方向的黏膜皱襞。临床上该皱襞是下牙槽神经阻滞麻醉的重要标志，也是翼下颌间隙及咽旁间隙口内切口的有关标志。

7. 颊脂体   张大口时，平对上、下颌后殆面间颊黏膜上的三角形隆起。其尖邻近翼下颌皱襞前缘，此尖相当于下颌孔平面，为下牙槽神经阻滞麻醉的重要标志。

（二）唇

唇分为上唇和下唇。两游离缘间称口裂，两侧联合处形成口角。上唇中央有一纵形的浅垂直沟为人中。上、下唇的游离缘系皮肤与黏膜的移行区，称为唇红。唇红与皮肤交界处为唇红缘，上唇的全部唇红缘呈弓背状称为唇峰，唇正中唇红呈珠状向前下突出称为唇珠。当外伤缝合或唇裂修复手术时，应注意恢复其外形，以免造成畸形。唇的构造由外向内分为皮肤、浅筋膜、肌层、黏膜下组织和黏膜五层。

（三）颊

颊位于面部两侧，构成口腔两侧壁。颊面部由外向内分为六层，即皮肤、皮下组织、颊筋膜、颊肌、黏膜下层和黏膜层。其外面被覆有皮肤，内面覆盖未角化的口腔黏膜。在固有层和黏膜下层，含有大量的弹力纤维和小型混合腺，为颊腺，开口于黏膜表面。

二、固有口腔

固有口腔是指口腔上、下牙弓以内至咽部之间的部分。其范围包括由硬腭及软腭组成的口腔顶，由舌及其周围的舌下腺、下颌舌骨肌和颏舌骨肌等软组织组成的口腔底。

（一）舌

舌是口腔内的重要器官。由纵、横和垂直三种不同方向的肌肉相互交织所组成。具有味觉功能，能协助相关的组织器官完成语言、咀嚼、吞咽等重要生理功能。舌的前 2/3 为舌体，可以游离活动。舌体的前端为舌尖，上面为舌背，下面为舌腹，两侧为舌缘。舌的后 1/3 为舌根，借舌肌固定于舌骨和下颌骨。舌体和舌根以倒 V 字形的人字沟为界，尖端向后有一凹陷处是甲状舌管残迹，称为舌盲孔。

舌背黏膜表面有许多小突起，统称为舌乳头。由于其形态、大小和分布的位置不同，舌乳头可分为丝状乳头、菌状乳头、轮廓状乳头和叶状乳头。舌根黏膜表面光滑，无明显的乳头，但有许多丘状隆起，称舌滤泡，舌滤泡总称舌扁桃体（图 20-13）。舌腹黏膜光滑细腻，色泽红润。黏膜由舌下面折向口腔底时，在正中线上形成一条明显的皱襞，称舌系带。若系带上部附着靠近舌尖，或下部附于下颌舌侧的牙槽嵴上，称为舌系带过短，导致舌活动受到一定的限制。

图 20-13　舌背及舌根黏膜结构

（二）腭

腭呈穹隆状，构成固有口腔的顶，将口腔与鼻腔分开。腭的前 2/3 以骨为基础，构成硬腭。后 1/3 主要由软组织构成软腭（图 20-14）。硬腭中线上纵行的黏膜隆起为腭正中缝，左右上颌中切牙间的腭侧突起称切牙乳头，又称腭乳头，其深面为切牙孔，鼻腭神经、血管经此孔穿出，向两侧分布于硬腭前 1/3。距硬腭后缘前约 0.5cm 及从腭中缝至第二磨牙腭侧龈缘的外、中 1/3 交界处左右各有一孔，为腭大孔，腭前神经及腭大血管经此孔通过。

软腭呈垂幔状，前与硬腭相连，后为游离缘，后缘的正中有一小舌样突起，称为悬雍垂。软腭两侧向下外方形成两个弓形黏膜皱襞，在前外方者为舌腭弓，在稍后内方者为咽腭弓，两弓之间容纳扁桃体。

图 20-14　口腔顶（切除右侧半黏膜）

三、牙齿

（一）牙齿的数目、名称、萌出时间和顺序

人的一生中，先后出现两副牙齿，即乳牙和恒牙（图 20-15）。

图 20-15　乳牙及恒牙

乳牙共 20 个，上、下颌左、右各 5 个，其名称从中线起向两侧，分别为乳中切牙、乳侧切牙、乳尖牙、第一乳磨牙、第二乳磨牙。并分别用罗马数字表示牙位，乳牙萌出的时间和顺序见表 20-1。

表 20-1　乳牙萌出时间和顺序

牙位	I	II	III	IV	V
年龄（月）	6~8	8~10	12~16	16~20	24~30

恒牙 28~32 个，上、下颌的左、右侧各 7~8 个，其名称从中线起向两侧，分别为中切牙、侧切牙、尖牙、第一双尖牙、第二双尖牙、第一磨牙、第二磨牙、第三磨牙，并分别用阿拉伯数字表示牙位，恒牙萌出的时间和顺序见表 20-2。

表 20-2　恒牙萌出时间和顺序

牙位	6	1	2	4	3	5	7	8
年龄（岁）	6	7	8	11	11.5	12	13	21

书写病历时，用"十"将全口牙齿分为上下左右四区，横线上代表上颌，横线下代表下颌，纵线左代表患者右侧，纵线右代表患者左侧。

（二）牙齿的解剖形态

1. 牙齿表面各部名称　每个牙齿从外形上均可分为牙冠、牙根和牙颈三部分（图 20-16、20-17）。牙齿暴露在口腔的部分称牙冠，牙齿埋在牙槽骨内的部分称牙根，牙冠和牙根交界处

称牙颈。每个牙齿的牙冠有五个面（前牙为四个面、一个切缘），即近中面、远中面、舌（腭）面、唇（颊）面、咬合面。前牙的切缘由唇面与舌面相交而成。

2. 牙根数目　牙根的数目与形态随各牙的功能不同而有所不同。一般切牙、尖牙、双尖牙为单根，但上颌第一双尖牙多为双根。下颌磨牙一般为双根，上颌磨牙一般为三个根。上、下颌第三磨牙的根变异较大，有时融合为单根。了解牙根的数目和形态，对牙髓病的治疗和牙拔除术都有重要的临床意义。

图 20-16　牙齿各部名称

图 20-17　牙齿各部位的识别及记录

3. 牙髓腔　牙齿中心的空腔称为髓腔。相当于牙冠部分的髓腔称为髓室，髓室的形态与牙冠外形一致。位于牙根内部的髓腔细长呈管状，称为根管。髓室与根管相交界处，称为牙根管口。在根尖部的髓腔与牙周组织相通的孔称为牙根尖孔。

（三）牙齿的构成

牙齿由牙釉质、牙本质、牙骨质和牙髓所构成。前三者为钙化的硬组织，后者是软组织，居于中空的髓腔内（图 20-18）。

1. 牙釉质　被覆于牙冠表面，为人体中钙化程度最高、最坚硬的组织，呈乳白色半透明状，对牙本质和牙髓起保护作用。

2. 牙本质　构成牙体的主体，呈淡黄色，具有坚韧性，硬度仅次于牙釉质。在牙本质小管内含有牙髓分出的神经末梢，因此牙本质受到刺激时有明显的酸痛感。

图 20-18　牙体牙周组织

3. 牙骨质　包裹于牙根和牙颈周围，呈微黄色，其组织结构与骨组织相似。牙骨质借牙周膜将牙齿固定在牙槽窝。

4. 牙髓　位于牙髓腔内，是富含细胞、血管和神经的疏松结缔组织。牙髓的神经和血管均自牙根尖孔出入。牙髓神经只有痛觉感受器，而缺乏定位感觉功能。因此，任何对牙髓的刺激都可引起痛觉反应，但难以定位。因牙髓腔周围为坚硬的牙质，当牙髓发炎时，牙髓充血和肿胀，致使压力增高，压迫神经、血管引起严重的疼痛。牙髓一旦坏死或被摘除，牙齿组织就会变得脆弱易于崩裂。

（四）牙齿的功能

切牙和尖牙位于口角前方，称为前牙；双尖牙和磨牙位于口角后方，称为后牙。切牙的功能是切断食物、发齿音。尖牙能够撕裂食物，支撑口角，保持口唇外观丰满。磨牙起捣碎和磨细食物的作用。

四、牙周组织

牙周组织是牙根周围起支持、固定和保护作用的组织。包括牙龈、牙周膜、牙骨质和牙槽骨。

（一）牙龈

牙龈是覆盖在牙槽突表面及牙颈部的口腔黏膜，呈浅粉色，坚韧而有弹性。可分为游离龈、附着龈和龈乳头。游离龈为牙龈边缘不与牙面附着的部分。游离龈与牙齿间的空隙为龈沟，正常龈沟的深度不超过 2mm。附着龈在游离龈的根部，紧密附着在牙槽嵴表面。两牙之间突起的牙龈，称为龈乳头。

（二）牙周膜

牙周膜是连接牙根和牙槽骨之间的致密结缔组织，厚度为 0.15～0.38mm，由细胞、基质和纤维组成，能抵抗和调节牙所承受的咀嚼压力，起悬韧带的作用，又称牙周韧带。

（三）牙槽骨

牙槽骨是上下颌骨包埋牙根的突出部分，又称牙槽突。牙槽骨的游离缘称为牙槽嵴，容纳牙根的窝称牙槽窝，两牙之间的牙槽突部分称牙槽中隔。牙槽骨是支持牙齿的重要组织。

五、口腔黏膜

口腔黏膜覆盖于口腔表面，前与唇部皮肤相连，后与咽部黏膜相接。口腔黏膜各部位的功能不同，其结构也各具特点。

（一）基本组织结构

口腔黏膜由上皮、固有层和黏膜下层组成（图 20-19）。上皮全层为复层鳞状上皮，由浅入深可分为角化层、粒层、棘层和基底层四层。

（二）口腔各部位黏膜的结构及特点

口腔黏膜按其所在部位的结构和功能分为三类，即咀嚼黏膜、被覆黏膜和特殊黏膜。

图 20-19　口腔黏膜结构示意图

1. 咀嚼黏膜　在咀嚼时承受压力和摩擦，包括牙龈和硬腭黏膜。

2. 被覆黏膜　口腔黏膜中除咀嚼黏膜和舌背黏膜以外均称被覆黏膜。是一种保护性覆盖黏膜，不承受咀嚼力量。如舌、颊、前庭、牙槽、口底、舌下、软腭等处的黏膜。

3. 特殊黏膜　舌背黏膜是特殊黏膜，呈粉红色，上皮为复层鳞状上皮，无黏膜下层，有许多舌肌纤维分布于固有层。舌体部的舌背黏膜表面有许多小突起，称舌乳头。

第二十一章　口腔科护理概述

第一节　口腔科患者的护理评估和常用护理诊断

一、口腔科患者的临床特征

（一）手术切口易感染

口腔科手术切口多与口腔相通、手术后口腔分泌物增多、口腔机械性自洁作用受限、切口的渗血渗液未及时清除、进食后食物残渣滞留而滋生细菌，因此，易造成切口感染。故口腔手术前后加强口腔护理尤为重要。术前口腔内炎症要彻底治疗，并用漱口水含漱，保持口腔清洁；术后可采用全身应用抗生素及局部3%过氧化氢、生理盐水冲洗，避免细菌生长；对口腔内的渗血渗液及分泌物及时清除；进食后应立即漱口或做好口腔护理；防止血液或食物残渣滞留发酵促进细菌生长，避免口腔感染。

（二）与邻近器官关系密切，易引起并发症

口腔、颌面部解剖关系复杂，窦腔多，颜面部不但血液循环丰富，而且肌与肌之间、肌与颌骨之间充满着疏松结缔组织及淋巴结；口腔与邻近器官眼、耳、鼻、咽喉关系密切，一旦发生感染，炎症十分容易向周围组织蔓延，引起面部广泛的蜂窝织炎，严重的还会引起脓毒血症，炎症波及咽喉部，还会有窒息的危险。因此，在护理口腔疾病和口腔手术患者时，要严密观察生命体征和病情的变化，如有高热、神志改变、呼吸不畅等情况，要及时通知医生处理。

二、口腔科患者的护理评估

口腔科患者的护理评估内容包括患者健康史的采集、症状和体征的评估，以及心理社会评估。

（一）健康史的采集

详细询问患者就诊的原因，疾病发生有无诱因，疾病的发展过程、诊断和治疗经过、治疗效果，既往的健康状况，有无外伤史、家族史、手术史等。

（二）症状和体征的评估

1. 症状

（1）牙痛　疼痛的特点因病因不同而可能表现为自发性剧痛、自发性隐痛、激发痛和咬合痛等。常见原因有牙体组织疾病、牙周组织疾病、邻近组织疾病、神经性疾病如三叉神经痛等。

（2）口臭　常见原因有口腔卫生习惯差，口腔内多种炎症，用硬橡皮做义齿基托者，全身疾病患者如消化不良、肝炎等。

（3）牙龈出血   与全身性疾病如维生素 C 缺乏症、血液病等及口腔局部疾病如牙龈炎、牙周炎等有关。

（4）张口受限   常见原因为累及颞颌关节和闭口肌群的炎症、颞颌关节损伤、颌骨骨折或颞颌关节的恶性肿瘤等。张口受限的程度用张口度衡量：用卡尺测量上下切牙缘间的距离，距离 2～3cm 为轻度张口受限，距离 1～2cm 为中度张口受限，距离不足 1cm 为重度张口受限，距离超过 4～5cm 为张口过度。

2.体征   通过观察或借助各种相关检查得到，包括视诊、触诊、听诊、探诊、叩诊和嗅诊。

（1）视诊   包括对患者全身情况的观察，如患者的意识和精神状态，体质，发育和营养状况，身体及颌面部有无畸形，皮肤和口唇颜色有无苍白和青紫，有无先天性巨口症、小口症或唇裂，口唇有无肿胀、糜烂、炎症，张口和闭合是否正常等，又可观察病变部位的色泽、大小、形态和结构。牙齿、牙龈的视诊主要观察牙齿的排列和𬌗的关系，牙齿的数目、形态，有无龋洞、残冠、残根。牙龈正常为浅粉红色，牙周病患者的齿龈呈紫红色，有结石和脓性分泌物。舌及口腔黏膜的视诊主要观察有无水肿、糜烂、溃疡、色素沉着及舌苔的变化等。

（2）触诊   是检查口腔软组织、涎腺病变及颈淋巴结的重要方法。

（3）听诊   是直接或用听诊器听到病变部位异常声响进行分析的检查方法。如颞颌关节开口闭口时关节的摩擦音；全口托牙制作时，平衡𬌗的失调，垂直距离过高可引起碰撞声等。

（4）探诊   主要利用探针探查病变所在，如探查龋齿的部位和深浅，牙周袋的大约深度和位置等。

（5）叩诊   多以口镜柄或探针叩击患者的牙冠，以检查根尖组织及牙周膜的反应。

（6）嗅诊   因口腔的某些腐败性感染有特殊臭气，可借助嗅诊了解感染情况，如牙髓坏死有特殊腐败的气味。一般不直接嗅，可用手扇呼气的味道或标本散发出的味道来嗅诊。

（三）心理社会评估

因口腔疾病与患者的生活习惯、口腔卫生习惯、饮食习惯、文化层次有密切关系，所以在评估口腔科患者时应特别注意对这些因素的评估，以便于采取相应的护理措施帮助患者养成良好的口腔卫生习惯，掌握口腔卫生知识，促进康复，预防疾病。很多患者对口腔疾病不够重视，认为牙病是小病，能拖则拖，所以，来就医时往往牙病已经很严重了，失去早期治疗的机会，引起心理紧张焦虑；另外，口腔疾病患者有时口臭明显，影响患者社交，患者常产生自卑心理；口腔颌面手术的患者常会造成明显的结构和功能的改变，导致患者自我形象紊乱。因此，护士应充分理解患者的心理，评估患者的情绪和情感、压力和压力应对方式、家庭结构和功能、家庭生活习惯、社会关系等，以便根据患者的特征提供适当的护理措施。

三、口腔科患者常用的护理诊断

1.焦虑   与吞咽困难、担心预后不良、环境改变有关。

2.疼痛   与口腔或周围组织炎症、肿胀有关。

3.口腔黏膜改变的危险   与手术、感染或禁食有关。

4.体温过高的危险   与感染有关。

5.有窒息的危险   与口腔黏膜或舌体肿胀阻塞呼吸道有关。

6. 有感染的危险　与皮肤黏膜完整性受损、机体抵抗力下降有关。

7. 营养失调　有低于机体需要量的可能，与口腔手术、疾病导致进食障碍或张口受限有关。

8. 语言沟通障碍　与口腔疾病、疼痛、口腔内填塞物、术后口腔活动受限有关。

9. 自我形象紊乱的可能　与面部手术、先天畸形、外伤、牙齿形态异常、口臭等有关。

10. 潜在并发症　脓毒血症，与感染未能得到及时控制有关。

11. 知识缺乏　与缺乏相关疾病的防治知识与自我护理知识有关。

第二节　口腔科患者手术前后的常规护理

一、手术前的常规护理

1. 心理护理　根据患者的文化程度，采用适当的方法向患者介绍手术的目的和意义，说明术中可能出现的情况、如何配合、术后的注意事项，使患者有充分的思想准备。对于肿瘤患者、术后语言交流功能受影响和面部结构可能改变的患者，要特别加强术前解释工作，使患者在充分理解和愿意接受手术的心理状态下进行手术。

2. 局部准备

（1）术前做好口腔护理，从患者入院开始，给予漱口液含漱，保持口腔清洁，防止因口腔感染而影响术后伤口愈合。

（2）口腔有炎症者，应先控制炎症，再行手术。

3. 皮肤准备

（1）行面部手术，男患者要剃须，鼻唇部手术要剪鼻毛，眉毛是否剃除则根据病情需要。

（2）行头皮部或额瓣转移手术，需剃光头、剃须。

（3）下颌骨切除、腮腺手术等剃发至耳上及耳后三横指。

（4）颜颈部及甲状舌骨囊肿手术备皮范围自锁骨上至口周。

（5）取胸大肌、背阔肌皮瓣转移或取肋骨术需行侧胸备皮，同时剃腋毛。行髂骨和股内侧取皮应剃阴毛。

4. 全麻前准备　按全麻患者术前护理常规进行。

二、手术后的常规护理

1. 全麻患者按全麻术后护理常规护理至患者清醒。

2. 注意观察切口渗血渗液情况，口腔手术患者注意使患者保持头侧位和侧俯卧位，以利渗血渗液流出，便于观察。叮嘱患者口腔内分泌物要吐出，勿咽下。

3. 保持各种引流管通畅，注意观察引流物的色、质、量，如有异常及时报告医生处理。

4. 做好饮食护理，饮食种类分鼻饲饮食、流质、半流质、软食和普食，根据患者病情和医嘱决定饮食的种类和量。

5. 保持口腔卫生，每日视患者需要提供口腔护理或含漱液漱口。

6. 皮瓣转移患者做好取皮处的切口护理，如制动、抬高、观察末梢循环等；同时做好植皮处护理，观察皮瓣颜色、温度等。

7. 做好心理护理，尤其对口腔和面部结构功能破坏较大者，要主动关心患者，及时满足患者的身心需要，帮助建立信心，促进康复。对于有语言沟通障碍的患者，可用简单手语、卡片或写字等方式与患者沟通，满足患者需要，使患者保持良好心情。

第三节　口腔科常用的护理技术操作

一、银汞合金调制法

银汞合金是银合金粉与汞按比例调和后形成的合金，是永久性充填材料。其调制分手工和机器调拌两种。

（一）目的

主要用于龋病、牙髓病、根尖周病治疗后的窝洞充填。

（二）用物准备

玻璃乳钵、杵棒、银合金粉、汞。

（三）操作步骤

1. 手工调拌法

（1）根据窝洞大小取适量汞与合金粉放入玻璃乳钵内，汞与合金粉重量比为 8∶5。

（2）一手持杵棒，一手握乳钵按顺时针方向研磨，速度为 120～150 转/分钟，压力约 1.5kg，时间为 1～2 分钟。

（3）研至合金表面光亮，无游离汞，易附着于乳钵壁上，手指揉捻时有握雪或捻发音，压之有指纹时即可。

（4）使用前挤出多余汞，即可用于充填。

2. 机器调拌法　使用全自动银汞合金调制机，设定所需调拌的时间和速度，合金粉与汞预先按比例称量好并封装在胶囊中，有 400mg、600mg、800mg 等规格。根据窝洞大小选择银汞胶囊，将胶囊放入震荡卡柄内，启动机器，经高速震荡后汞化为银汞合金，待机器自动停止后取出胶囊内银汞即可使用。具有安全、方便、比例合适等优点。

（四）注意事项

1. 汞为有毒物品，易蒸发，操作中注意防止汞对环境的污染。

2. 工作室应有良好的通风设备。

3. 操作时护士应戴口罩和工作帽。调制和挤压银汞合金时戴指套，避免银汞合金与皮肤直接接触。挤出的多余汞勿撒落于桌面和地面，否则不易清除，而且增加了汞蒸发的面积。

4. 充填时，剩余的银汞合金要收集在装有饱和盐水的容器中。

5. 定期请卫生防疫部门测量诊室的汞含量，其最高允许量为 $10\mu g/m^3$，发现问题及时解决。

NOTE

二、水门汀调制法

水门汀指由金属盐或其氧化物做粉剂与专用液体调和而成的非金属修复材料，口腔临床亦称粘固粉或粘固剂。主要用于各种修复体的粘接、乳牙和恒前牙的充填、暂封、衬层、盖髓、保髓、根管充填。

（一）磷酸锌水门汀

1. 调制方法　用清洁干燥的玻璃板和粘固粉调拌刀在 20℃ 以下调制。取粉、液分别置玻璃板两端，按一定粉液的比例进行调和。调拌时将粉末逐次加入液体中，平持调拌刀，用旋转推开法调拌，约 1 分钟内完成。用于窝洞垫底时，应调成面团状，粉、液比例为（0.95 ~ 1.1g）:0.4mL；用于暂时充填时，应调成稠糊状，粉、液比例为（1.2 ~ 1.5g）:0.5mL；用作粘接剂时，应调制成稀糊状，粉、液比例为（1.0 ~ 1.5g）:0.5mL，用调拌刀提起成丝状即可。

2. 注意事项　取粉、液后应盖好瓶盖，保持瓶口密封，以防液体蒸发。

（二）氧化锌丁香油水门汀调制法

在清洁、消毒的玻璃板上进行调制。粉、液重量比为 3:1，按需要量取粉末和液体分别置于玻璃板上。将粉末大致分为 3 份，首次取全部粉末的 2/4，第二次为 1/4，第三次为剩余的 1/4，用粘固粉调拌刀将粉末逐份加入丁香油液体中，调拌刀平放于玻璃板上顺一个方向旋转调和，使粉液调至所需稠度为止。调拌在 1 分钟内完成。调好后用调刀将板上散开的氧化锌粘固粉糊剂收集在一起备用。

三、复合树脂调制法

复合树脂是一种由有机树脂基质和经过表面处理的无机填料及引发体系组合而成的牙体修复材料，用于各类牙体缺损时直接和间接的修复。按其固化方式可分为化学固化和可见光固化两类。

1. 调制方法　有双糊剂型、粉 – 液型复合树脂（化学固化型）两种。用干燥、清洁的塑料类调板或调刀进行调拌，以保证材料性能和质量。粉 – 液型复合树脂的粉、液重量比为（2.2 ~ 2.5）:1，两组分取量应尽量准确，充分调匀呈糊状，时间为 0.5 ~ 1 分钟；双糊剂型按体积比 1:1 进行调制。

2. 注意事项　调拌板、刀、粉、液切忌粘污酚类药物（如丁香油酚），因酚类药物有阻聚作用。调拌完成后，应速用酒精棉球将调拌工具擦净，浸泡消毒，擦干备用。可见光固化复合树脂为成品糊膏，不需调拌。

四、根管充填材料调制法

根管充填材料是用于根管治疗后封闭根管和髓腔的材料，临床上分为固体类、糊剂类和液体类。根管充填时常用糊剂加固体充填的方法。

1. 根管糊剂的调制方法

（1）用消毒、干燥的玻璃板和粘固粉调拌刀调制。

NOTE

（2）取适量粉、液，调拌成稠糊状即可，供医师以根管扩大针或螺旋充填器将糊剂填入根管内。

2. 牙髓塑化液 采用酚醛树脂为塑化剂，其由三组液组成。第一液主要成分为甲醛；第二液为间苯二酚；第三液为氢氧化钠，是促聚剂，可加速酚醛树脂的聚合反应。调制时，取第一、二液各 0.5mL，加入第三液 0.12mL，放入弯头注射器内或小塑料瓶盖中，搅拌至发热呈棕红色时即可使用。

五、制取印模法

制取印模是义齿制作的第一步，只有取到与口腔形态完全一致的模型，才能保证义齿的精确度。

（一）适应证

1. 牙体缺损、牙列缺损、牙列缺失修复治疗中的各种修复体制取。

2. 工作模的制取。

3. 制取模型检查。

（二）用物准备

1. 除初诊用物外，另备各类托盘。应根据患者修复部位的形状、大小，牙槽嵴的高度、宽度，缺牙的数目、部位及印模材料的不同而选择合适的托盘。选用的成品托盘如边缘不合适，可根据口腔具体情况，适当地加以修改。若牙槽嵴特别大，成品托盘边缘的高度不够时，可用蜡片或印模膏加高托盘边缘。如无合适的成品托盘可选，则需专门制作个别托盘。

2. 若用藻酸盐水胶体取模，则备石膏、水、橡皮碗、石膏调刀、剪刀或手术刀。

3. 若用印模膏取模，则备瓷碗、纱布、热水。

4. 若用弹性体印模材料（硅橡胶）取模，则备调拌刀、调和材料垫纸、托盘黏附剂。

5. 若用石膏印模材料取模，则备 2%～4% 食盐水、分离剂、毛笔、凡士林、橡胶碗、石膏调拌刀。

（三）操作步骤

1. 调整体位和头位，使患者舒适地坐在治疗椅上，精神放松，肌肉松弛。调整头位。

2. 调节椅位及光源。椅位的高度应方便医生进行操作。取下颌印模时，医生位于患者的右前方，患者的下颌与医师的上臂中部大致相平，张口时下颌牙弓的𬌗平面与地平面平行；取上颌印模时，医生应位于患者的右后方，使患者的上颌与医师的肘部相平或者稍高，张口时上颌牙弓的𬌗平面与地平面平行。根据医生的操作部位调节好光源，灯距不宜过近或过远。

3. 做好解释工作，使患者对取模有充分的思想准备。告诉患者在取模时可能会出现一些不适，如恶心、欲吐等。出现这些现象时，可用鼻吸气、口呼气、头微低，不适症状可减轻，以利于医生取出完整准确的印模。

4. 制取印模。①根据医嘱，选择与患者口腔条件大致相似的成品托盘。②调拌所需的印模材料。③上托盘前应将材料刮于橡皮碗一侧，反复用调拌刀挤压排气，以免形成气泡。④注入上颌托盘时，应将材料形成圆团状，置于调拌刀上，从托盘远中方向向近中轻轻推入；注入下颌托盘时，将材料形成条状，从托盘的一端向另一端旋转盛入。⑤堆放在托盘上的材料应表面光滑，均匀适量。

5. 取出印模后，用清水轻轻冲去表面唾液及残渣，经消毒处理后，连同设计卡片及时送技工室灌注（有条件者也可将印模灌注好后，用消毒柜消毒）。

6. 预约患者复诊时间，清理用物，消毒后归还原处。

（四）注意事项

1. 取印模时，要注意保持患者的体位舒适，使其合作勿动，保证所取的印模准确。

2. 应特别注意避免印模材料向后流动刺激软腭。

3. 取印模过程中，应使托盘在口腔中保持正确而稳定的位置，避免移动；同时维持一定的压力直到印模材料完全凝固为止。

4. 在调拌材料前，应了解欲修复的部位及患者失牙的数量，以决定材料的用量及托盘放置材料的主要位置。

5. 在调拌藻酸钠水胶体印模材料前，必须检查橡皮碗与调拌刀是否干燥、清洁，若碗内有水则需擦干或先将材料放入碗内调匀后再加石膏（若材料经热水加热后也应将材料调和均匀再加石膏），以免石膏与游离水结合形成颗粒，影响印模的准确性。

6. 若用藻酸钾印模粉取模，则应严格按商品要求的水、粉比例准确取量调拌，且严格掌握调和时间，要求在30~45秒内完成。如调和时间不足，会使印模强度下降（可降低50%左右）；反之调和时间过长，又会破坏胶凝，也会降低强度。

7. 用过的印模膏再次使用时，必须经过严格消毒，并除去杂质。

8. 弹性体印模材料（硅橡胶）的胶结剂和糊剂用后应加盖密封。

9. 依据是否有牙列存在及其用途掌握材料的稀稠度。取全口印模时，材料应稠些，便于医生取模时对黏膜加压；义齿垫底或取终印模时材料应稍稀薄，使其保持良好的流动性，量不宜太多。

10. 正确按照各类印模材料的商标说明及贮存期使用。

11. 橡皮碗与调拌刀用后均应清洗、去渣、消毒，防止交叉感染。

第四节　口腔四手操作技术

四手操作技术是指在口腔疾病的治疗过程中，医护人员坐在特制的椅位上，患者躺在双侧可调的电动卧式手术椅上，器械、药品、材料及其他物品放置在活动器械柜的顶部，医护各有分工，密切配合，以两双手共同完成口腔疾病的治疗工作，故称四手操作技术。

医师和护士组成医疗小组协同工作，在工作中医师起主导作用，根据患者主诉，经过查体，做出正确诊断，并制定治疗计划；护士主要负责安排患者，准备治疗用品，调制材料，传递和回收器械，及时用吸引器排除口水和废屑等工作。四手操作必须最大限度地简化所有的工作，包括采用预成的材料，采用一物多用的器械，采用三用喷枪，充分发挥三用喷枪的最大效能。在简化工作的基础上，最后达到工作标准化，真正做到省时省力。

NOTE

一、口腔四手操作技术的基本条件

（一）四手操作技术所需的主要设备

1. 双侧可调的电动卧式牙科椅　手术椅的倾倒、回位、高度变化均由电动机带动，每一种功能都应有单独的控制键，并设在椅背的边缘，便于操作。牙科椅必须具备舒适性，使患者仰卧在牙科椅上轻松、舒适地接受治疗；其次，头托应具有旋转性以利于拍片或某些治疗；牙科椅助手侧应设有吸引器、排唾器和三用喷枪；医师侧应设有可移动的综合治疗台、高低速涡轮机、三用喷枪、洁治器和可调式手术灯。

2. 医生用椅　应具有可调性，使椅背顶位于腰部，底座平稳并可滑动以便调节不同的位置。

3. 护士用椅　应高于医生 10 ~ 15cm，具有可调性且底座较高，底盘宽大稳定并设有放脚的基底，可随意滑动，前臂有一扶手。

4. 固定柜　主要储存不常用的器具，表面可作为写字台面，也可设银汞合金机、洗涤槽等设备，这样更为方便省力。

5. 活动器械柜　是四手操作法所必须具备的可滑动柜子。顶部为工作台，其上可放置治疗中需用的器械和材料，下面柜内放有治疗必备的各种小器械、材料和口腔常用药物。

6. 气、水三用喷枪　是将气、水两个器械的功能合二为一，即一个键可控制两种功能，便于操作，喷头可转动 360°，可接近口腔的所有区域。

7. 洗涤槽或洗手池　洗涤槽或洗手池应具备可用脚、头控制的开关，这是口腔科必备的设备。

8. 可调手术灯　手术灯应设有足够长且稳固可向各个方向调节的支撑臂，使灯光聚向口腔，光照强度可调控在 1900 ~ 2900Lx。

（二）医、护、患的体位

根据四手操作法的原则，医、护、患均选择舒适的体位，医师和护士采用坐式操作。

1. 医生的体位　采用舒适的坐位，坐骨粗隆与股骨粗隆连线呈水平状，大腿与地面约呈 15°角，身体长轴平直，上臂垂直，肘维持与肋接触，头部微前倾，视线向下。医生的眼与患者口腔距离为 36 ~ 46cm。

2. 护士的体位　面对医生，座椅比医生高 10 ~ 15cm，护士双脚放在座椅脚踏上，髋部与患者肩部平齐，大腿与地面平行，左腿靠近牙科椅。护士的座椅前缘应位于患者口腔的水平线上，并尽可能靠近患者，以便为医生传递器械和材料。

3. 患者的体位　患者平卧于牙科椅上，上半身与地面平行或抬高 7° ~ 15°，头部靠在牙科椅头托端部，口腔部在医生眼睛的正下方。

4. 医、护、患的正确位置关系　医师和护士采用舒适的体位各自坐在自己的椅位上。护士应面对医生，座位比医生高 10 ~ 15cm，护士双脚放在座椅脚踏上，维持舒适的平衡工作位置，髋部与患者肩部平齐，大腿与地面平行，左腿靠近综合治疗台并与综合治疗台边缘平行。在施行四手操作时，医生、护士和患者要有其各自的互不干扰的工作区域和空间，以保证通畅的工作线路和密切的相互配合。如将医生、护士、患者的位置关系假想成一个钟面，患者的面部位于表盘的中央，医师应坐在 7 ~ 12 点的区域即医师工作区；护士应坐在 2 ~ 4 点的区域内即护士工作区；4~7点区域，是医护传递器械和材料的区域，又称传递区；12~2点区域可放活动柜，是静态区。

二、龋齿充填术及护理配合

治疗龋病时用手术的方法去除龋坏组织，制成一定洞形，然后以银汞合金或高分子充填材料修复缺损部分，恢复牙的形态和功能，这一系列手术称为充填术。

（一）适应证

已在牙面上形成龋洞的牙齿。

（二）用物准备

1.器械和用物　检查盘、一套双头挖器、各型车针、成形片和成形片夹、银汞充填器、咬合纸、橡皮轮。

2.药品和材料　25%麝香草酚酊、樟脑酚合剂、50%酚甘油、75%酒精、丁香油、银合金粉和汞、复合树脂、玻璃离子体粘固粉、磷酸锌粘固粉、氧化锌丁香油粘固粉、氢氧化钙。

（三）操作步骤及护理配合

1.协助患者取舒适体位，调节椅位和光源，做好解释工作，消除患者的恐惧心理。

2.医师制备洞型时，协助牵拉口角，用吸唾器及时吸净冷却液，保持术野清晰。

3.备棉球或吸唾器、橡皮障，在消毒前协助医师做好隔湿。

4.窝洞制备完后，需进行窝洞消毒。窝洞消毒用小棉球，常用消毒药物有25%麝香草酚、樟脑酚、丁香酚、75%酒精等，可根据龋洞情况或医嘱选用。

5.遵医嘱调拌所需材料。

（1）垫底　浅龋不需垫底，中龋用磷酸锌粘固粉单层垫底，深龋则需用氧化锌丁香油粘固粉及磷酸锌粘固粉双层垫底。

（2）永久性充填　后牙多采用银汞合金，用银汞充填器把银汞分次输送入制备好的窝洞内，先邻面，后𬌗面，协助医生充填。前牙可选用复合树脂或玻璃离子粘固体。

6.充填术完成后，嘱患者术后注意：银汞合金充填的牙齿24小时内不能咀嚼食物，以免因银汞合金未完全硬固而造成充填物脱落。

三、窝沟封闭及护理配合

窝沟封闭是窝沟龋的有效预防方法，又称点隙裂沟封闭，是指不去除牙体组织，在面、颊面或舌面的点隙裂沟涂布一层粘结性树脂，保护牙釉质不受细菌及代谢产物侵蚀，达到预防龋病发生的目的。

（一）适应证

1.主要用于窝沟可疑龋。

2.有患龋倾向的深沟裂仅用封闭剂处理即可。

（二）用物准备

1.器械和用物　检查盘、涂笔、橡皮杯或毛刷、牙膏、光固化灯。

2.药品和材料　75%酒精、窝沟封闭剂。

（三）操作步骤

1. 协助患者漱口以清除口腔内食物残渣。

2. 医师用装在弯机头上的锥形刷或橡皮杯取适量牙膏刷洗牙面及窝沟后，用水枪冲洗、漱口、吸唾。

3. 协助隔湿。备酸蚀剂，恒牙酸蚀 1 分钟，乳牙酸蚀 2 分钟。

4. 冲洗酸蚀的牙面时，及时吸除冲洗液，防止唾液污染已酸蚀的牙釉面。

5. 调节光固化灯，以备照射光固化窝沟封闭剂。

6. 术后嘱患者 2 小时后方可进食，24 小时内禁止用封闭牙咀嚼食物，避免咬过硬、过黏的食物。

四、可摘局部义齿制作及护理配合

可摘局部义齿是牙列缺损常规采用的修复方法，是一种由患者自行摘戴的活动修复体。义齿主要靠摩擦力、基托与黏膜之间的吸附力和大气压力，口内缺牙区邻近的天然牙和牙槽嵴黏膜共同作为支持和固位。

（一）适应证

1. 即刻义齿。

2. 缺牙区多而分散，余牙倾斜度大且倒凹大者。

3. 缺失后余留牙的牙周条件较差者。

4. 各类牙列缺损者，尤其是末端游离缺失者。

5. 各种原因造成的缺失牙，伴有牙槽骨、颌骨和软组织缺损者。

6. 其他不宜做固定义齿修复者。

（二）禁忌证

1. 精神病或生活不能自理者。

2. 基牙呈锥形，固位形态太差，义齿不能获得足够的固位力。

3. 口腔黏膜溃疡经久不愈者。

4. 缺牙间隙过小，义齿强度不够。

5. 对丙烯酸过敏者，对基托的异物感无法克服者。

（三）用物准备

口腔检查盘一套、酒精灯、蜡刀、橡皮碗、石膏调拌刀、印模材料、石膏、蜡片、蜡条、等分尺、面弓、𬌗架等。

（四）操作步骤和护理配合

1. 常规安排患者，备齐用物。

2. 根据牙弓的大小、形状、牙槽嵴情况、缺牙的数目及部位、不同的印模材料来选择合适的托盘。要求托盘的宽度比牙槽嵴宽 2 ~ 3mm，周边高度低于黏膜皱褶处 2mm，上颌托盘的后缘应盖过两侧上颌切迹，下颌托盘应盖过磨牙后垫区。如无合适的成品托盘，应按要求制作个别托盘。

3. 根据修复部位及托盘的大小，正确估计印模材料用量，掌握各种印模材料的性能和使用方法，注意调拌比例，并根据气温变化作适当调整。

4.制取印模。

5.医生在患者口内确定咬合关系时，用水枪冲洗咬好的蜡降温，使之变硬，取出后冲洗干净及时放回模型架上对好咬合。

6.仔细核对模型与修复卡是否相符，以免混淆。连同设计卡和选好的成品牙送技工室。

（五）指导患者注意事项

1.初戴合适后，指导患者如何摘戴，先适应，逐步锻炼咀嚼。

2.如有疼痛或不适感，可暂时取下，但在复诊前2~3小时必须戴上，以便于检查和修改。

3.注意口腔卫生，食后应将义齿取出，清洗后再戴。

4.睡前取出义齿清洗后，浸入冷水中保存。

五、拔牙术及护理配合

拔牙术是口腔科最基本的小手术。有可能造成局部组织不同的损伤，如出血、肿胀、疼痛等反应，严重者可引起不同程度的全身反应，如体温升高、脉搏加快、血压波动等。

（一）适应证

1.因龋坏过大不能治疗，也无法用冠修复的牙齿。

2.因牙周病所致牙齿松动明显而影响咀嚼功能的牙齿。

3.因外伤劈裂或折断至牙颈部以下，或根折不能治疗或修复者。

4.阻生牙反复引起冠周炎、颌面部间隙感染或造成邻牙龋坏者。

5.错位牙及多生牙影响正常咬合、妨碍咀嚼功能、影响美观或引起食物嵌塞造成龋坏者。

6.乳牙滞留影响恒牙萌出者。

7.可疑为某些全身性疾病的病灶牙（如风湿病等），如坏疽性牙髓炎、慢性根尖周炎等，通过治疗不能将病灶彻底清除者。

8.因对牙殆缺失丧失功能或影响义齿修复者。

9.恶性肿瘤在放射治疗前肿瘤以外位于放射区的不能保留的患牙，或颌骨骨髓炎、上颌窦炎等病源牙。

（二）禁忌证

1.患有严重的心脏病，血压高于23.94/14.63kPa（180/110mmHg）且伴有脑、心、肾器质性损伤者应禁忌拔牙。血压在18.63~23.94/11.97~14.63kPa（140~180/90~110mmHg）之间者，应在心电监护下拔牙。

2.患有血友病、血小板减少性紫癜、急慢性白血病、恶性贫血、维生素C缺乏病等血液病患者。

3.口腔恶性肿瘤患者，常因肿瘤区牙齿松动疼痛而要求拔牙，但拔牙可刺激肿瘤生长，造成医源性扩散使病情恶化，因此不宜拔牙。

4.糖尿病血糖未得到有效控制者。

5.患有严重肝、肾疾病且肝、肾功能损害者。

6.患有严重的甲状腺功能亢进，病情未得到控制者。

7.肺结核开放期未经治疗者。

8.患有急性炎症（冠周炎、蜂窝织炎、牙槽脓肿扩散期）、高烧体弱或过敏性体质。

9. 患有急性传染病者。

10. 疲劳过度、饥饿、紧张恐惧、妇女月经期宜暂缓拔牙。

11. 易流产或易早产的孕妇，在妊娠期前 3 个月或后 3 个月最好不拔牙。

（三）麻醉药与麻醉方法

一般采用 1% ~ 2% 肾上腺素普鲁卡或利多卡因或复方阿替卡因行局部浸润麻醉和阻滞麻醉。肾上腺素普鲁卡临床使用前需做过敏试验。

（四）拔牙术前准备

1. 正确掌握拔牙的适应证和禁忌证。向患者说明拔牙后可能出现的不适和并发症，消除其恐惧心理，以最佳心理状态配合拔牙手术。

2. 做好术前检查，仔细询问有关病史及药物过敏史，必要时做药物过敏试验，嘱患者避免空腹拔牙。

3. 选择合适的拔牙器械并备好所需敷料。复杂拔牙还要做好口腔卫生，常用 0.5% 的氯己定溶液漱口，麻醉注射区应用 1% 碘酊消毒。

（五）拔牙中的配合

1. 拔牙前再次和患者核对要拔的牙齿并配合医师保持手术野清洁，随时传递医师所需器械。复杂拔牙时协助医师劈牙，必要时做好缝合准备。

2. 协助医师做好拔牙创面的处理。

（六）拔牙后的健康教育

1. 嘱患者拔牙当天不能漱口，避免冲掉血凝块，影响伤口愈合。拔牙后 24 小时内，口腔唾液尚有少许淡红色血水属正常现象。

2. 嘱患者咬纱卷 30 分钟后吐出，若出血较多可延长至 1 小时，但不能留置时间过长，以免腐臭，引起感染或出血。

3. 嘱患者拔牙后不要用舌舔吸伤口，2 小时内不要进食，不可食用过烫的食物，不可在患侧咀嚼，以免造成出血。

4. 嘱患者拔牙后若有明显的大出血、疼痛、肿胀、发热、张口受限等症状时应及时复诊。若有伤口缝线，应嘱患者 4 ~ 5 天后复诊拆线。

5. 需要服用抗生素、止痛药的患者，做好用药指导。

六、种植义齿及护理配合

种植义齿是以牙种植体为支持固位的一类缺牙修复体。与常规义齿相比，具有以下优点：①支持、固位、稳定功能较好。②避免了常规固定基牙预备引起的牙体组织损伤。③义齿无基托，舒适度良好。

（一）适应症

1. 患者自愿，能按时复查，全身情况良好。

2. 缺牙区有理想的骨量和骨密度，或能通过手术解决骨量不足的问题。

3. 缺牙区无严重病变和不良咬合习惯。

（二）禁忌证

1. 患有全身性疾病，如心脏病、血液病、高血压、糖尿病、肾病、代谢障碍等，不宜施行手术或不能耐受手术者，不能与医生合作者。

2. 缺牙区有颌骨囊肿、骨髓炎及较严重软组织病变的患者，有严重牙周病的患者。

3. 有夜磨牙、偏侧咀嚼、严重错合等不良习惯导致咬合力过大或不平衡的患者。

4. 缺牙区骨量不足，无法通过手术解决骨量不足的问题。

（三）麻醉药与麻醉方法

一般采用阿替卡因肾上腺素局部浸润麻醉和阻滞麻醉。临床使用前一般不需做过敏试验。

（四）种植牙术前准备

1. 正确掌握种植牙的适应证和禁忌证。向患者说明种植术的大致过程及可能出现的不适和并发症，消除其恐惧心理，以最佳心理状态配合手术。

2. 做好术前检查，仔细询问有关病史及药物过敏史，必要时做药物过敏试验，嘱患者避免空腹手术。

3. 选择合适的种植器械并备好所需敷料。包括种植手术器械盒、种植体、种植机、手术包等。

4. 根据手术部位调整患者体位及光源。给患者 1/5000 氯己定溶液漱口 3 次，每次 1 分钟，然后用 75% 酒精消毒口周皮肤。

（五）种植牙术中护理

1. 准备好 X 线片及种植体模板于读片灯上，便于医生术中随时观察。

2. 打开手术包，备好器械，协助铺巾。

3. 种植手术中牵开口角、吸唾，种植窝制备完成后用生理盐水彻底冲洗骨屑，用钛制专用器械拿取并传递种植体，注意避免种植体被橡胶手套、纱布、唾液、血液污染而影响骨结合。

4. 种植体就位后，协助医生行黏骨膜瓣复位、缝合、剪线。

5. 手术中密切观察患者的生命体征，如有不适及时处理。

6. 手术完毕，吸干口腔内液体，检查有无器械或异物遗留，擦净患者口周血迹，清点器械物品并分类消毒。

（六）种植牙术后健康教育

1. 嘱患者拔牙当天不能漱口，避免冲掉血凝块，影响伤口愈合。术后 24 小时内，口腔唾液尚有少许淡红色血水属正常现象。

2. 嘱患者咬纱卷 30 分钟后吐出，2 小时后可以进食，食物宜偏软偏凉，勿过热。

3. 嘱患者按医嘱服药，漱口剂漱口，保持口腔卫生。

4. 术后 1～2 天可以局部冷敷，以减轻水肿；术后 7～10 天拆线。

第二十二章　口腔科疾病护理

第一节　龋　病

龋病（dental caries）是在以细菌为主的多种因素影响下，牙体硬组织发生慢性进行性破坏的一种疾病，是常见病和多发病。本病病程进展缓慢，不易引起人们重视，但对机体造成的危害较大，龋病继续向牙体深部发展，可引起牙髓炎、根尖周炎、颌骨炎症等并发症，甚至可能成为病灶，引起远隔器官的疾病，严重影响全身健康。本病类似于中医学的龋齿。

一、病因与发病机理

（一）中医病因病机

本病多因饮食后不及时清洁口腔，食物腐烂腌渍齿龈，虫蚀牙齿，加之过食肥甘，胃肠积热，湿热上攻而致龋齿；或肾精亏损，骨髓不荣，又阴虚火旺，虚火上炎，灼蚀牙齿，则成龋齿。

（二）西医病因及发病机制

目前被普遍接受的龋病病因学说是四联因素论。该理论把龋病的病因归结为细菌和菌斑、食物、宿主、时间共同作用的结果。

1. 细菌和菌斑　细菌的存在是龋病发生的先决条件，没有细菌就没有龋病。龋病的主要致病菌为变形链球菌，其次有乳酸杆菌、放线菌等。唾液蛋白或糖蛋白吸附于牙面所形成的生物膜称为获得性膜，细菌附着于获得性膜上形成牙菌斑，只有形成了牙菌斑后才能使牙齿致龋。菌斑中的细菌使碳水化合物代谢产酸，由于菌斑基质的屏障作用，酸不易扩散，使局部 pH 下降，从而造成牙体硬组织脱矿，最终形成龋齿。

2. 食物　食物作为致龋微生物的底物，影响龋病进程。食物的成分、物理性能和产酸性均与龋病的发生有关。研究表明，食物中与龋齿发生关系最密切的是糖类，各种糖类的产酸能力与其致龋性呈正相关，排列顺序为：蔗糖、葡萄糖、麦芽糖、乳糖、果糖、山梨糖、木糖醇。另外龋齿的发生与糖的进食频率、进食时间、进食量也有关，进食糖次数越多，龋病活跃性越显著；餐时吃糖为佳，餐间、晚上，尤其睡前吃糖易患龋；高糖饮食比低糖饮食更易致龋。

3. 宿主　主要包括牙和唾液。牙齿的形态、结构、成分和排列与龋病的发生有关。牙齿的窝、沟、点隙处及邻面和牙颈部最易发生龋病。牙的理化性质、钙化程度、微量元素的含量等因素也影响龋病的发生发展，矿化良好的牙不易患龋，釉质中氟、锌含量较高时，患龋的几率较低。此外，牙齿拥挤、错位、排列不齐造成自洁作用差，易患龋齿。唾液是牙齿的外环境，唾液的性质、成分、流量、流速均对龋病的发生有重要影响。

4. 时间　龋病的发生和发展是一个慢性过程，从一个探针可以钩住的早期损害发展为一个临床洞，平均需要 18 个月左右。2 ~ 14 岁是乳恒牙患龋的易感期。菌斑从形成到具有致龋力也需要一定时间，这对开展龋病的预防工作有很重要的意义。

二、护理评估

（一）健康史

了解患者是否有牙疼痛史，如有疼痛，询问疼痛性质（自发痛还是激发痛）及是否与牙齿遇冷、热、酸、甜食物刺激有关，并了解其口腔卫生及饮食习惯。

（二）临床表现

龋病的临床表现可概括为牙体硬组织色、形、质的改变，其病变过程由牙釉质或牙骨质表面开始，由浅入深逐渐累及牙本质，呈连续破坏过程。临床上按龋损程度分为浅龋、中龋及深龋。

1.浅龋　龋损只限于牙釉质或牙骨质。初期在牙表面呈白垩色点或斑，随着龋损继续发展，可变为黄褐色或褐色斑点，探诊有粗糙感或浅层龋洞形成。患者一般无自觉症状。

2.中龋　龋损进展到牙本质浅层，形成龋洞，此时龋病进展较快。洞内可有变色的牙本质和食物残渣，患者出现主观症状，遇冷、热、酸、甜刺激敏感，冷刺激尤为显著。但外界刺激去除，症状立即消失。

3.深龋　龋病进展到牙本质深层，临床上可见较深的龋洞，对温度变化及化学刺激产生的疼痛较中龋更加剧烈，食物嵌入洞中时，因牙髓内部压力增加也可产生疼痛，但无自发性痛。

（三）辅助检查

1.温度测验　当龋坏深达牙本质时，患者即可对冷热或酸甜发生敏感甚至酸痛，医生可用冷热刺激进行检查，也可使用牙髓电活力测试。

2.X 线检查　邻面龋、继发龋或隐匿龋不易用探针查出，此时可用 X 线进行检查。龋病在 X 线片上显示透射影像。

3.透照　用光导纤维装置进行透照，可以直接看出龋损部位及病变深度和范围。

（四）心理社会评估

龋病病程较长，一般不会对机体造成严重影响，故不易引起患者及家属的重视，而贻误治疗的最佳时机，从而导致牙髓炎、根尖周炎、颌骨骨髓炎等严重口腔疾病的发生。因此，应正确评估患者的年龄、文化程度、口腔卫生习惯、经济水平等，了解患者对龋病治疗的意义及预后的认识程度，对治疗效果的要求，以及不愿意就诊的原因等。

三、处理原则

（一）中医处理原则

内外兼治。以清热燥湿杀虫或滋阴补肾、益髓坚齿为基本内治法。外治以含漱、局部含药、银膏修补为主。

（二）西医处理原则

终止病变发展，注意保护牙髓，恢复牙齿的外形和功能。龋齿的治疗是针对龋损的不同程度，采用不同的治疗方法。早期牙釉质龋未出现牙体组织缺损的可采用非手术治疗，一旦出现组织缺损，则需采用充填术治疗。

四、护理诊断

1. 舒适改变　与疾病或诊疗刺激有关。

2. 潜在并发症　牙髓炎、根尖周炎、颌骨炎症等，与龋病治疗不及时及病变发展规律有关。

3. 口腔黏膜损伤的危险　与操作区域狭小、口腔器械特殊性及操作不当、患者不配合有关。

4. 知识缺乏　与缺乏龋病的发生、发展、预防及早期治疗的知识有关。

五、护理目标

1. 积极配合医生的治疗工作，恢复患牙正常的解剖形态和生理功能，消除不适感。

2. 使患者了解龋病不及时治疗的危害性，增强防病意识，避免并发症发生。

3. 使患者养成良好的口腔卫生习惯和饮食习惯，掌握正确的清洁口腔和牙齿的方法。

六、护理措施

1. 心理护理　热情接待患者，耐心向患者解释病情及治疗情况，清除患者的焦虑及对牙科治疗的恐惧感。

2. 休息与饮食

（1）居室宜安静、整洁、光线充足、空气流通，保持一定的温度和湿度。

（2）饮食宜进富有营养的清淡软食或半流质食物，忌辛辣及过冷、过热、过甜、过酸等刺激性食物。

3. 治疗护理　龋病的治疗一般采用充填术恢复缺损，具体操作及配合见第二十一章第四节。

4. 健康教育

（1）向患者详细讲解龋病的发生、发展和危害，引起患者的足够重视。

（2）介绍保持口腔卫生的重要性。龋病的发生与口腔卫生状况密切相关，因此应养成饭后漱口、早晚刷牙的习惯。尤其是睡前刷牙更为重要，以减少菌斑及食物残渣滞留的时间。

（3）指导患者正确的刷牙方法。正确的刷牙是防龋的一项重要措施。应使用保健牙刷，采用上下竖刷法，具体方法：刷毛与牙龈呈 45°，上颌牙从上往下刷，下颌牙从下往上刷，𬌗面来回刷，每次刷牙时间以 3 分钟为宜。这样才能达到清除软垢和菌斑、按摩牙龈的目的。拉锯式的横刷法会导致牙龈萎缩及楔状缺损。

（4）定期进行口腔检查。一般 2~12 岁的儿童每半年 1 次，12 岁以上者每 1 年 1 次。早期发现龋齿，及时治疗。

（5）养成合理的饮食习惯，限制蔗糖的摄入或使用蔗糖代用品，少吃精制的碳水化合物如饼干、糕点等，多吃粗纤维的食物。尤其儿童，睡前不要进甜食。

（6）采用特殊的防护措施，如氟化水源、使用含氟牙膏、窝沟封闭等，提高牙齿的抗龋能力。

七、结果评价

牙齿不适感是否消失，是否了解龋病早期治疗的重要性，有无并发症发生，能否掌握龋病的防治知识、正确的刷牙方法及养成良好的口腔卫生习惯。

第二节　牙髓病

牙髓病（disease of dental pulp）是指发生在牙髓组织的疾病。根据牙髓病的临床表现和治疗预后可分为：可复性牙髓炎（reversible pulpitis）、不可复性牙髓炎（irreversible pulpitis）、牙髓坏死（pulp necrosis）、牙髓钙化（pulp calcification）和牙内吸收（internal resorption）。其中以牙髓炎在临床上最为多见。牙髓炎多由感染引起，不仅引起牙齿剧烈疼痛，而且牙髓的感染可经根尖孔扩散到根尖周组织，甚至发展成颌面部感染，影响全身健康。本病类似于中医学的牙痛。

一、病因与发病机理

（一）中医病因病机

本病多由于风寒热邪外袭，侵犯牙体，气血滞留，引起牙痛；或阳明胃火上蒸，伤及牙体，损伤脉络，而致本病。

（二）西医病因及发病机制

牙髓病的致病因素很多，主要有以下几种。

1. 细菌感染　正常情况下牙本质和牙髓受到牙釉质和牙骨质的保护，当龋病、创伤、磨损或医源性因素等破坏了牙釉质和牙骨质，细菌通过暴露的牙本质小管、牙髓、牙周袋或血源途径感染牙髓，导致牙髓病。

2. 物理因素　创伤、温度、电流、激光等刺激牙髓，可引起牙髓的变性或坏死。

3. 化学因素　充填材料、酸蚀剂、粘结剂、消毒药物等刺激牙髓，可引起牙髓病变。

4. 免疫因素　进入牙髓的抗原物质可诱发机体的特异性免疫反应，导致牙髓的病变。

其中细菌感染是引起牙髓病的最主要因素。

二、护理评估

（一）健康史

了解患者是否患有龋齿和牙周炎，询问患者有无全身性疾病如糖尿病、心脏病、高血压等，有无传染性疾病如乙肝、结核等，询问疼痛的性质、发作方式、持续时间及就诊过程。

（二）临床表现

不可复性牙髓炎是临床上常见且病变较严重的牙髓炎症，包括急性牙髓炎（acute pulpitis）和慢性牙髓炎（chronic pulpitis）。

1. 急性牙髓炎　发病急，临床上表现为剧烈疼痛。疼痛具有以下特点。

（1）自发性、阵发性疼痛　在未受到任何外界刺激的情况下，突然发生剧烈的尖锐疼痛，即呈自发性。疼痛可分为持续期和缓解期，即阵发性。在炎症早期，疼痛持续的时间短，缓解的时间长，在 1 天之内可能发作二三次，每次持续数分钟；到炎症晚期，疼痛持续的时间长，可持续数小时甚至 1 天，而缓解时间短或没有缓解期。炎症牙髓化脓时，患者可主诉有搏动性跳痛。

（2）夜间痛　疼痛往往夜间发作，或者夜间疼痛较白天剧烈。患者常因牙痛而难以入睡，或从睡眠中疼醒。

（3）温度刺激加剧疼痛　冷、热刺激可以激发患牙的剧烈疼痛，如患牙正处于疼痛发作期，温度刺激可加剧疼痛，如牙髓化脓或部分坏死时，患牙对热刺激更敏感，常表现为"热痛冷缓解"。临床上可见患者就诊时，口含冷水以减轻疼痛。

（4）疼痛不能自行定位　疼痛发作时，患者大多不能明确指出患牙，疼痛呈放射性或牵涉性，常沿三叉神经分布区域放射至同侧上下牙及头面部。这种疼痛不会放射到患牙的对侧区域。

2. 慢性牙髓炎　是临床上最常见的牙髓炎类型，一般不发生剧烈的自发性疼痛，有时出现不明显的阵发性隐痛或钝痛，有的患者可有长时间的冷、热刺激痛史。患牙常表现有咬合不适或轻度叩痛。患者一般可以定位患牙。检查可见深龋、穿髓孔或牙髓息肉。

（三）辅助检查

1. 温度测验、牙髓活力测试　确定患牙及牙髓状况。

2. X 线片　确定龋损的部位、范围，辅助诊断息肉的来源。

（四）心理社会评估

牙髓炎多由深龋引起，龋病早期症状不明显，常不为患者所重视，而忽视了早期治疗。当急性牙髓炎发作出现剧烈疼痛时，才认识到其严重性。疼痛使患者坐卧不安，影响进食和睡眠，此时患者求治心切，但因烦躁、紧张反而不能积极配合治疗。此时，要正确评估患者的年龄、文化程度、口腔卫生习惯、经济水平等，了解患者对牙髓炎治疗的意义及对预后的认识程度，以及对口腔保健知识的掌握程度。

三、处理原则

（一）中医处理原则

内外兼治。内治以疏风清热、疏风散寒或清胃泻火为主。外治可用含漱、塞药法以达到局部镇痛的作用。

（二）西医处理原则

牙髓病的治疗原则是保存具有正常生理功能的牙髓或保存患牙。保存牙髓的方法有盖髓术、活髓切断术。保存患牙的方法有根管治疗术、牙髓塑化治疗术等。急性期的应急处理为开髓，引流炎症渗出物，减轻髓腔压力，以缓解疼痛。急性炎症缓解后，应根据患牙状态、患者的年龄选择适宜的治疗方法。

四、护理诊断

1. 疼痛　牙髓病产生的急性疼痛，与炎症引起的血管扩张、髓腔压力升高、压迫神经有关。

2. 恐惧　与疼痛剧烈且反复发作、惧怕治疗器械、担心治疗效果有关。

3. 睡眠状态紊乱　与疼痛干扰睡眠，患者无法获得充足休息有关。

4. 潜在并发症　误吞、口腔黏膜受损，与治疗操作不当、患者不配合有关。

5. 知识缺乏　缺乏对相应疾病的发生、发展、早期治疗和预防的知识。

五、护理目标

1. 患者疼痛缓解至消失。

2. 患者了解治疗目的，消除恐惧心理，积极配合完成各阶段治疗，无各种并发症发生。

3. 患者能正确认识牙病早期治疗的重要性，掌握口腔保健知识。

六、护理措施

1. 心理护理　介绍牙齿疼痛的原因及基本治疗方法，消除患者的恐惧心理，配合治疗。

2. 休息与饮食

（1）保持室内空气清新，环境安静舒适，光线柔和；注意休息，防止过度疲劳。

（2）饮食宜清淡，不宜冷、热等刺激。

3. 治疗护理

（1）应急处理的护理　急性牙髓炎的主要症状为剧烈疼痛，应急处理方法主要有以下两种。

①药物止痛：用丁香油或樟脑酚棉球置于深龋洞内暂时止痛，如止痛效果不理想，可同时口服止痛药。

②开髓引流：局麻下，用牙钻将髓腔穿通，使髓腔内的炎性渗出物得到引流，减小髓腔压力，缓解疼痛，是急性牙髓炎止痛的首选治疗方法。开髓前，应对患者进行心理安慰，说明钻牙的目的，消除其恐惧心理，以取得患者的合作。开髓后可见脓血流出，护士抽吸温盐水协助冲洗髓腔，备丁香油小棉球置于开髓洞内，开放引流。待疼痛缓解后，再进行相应处理。

（2）保存活髓治疗的护理　对于可复性牙髓炎、年轻恒牙或炎症只波及冠髓或部分冠髓的牙，可采用盖髓术或活髓切断术。以活髓切断术为例，简述操作步骤及护理配合。

①物品准备：术前准备好各种无菌器械、局麻药品、消毒剂和暂封剂等。

②麻醉：抽取局麻药对患牙进行局部浸润麻醉或传导阻滞麻醉。

③去除腐质：麻醉显效后，准备球钻和挖器供医师去除窝洞内腐质，并准备 3% 过氧化氢液，清洗窝洞。

④隔离唾液、消毒窝洞：协助医师应用棉卷隔湿，准备 75% 酒精或樟脑酚小棉球消毒骀面及窝洞，严格无菌操作。

⑤揭去髓室顶、切除冠髓：医师用牙钻揭去髓室顶，护士协助用生理盐水冲洗髓腔。再次消毒窝洞，用消毒的锐利挖器或球钻切除冠髓，准备 0.1% 肾上腺素棉球止血。

⑥放盖髓剂、暂封：遵医嘱调盖髓剂覆盖牙髓断面，调拌用具必须严格消毒，遵守无菌操作。盖髓完成后，调制所用的氧化锌、丁香油、粘固粉暂封窝洞。术中避免加压。

⑦充填：约患者 1~2 周后复诊。无自觉症状后，去除浅层暂封物，遵医嘱调制磷酸锌粘固粉垫底，复合树脂或银汞合金做永久充填。

NOTE

（3）保存患牙治疗的护理　由于大多数牙髓病变炎症不仅仅局限于部分冠髓，因而常常需要采用不保存活髓，保存患牙的治疗方法，有干髓术、塑化治疗术和根管治疗术等，其中以根管治疗术效果较佳，干髓术及塑化治疗已基本淘汰。以下重点介绍根管治疗术。

①物品准备：除龋病充填术所需的器械外，另外准备各种规格的根管扩挫针、光滑髓针、拔髓针、根管充填器、根充材料、消毒棉球等。

②根管预备：活髓牙应在麻醉或失活下拔除根髓，用生理盐水冲洗根管，消毒吹干后，即可进行根管充填。如牙髓坏死，不必麻醉或失活。医师用牙钻揭开髓室顶，暴露根管口，用拔髓针拔除牙髓，准备3%过氧化氢液供医师冲洗根管。根管预备包括机械预备根管和化学洗涤根管。医师用根管扩挫针从细到粗反复扩挫根管壁，去除管壁感染物质及软化牙本质，用2%氯胺T钠和3%过氧化氢液交替冲洗根管，再用生理盐水冲净。护士用注射器依次抽吸以上溶液，并用吸唾器及时吸净冲洗液，以保持术野清晰。

③根管消毒：根管预备后，用棉捻蘸消毒液供医师置于根管内，调拌氧化锌丁香油粘固粉暂封窝洞。待自觉症状消失，复诊检查时，根管内取出的棉捻不湿（无分泌物）、不臭，且无叩痛，即可进行根管充填。

④根管充填：在无菌操作下进行。常用的根管充填材料有氧化锌丁香油糊剂、碘仿糊剂和氢氧化钙糊剂。方法：将根管充填材料调成糊剂送入根管内，再将消毒后的牙胶尖插入根管，直达根尖孔，填满根管，用加热的充填器从根管口去除多余牙胶，最后调制磷酸锌粘固粉垫底，遵医嘱调制永久性充填材料做窝洞充填。

根管治疗过程中，要严格消毒隔湿，防止唾液污染。护士按操作步骤，及时准确地为医师提供所需器械及用品，遵医嘱调制各类充填材料，与医师进行密切配合。

4.健康教育　向患者宣传牙髓炎的发病原因、治疗方法和目的，以及牙病早期治疗的重要性。让患者了解到牙髓炎如能得到及时正确的早期处理，活髓有可能得到保存。一旦牙髓死亡后，牙体将因失去营养而变脆易折裂，容易导致牙齿缺失。因此预防龋齿和牙髓炎对保存健康牙齿有重要意义。

七、结果评价

疼痛是否缓解或消失，恐惧等心理障碍是否消失，能否配合治疗，咀嚼功能是否正常，有无并发症发生，对牙髓病防治知识和口腔保健基本知识的掌握程度。

第三节　根尖周病

根尖周病（disease of periapical tissue）是指发生于牙齿根尖周围组织的炎症性疾病，又称为根尖周炎。绝大多数由牙髓病发展而来，是口腔常见病之一。病变主要表现为根尖周的急慢性炎症，病变区骨质破坏。根尖周炎可并发颌骨炎症，还可成为感染病灶，影响全身健康。本病类似于中医学的牙痈。

一、病因与发病机理

（一）中医病因病机

本病急性期多因阳明素有积热，复感外邪，火毒蕴热循经而上蒸于齿龈，气滞血瘀，日久化腐成痈。久治不愈或失于治疗则转入慢性期，病久致虚，气虚血弱，疮口难敛，形成牙漏。

（二）西医病因及发病机制

与牙髓病的致病因素相同，牙髓感染、变性或坏死，进一步将导致根尖周炎症的发生。

二、护理评估

（一）健康史

询问患者是否患过龋病或牙髓病，有无反复肿痛史，是否有牙外伤，是否接受过治疗，治疗方法和效果如何等。

（二）临床表现

临床上可分为急性根尖周炎和慢性根尖周炎。

1.急性根尖周炎 是指从根尖周出现浆液性炎症到化脓性炎症的连续过程。急性浆液性根尖周炎为炎症初期，患牙有浮出感，咬合时与对殆牙早接触，咀嚼时疼痛，患者能指出患牙，检查有叩痛 + ~ ++，患牙Ⅰ度松动。炎症继续发展，发生化脓性变化进入急性化脓性根尖周炎阶段，此阶段根据脓液聚集部位的不同，临床上分为三个阶段，即根尖脓肿、骨膜下脓肿、黏膜下脓肿。

（1）根尖脓肿 患牙出现剧烈的自发性、持续性跳痛，浮出伸长感加重，咬合时首先接触到患牙引起剧痛，因而患者常不敢对合。检查患牙叩痛 ++ ~ +++，松动Ⅱ度 ~ Ⅲ度，相应部位牙龈红肿、疼痛、淋巴结肿大。

（2）骨膜下脓肿 患牙自发性、持续性、搏动性疼痛更加剧烈，疼痛达到最高峰，伴有体温升高、乏力等全身症状。检查可见患者痛苦面容，体温38℃，患牙叩痛 +++，松动Ⅲ度，扪诊有深部波动感，严重病例可出现相应颌面部蜂窝织炎。

（3）黏膜下脓肿 当脓肿达到黏膜下时，由于黏膜下组织疏松，疼痛大大减轻，全身症状缓解。检查患牙叩痛 +，松动Ⅰ度，脓肿局限，呈半球形隆起，扪诊波动感明显，脓肿破溃或切开引流后，急性炎症逐渐缓解而转为慢性根尖周炎。

2.慢性根尖周炎 病变类型有根尖周肉芽肿、慢性根尖周脓肿、根尖周囊肿和根尖周致密性骨炎。一般没有明显疼痛症状，偶有咀嚼疼痛，常有反复疼痛、肿胀的病史。患牙多龋坏变色，牙髓坏死，无探痛但有轻叩痛，根尖区牙龈可有窦道孔，窦道可长期溢脓。

（三）辅助检查

X线检查可见患牙根尖区骨质破坏，牙髓活力测试无反应。

（四）心理社会评估

急性根尖周炎患者疼痛剧烈，坐卧不安，心情烦躁。慢性根尖周病患者自觉症状不明显，当患牙急性发作或患者发现瘘管时才就诊。要正确评估患者的年龄、文化程度、口腔卫生习惯、经济水平等，了解患者对根尖周炎治疗的意义及预后的认识程度，以及对口腔保健知识的掌握程度。

三、处理原则

（一）中医处理原则

急性期清胃泻火，解毒消肿；慢性期补益气血，排脓托毒。局部可敷药以消肿、解毒、止痛。

（二）西医处理原则

急性根尖周炎应首先开髓引流，缓解疼痛，急性炎症消退后，进行根管治疗或牙髓塑化治疗。慢性根尖周炎采用根管治疗或牙髓塑化治疗。如患牙病变较大，破坏严重，无法保存修复，则应予以拔除。

四、护理诊断

1. **疼痛**　与根尖周炎急性发作，炎性渗出物导致根尖区压力增大有关。
2. **焦虑**　与疼痛反复发作有关。
3. **体温过高**　与根尖周组织急性感染有关。
4. **口腔黏膜改变**　与慢性根尖周炎引起窦道有关。
5. **知识缺乏**　与缺乏根尖周病的防治知识有关。

五、护理目标

1. 炎症得到控制，患者疼痛缓解或消失，体温恢复正常。
2. 患者焦虑情绪逐渐减轻或消失。
3. 患牙得到根治，恢复正常形态及咀嚼功能，窦道封闭。
4. 患者认识到引起根尖周病的病因及早期治疗疾病的重要性。

六、护理措施

1. **心理护理**　关心体贴患者，耐心向患者解释病情及治疗过程。介绍本病的相关知识和坚持治疗的重要性，增强患者治疗的信心。

2. **休息与饮食**

（1）保持室内空气清新，环境安静舒适，注意休息，防止过度疲劳，发热者应卧床休息。

（2）饮食宜清淡，食细软流质或半流质饮食，禁食刺激性食物。

3. **治疗护理**

（1）急性期　应首先缓解疼痛，控制炎症，护士配合医生进行以下操作。

①开髓减压：是治疗急性根尖周炎的应急措施。医师开髓，拔除根髓，疏通根管，使根尖周渗出物通过根尖孔经根管从开髓孔引流，达到止痛、防止炎症扩散的目的。护士备齐所需物品，医师开髓，拔除根髓后，护士抽吸3%过氧化氢液及生理盐水供冲洗髓腔，并备樟脑酚棉球或棉捻供医师置入开髓洞或根管内引流。

②脓肿切开：对急性根尖周炎形成骨膜下或黏膜下脓肿者，应及时切开排脓。切开脓肿前，护士协助医师对术区进行清洁、消毒、隔湿处理，按医嘱准备麻醉药品及器械。脓肿切开后冲洗脓腔，切口内放置橡皮条引流，定期更换至伤口清洁。

③医嘱：告知患者按时复诊，按医嘱服用抗生素、镇痛剂等药物，并保持口腔卫生。

（2）慢性期　急性炎症消退后或慢性根尖周炎应进行根管治疗或牙髓塑化治疗。

①根管治疗：是通过彻底清除坏死牙髓，对根管进行适当消毒后密封充填，达到治疗和预防根尖周病、保存患牙的目的。

②牙髓塑化治疗：是将处于液态未聚合的塑化剂导入根管内，树脂聚合后将根管系统内残余的感染物质及残髓组织包埋，凝固变为无害物质并严密封闭根管，以达到消除病原体、封闭根尖孔、治疗和预防根尖周病的目的。一般用于根管狭窄弯曲无法顺利进行根管治疗的患牙。

4. 健康教育

（1）让患者了解根尖周病的发病原因及危害，提高患者对根尖周病的预防意识。

（2）让患者了解治疗步骤及目的，取得患者的合作。

（3）嘱患者按时复诊，坚持完成治疗，以达到治疗的最佳效果。

七、结果评价

疼痛是否缓解或消失，体温是否恢复正常，患牙咀嚼功能及外形恢复程度，窦道是否封闭，焦虑等心理障碍是否减轻或消失，是否认识到根尖周病防治的重要性。

第四节　牙周病

牙周病（periodental disease）是指牙齿支持组织，包括牙龈、牙周膜、牙槽骨及牙骨质等组织发生的慢性、非特异性、感染性疾病，是口腔科的常见病、多发病。牙周病是 35 岁以上成人牙齿缺失的最常见原因，同时作为一种慢性细菌感染性疾病，可通过细菌定位转移、菌血症、细菌内毒素抑制白细胞的清除功能等途径影响全身健康，给患者带来很大痛苦。牙周病以牙龈炎和牙周炎最为常见，可分别参考中医的齿衄、牙宣。

一、病因与发病机理

（一）中医病因病机

本病主要由胃内蕴热，夹外邪化火循经上攻所致；或肾阴亏损，虚火上炎所致；或气血不足，龈失所养所致。

（二）西医病因及发病机制

牙周病是由多种因素协同作用所致。一般分为局部因素和全身因素。

1. 局部因素

（1）细菌和菌斑　研究表明牙周病是细菌感染性疾病，与牙周病有关的致病菌主要有牙龈卟啉单胞菌、伴放线放线杆菌、福赛斯坦菌等。菌斑是细菌生存的复杂生态环境，黏附于牙齿表面，与蛋白基质、白细胞、脱落上皮细胞和食物残渣等混合在一起，不能被水冲去或漱掉。根据其所在部位，以龈缘为界，分为龈上菌斑和龈下菌斑，其中龈下菌斑与牙周病关系密切。

（2）牙石　是沉积在牙面或修复体上的已钙化的或正在钙化的菌斑和沉积物，由唾液或龈沟液中的矿物盐逐渐沉积而成。牙石根据沉积的部位，以牙龈缘为界，分为龈上牙石和龈下牙石。牙石对牙周组织的危害主要来自表面黏附的菌斑，由于牙石的存在使得菌斑和组织表面紧密接触，同时牙石也影响口腔卫生措施的实施。

（3）食物嵌塞 是指在咀嚼过程中，食物被咬合压力楔入相邻两牙的牙间隙内，称为食物嵌塞。嵌塞物的机械刺激作用和细菌的定植，可引起牙周组织的炎症、损伤、牙龈退缩、牙槽骨吸收等。

（4）牙齿位置异常和错殆畸形 可导致菌斑堆积和食物嵌塞。

（5）不良修复体 充填体悬突和全冠修复体龈下边缘为牙周致病菌的附着提供了环境。

（6）殆创伤 咬合关系不正常或咬合力不协调，引起牙周组织的损伤，称为殆创伤。造成殆创伤的因素有咬合力异常和牙周支持力不足。

（7）不良习惯 口呼吸、吐舌习惯、牙刷创伤、咬粗硬物品等均会导致牙周组织损伤。

2. 全身因素 全身因素与牙周病的发生和发展密切相关。大量研究显示，宿主对致病菌的反应因人而异，宿主免疫反应不足或过度都可以导致疾病程度加重。

（1）遗传因素 可增加宿主对牙周病的易感性。例如，侵袭性牙周炎患者往往有明显的家族史，周期性或永久性白细胞减少症、白细胞黏附缺陷病、Down 综合征、掌跖角化 – 牙周破坏综合征等遗传性疾病大大增加了牙周炎的易感性。

（2）性激素 牙龈是性激素的靶器官。在青春期、月经期、妊娠期，患者的牙周组织对致病菌的敏感性增加，牙龈的炎症加重。

（3）吸烟 研究证实，吸烟是牙周病尤其是重度牙周炎的高危因素。

（4）系统性疾病 糖尿病、吞噬细胞数目减少和功能异常、艾滋病、骨质疏松症、精神压力等均为增加牙周炎危险的疾病。

二、护理评估

（一）健康史

了解患者的身体状况，是否有易感牙周炎的全身性因素。了解患者的口腔卫生、不良习惯等。

（二）临床表现

1. 牙龈炎 牙龈炎是指炎症损害只局限于龈乳头和龈缘，严重时累及附着龈。牙龈炎的病变是可逆的，病因去除，炎症消退，牙龈可恢复正常。但如果炎症未被控制可进一步发展为牙周炎。

（1）症状 一般无明显自觉症状，有些患者可感到牙龈局部痒、胀等不适感。患者常因刷牙或咬硬物时牙龈出血、口腔异味而来就诊。

（2）口腔检查 牙龈充血、水肿，呈鲜红或暗红色，点彩可消失，表面光滑发亮，质地松软，探诊牙龈易出血。龈沟深度可达 3mm 以上，形成假性牙周袋。口腔卫生不良，可见牙石、牙垢沉积，可有口臭。

2. 牙周炎 牙周炎是牙周组织皆受累的一种慢性破坏性疾病，即牙龈、牙周膜、牙骨质及牙槽骨均有改变。

（1）牙龈炎症 牙龈充血、水肿，颜色呈鲜红或暗红色，点彩可消失，牙龈易出血。

（2）牙周袋形成 由于牙周膜破坏、牙槽骨逐渐吸收，牙龈与牙根面分离，龈沟加深而成为牙周袋。牙周袋内细菌感染，呈化脓性炎症改变，轻压牙周袋外壁，有脓液溢出，称为牙周袋溢脓。如果脓液引流不畅或机体抵抗力降低时，可发生牙周脓肿，表现为近龈缘处局部呈卵圆形突起、红肿疼痛，患者可出现全身不适、体温升高、区域淋巴结肿大等症状。

（3）牙槽骨吸收　X线片显示牙周炎的骨吸收，初期表现为牙槽嵴顶的硬骨板消失，或嵴顶呈虫蚀样改变。

（4）牙齿松动和移位　由于牙周组织的破坏，牙齿支持功能减弱，从而出现牙齿松动、咀嚼功能下降或丧失。

（三）辅助检查

X线片显示牙槽骨吸收、硬骨板模糊、骨小梁疏松、牙周膜间隙增宽等情况。

（四）心理社会评估

牙龈炎和牙周炎早期一般无自觉症状，易被患者忽视而延误病情，当出现牙龈出血、口臭时才引起注意。牙周炎晚期由于牙周组织破坏严重，出现牙齿松动、脱落，严重影响咀嚼功能和人际交往，患者十分焦虑及担忧并易产生自卑心理。护士应全面了解患者的心理状态及年龄、性别、文化程度、经济水平、卫生习惯等，以便提供适当的护理措施。

三、处理原则

（一）中医处理原则

内外兼治。内治以清胃泻火，滋补肾阴，补益气血为主。局部配合药物涂布、含漱等。

（二）西医处理原则

牙周病治疗的目的在于消除病变，恢复牙周组织的生理形态和功能，为患者创造自身维护的条件。强调综合治疗，对每位患者针对其具体病情，制订治疗计划，有步骤地进行治疗。牙周治疗分四个阶段进行。

1. 基础治疗　目的是去除牙周刺激，控制牙周炎症。方法包括进行口腔卫生宣教，加强菌斑控制，如正确刷牙，使用牙线、牙签、牙间隙刷、漱口水；进行龈上洁治术、龈下刮治术、松牙拔除术或松牙固定术；嵌塞食物的纠正和咬合创伤的调整；药物治疗等。

2. 手术治疗　目的是消除牙周袋，修补骨缺损，清除刺激物和病变组织，恢复牙周组织的正常形态和功能。方法包括牙龈切除术及牙龈成形术、翻瓣术、再生性手术等。

3. 修复治疗　方法包括缺失牙修复、食物嵌塞矫治、牙周夹板的制作等。

4. 疗效维护　对牙龈炎患者，每6~12个月复查1次。牙周炎患者，复诊间隔不宜超过6个月。复查内容包括牙菌斑的控制，牙龈、牙周状况，牙松动度及咬合功能等。针对复查发现的问题，再进行针对性治疗。

四、护理诊断

1. 牙周组织受损　与牙龈组织炎症造成的牙龈充血、水肿、色泽改变有关。

2. 自我形象紊乱　与牙齿缺失、口臭影响正常的社会交往有关。

3. 疼痛　与牙周脓肿有关。

4. 舒适的改变　与牙龈红肿、牙齿松动、移位、脱落等有关。

5. 知识缺乏　与缺乏口腔卫生知识、牙周病的防治知识有关。

五、护理目标

1. 患者牙龈组织恢复正常，出血、口臭症状消失。

2. 患者对自我形象恢复信心，重新鼓起正常社会交往的勇气。

3. 配合医师，完成一系列综合治疗。

4. 患者了解牙周病的预防知识，掌握控制口腔菌斑的方法，养成良好的口腔卫生习惯。

5. 定期复查。

六、护理措施

1. 心理护理   热情接待患者，让其了解到牙龈炎治疗可以痊愈，出血、口臭症状可以消失。牙周炎早期治疗可以制止或延缓病情发展，大大延长牙齿使用时间，消除患者心理压力，增强自信心，以良好的心态配合治疗。

2. 休息与饮食   饮食宜清淡，忌过热、过硬、辛辣、煎炸等刺激性食物。

3. 治疗护理

（1）龈上洁治术和龈下刮治术   是去除牙结石和菌斑的基本治疗手段。其方法是用手工器械或超声波洁牙机除去龈上、龈下牙石，消除结石和菌斑对牙周组织的刺激。

①术前护理：护士向患者说明手术目的及方法，取得患者的配合，并选择备好龈上洁治器、龈下刮治器、超声波洁牙机、磨光用具。

②术中护理：协助牵拉口角，吸净冲洗液，保证手术区视野清晰。牙石去净后，备好磨光膏，将杯状刷或橡皮杯安装于低速手机上，供医师抛光牙面。遵医嘱用3%的过氧化氢液和生理盐水交替冲洗龈袋或牙周袋，并嘱患者漱口。准备棉球拭干手术区，用镊子夹持碘甘油置于龈沟或牙周袋内。

（2）手术消除牙周袋   经过局部治疗，牙周袋仍不能消除者，可进行牙周手术以清除牙周袋。常用的手术方法有牙龈切除术和翻瓣术。

①术前护理：准备手术器械及用品，如局麻器械、外科手术刀、牙周探针、骨膜分离器、刮治器、骨挫、缝针、缝线、持针器、调拌器、无菌包、牙周塞治剂、丁香油等。各类器械消毒后备用。

②术中护理：术前用0.1%氯己定溶液漱口，75%酒精消毒口周皮肤，铺消毒巾。备局麻药进行术区麻醉。术中牵拉口唇，协助止血，传递手术器械，用生理盐水冲洗创面，吸去冲洗液，用纱布拭干术区，保持术野清晰。医师缝合时协助剪线。缝合完毕，调拌牙周塞治剂，置于创面，用棉签蘸水轻轻加压，使其覆盖术区，保护创面。

③术后护理：嘱患者注意保护创口，24小时内不能刷牙漱口，进软食。按医嘱服抗生素。术后5~7天拆线，6周内勿探牙周袋，以免影响愈合。

4. 健康教育

（1）指导患者采取正确的刷牙方法及其他保持口腔卫生的措施，如牙刷和牙线的使用，以控制菌斑，并定期复查，以巩固疗效。

（2）让患者了解牙龈炎不及时治疗会发展为牙周炎，增强患者的防病意识。

七、结果评价

患者牙龈出血、口臭是否减轻或消失，口腔卫生状况是否得到改善，患者对自我形象和社交信心恢复的程度，对牙周病防治知识的掌握程度。

第五节　复发性口疮

复发性口疮（recurrent aphthae）又称复发性阿弗他溃疡，是一种常见的口腔黏膜溃疡性损害。具有反复发作特征，病程有自限性，一般7～10天可自愈。本病类似于中医学的口疮。

一、病因与发病机理

（一）中医病因病机

本病病因较为复杂，多为内外因素交织所致。由于六淫的侵袭，或过食肥甘之品，肠胃积热，或情志内伤等均可引起脏腑功能失调而发口疮。可分为虚、实二证。心火上炎、胃肠积热、肝郁化火导致实证口疮，阴虚火旺、脾虚湿困、脾肾阳虚导致虚证口疮。

（二）西医病因及发病机制

病因目前尚不清楚，其发病因素可能包括以下几个方面。

1. 免疫因素　近年来研究证实，复发性口疮患者多存在免疫异常。

2. 遗传因素　复发性口疮的发病有明显的遗传倾向。

3. 系统性疾病因素　临床发现复发性口疮与消化道溃疡、肝胆疾病、月经紊乱、糖尿病等有关。

4. 环境因素　临床常见患者精神紧张、情绪波动、考试前、周围环境的急剧变化等出现复发性口疮发作。

5. 其他　复发性口疮还可能与感染、营养缺乏、微循环障碍等因素有关。

二、护理评估

（一）健康史

了解患者有无消化道及肝胆疾病、过度疲劳、精神紧张等诱因，既往有无口腔溃疡病史及治疗情况。

（二）临床表现

复发性口疮一般表现为反复发作的圆形或椭圆形溃疡，具有"黄、红、凹、痛"的特征，即溃疡表面覆盖淡黄色假膜，周围绕有红晕带，中央凹陷，有烧灼疼痛感。有周期性、自限性规律。临床主要表现为三种类型：轻型复发性口疮、重型复发性口疮、疱疹样复发性口疮。

1. 轻型复发性口疮　在复发性口疮中最常见，约占本病的80%。好发于唇、颊、舌、软腭等无角化或角化较差的黏膜。初起为局灶性黏膜充血，呈粟粒状红点，疼痛明显，进而形成圆形或椭圆形浅表溃疡，直径＜5mm，一般为3～5个，散在分布。5天左右溃疡开始愈合，创面缩小，红肿消退，疼痛减轻，7～10天溃疡痊愈，不留瘢痕。溃疡复发的间歇期从半月到数月不等，有的患者没有间歇期，溃疡此起彼伏、迁延不断。一般无明显全身症状和体征。

2. 重型复发性口疮　又称复发性坏死性黏膜腺周围炎或腺周口疮。好发于青少年。溃疡大而深，似"弹坑"，可深达黏膜下层，直径可达 1cm 以上，周围组织红肿微隆起，基底微硬，表面有黄灰色假膜或灰白色坏死组织。溃疡持续期较长，可达 1 ~ 2 个月或更长，溃疡数目少，通常 1 ~ 2 个。疼痛剧烈，愈后可留有瘢痕。

3. 疱疹样复发性口疮　又称口炎性口疮，约占复发性口疮的 10%。多见于成年女性。好发部位和病程与轻型相似。溃疡直径较小，约 2mm，数目多，可达十几个或几十个，散在分布，似"满天星"，黏膜充血发红，疼痛较重，唾液分泌增多。可伴有头痛、低热、病损局部的淋巴结肿痛等症状。

（三）心理社会评估

溃疡反复发作，疼痛，治疗效果欠佳，患者痛苦且焦虑，求治心切。了解患者的心理状态、年龄、性别、生活习惯、情绪变化，以便给予耐心的解释及适当的护理措施。

三、处理原则

（一）中医处理原则

内外兼治。内治以虚证、实证来分，在此基础上再判断寒热并进一步落实到脏腑而进行辨证论治。局部则以散剂、含漱药剂治疗，起到消肿止痛，收敛生肌的作用。

（二）西医处理原则

西医采用局部和全身治疗达到消炎、止痛、促进愈合、延缓复发的效果。

1. 局部治疗　方法包括药膜、含漱液、腐蚀法、物理疗法、局部封闭等。

2. 全身治疗　可给予肾上腺皮质激素、免疫增强剂、免疫抑制剂等。

四、护理诊断

1. 疼痛　与口腔黏膜溃烂，食物刺激有关。

2. 口腔黏膜改变　与黏膜充血、水肿、溃疡有关。

3. 焦虑　与溃疡反复发作，难以根治有关。

4. 知识缺乏　与缺乏复发性口疮的防治知识有关。

五、护理目标

1. 患者疼痛消失，口腔黏膜恢复正常。

2. 患者焦虑消除或减轻。

3. 患者掌握本病的防治常识，日常生活中要劳逸结合，营养均衡，达到提高免疫力，减少复发的目的。

六、护理措施

1. 心理护理

（1）关心体贴患者，耐心解释疾病的病情及预后，消除患者的焦虑、恐惧心理。

（2）嘱患者避免过度紧张和不良精神刺激，保持心情舒畅。

2. 休息与饮食

（1）室内宜安静、光线充足、空气流通。

（2）饮食宜进清淡、富有营养的半流质或软食，避免刺激性食物。

（3）注意劳逸结合，避免过度劳累。

3. 治疗护理

（1）遵医嘱给予局部用药。护士协助隔湿、擦干局部，以5%～10%硝酸银少量涂于溃疡面，以促进愈合。避免伤及周围正常黏膜。

（2）对深大溃疡，持久不愈者，护士协助医师用2.5%醋酸泼尼松龙混悬液0.5～1.0mL，加入1%普鲁卡因0.5～1.0mL，行局部封闭。

（3）溃疡疼痛影响进食时，可用0.5%达克罗宁液涂布溃疡面，可迅速止痛，以正常饮食，均衡营养。

（4）对于严重患者，必要时给予全身用药，常用药物有肾上腺皮质激素、免疫增强剂、免疫抑制剂、维生素等。

4. 健康教育　让患者了解失眠、疲劳、精神紧张等全身因素可能与口腔溃疡的发生有关，嘱患者进行自我调节，去除诱因，防止复发。

七、结果评价

疼痛是否消失，口腔黏膜是否恢复正常，焦虑等心理障碍是否减轻或消失，对复发性口疮防治知识的掌握程度。

第六节　口腔扁平苔藓

口腔扁平苔藓（oral lichen planus）是发生于口腔黏膜的慢性非感染性炎性疾病。病损可同时发生在皮肤。是口腔黏膜病中仅次于复发性口疮的常见疾病，好发于中年人，女性多于男性。长期糜烂性病损有恶变现象，因此世界卫生组织将其列入癌前状态。本病类似于中医学的口癣。

一、病因与发病机理

（一）中医病因病机

中医认为，本病多由风热湿毒之邪侵袭口腔；或脾胃湿热，上蒸于口；或肝气不舒，气滞血瘀；或阴虚内燥，肌膜失却濡养所致。

（二）西医病因及发病机制

本病病因尚不明确，可能与下列因素有关。

1. 心理因素　50%左右的口腔扁平苔藓患者有精神创伤史或生活压力大，或精神空虚等，导致心情不畅、焦虑。

2. 内分泌因素　调查发现，女性口腔扁平苔藓患者月经期及绝经期血浆中性激素含量低于非患病者。

3. 免疫因素　口腔扁平苔藓的发生与免疫关系密切，上皮固有层内有大量淋巴细胞呈密集带状浸润是其典型的病理表现。

4. 微循环障碍因素　口腔扁平苔藓患者微血管形态改变明显，血流的流速较正常人减慢。

5. 遗传因素　该病有家族发病倾向。

6. 其他因素　感染、糖尿病、高血压、肝炎、消化道功能紊乱与口腔扁平苔藓发病有关。

二、护理评估

（一）健康史

了解患者的心理状况，有无其他系统疾病，家族有无患病史，有无局部刺激因素等。

（二）临床表现

病变可发生在口腔黏膜的任何部位，大多左右对称，以颊部最多见，其次为舌、唇、牙龈、腭、口底等部位。多无自觉症状，有些患者自觉黏膜粗糙、烧灼感、木涩感、口干，偶有虫爬痒感。遇辛辣、热、酸、咸味刺激时，病损局部敏感、灼痛。病损表现为小丘疹组成的白色条纹，有网状、树枝状、环状或半环状，也可为白色斑块状。病损区黏膜可发生充血、糜烂、溃疡、萎缩或水泡等。病情迁延反复，可同时出现多种病损，并可相互重叠或相互转变。根据病损形态临床常分为斑纹型、糜烂型和萎缩型。

1. 斑纹型　表现为网状、环状、条纹、斑块、丘疹型白色损害。

2. 糜烂型　在充血的基础上发生糜烂，糜烂周围有白色花纹或丘疹，疼痛较明显。

3. 萎缩型　常见于舌背，舌乳头萎缩导致病损表面光滑，微凹下，略显淡蓝色的白色斑块。

（三）辅助检查

病理检查表现为上皮过度不全角化，棘层增生，基底细胞层液化、变性，黏膜固有层有密集的淋巴细胞浸润。

（四）心理社会评估

了解患者的年龄、性别、生活习惯、性格、心理等。

三、处理原则

（一）中医处理原则

以清热利湿、解毒消肿，或疏肝理气、活血化瘀，或滋阴清热、养血润燥为治法，局部可配合含漱、敷药等以清热解毒、祛腐生肌。

（二）西医处理原则

目前尚无满意的治疗方法。

1. 心理治疗　加强与患者的沟通，了解其家庭、工作、生活情况，帮助其调整心态。同时注意调节全身状况，如月经、糖尿病、高血压、肝炎、消化道等状况。

2. 局部治疗　去除局部刺激因素，消除感染性炎症。可酌情应用维 A 酸类、肾上腺皮质激素等药物。

3. 全身治疗　适当应用免疫抑制剂或免疫调节剂。

四、护理诊断

1. 口腔黏膜改变　与病损造成口腔黏膜粗糙、糜烂、灼痛有关。

2. 恐惧　与惧怕癌变有关。

3. 知识缺乏　与缺乏口腔扁平苔藓的防治知识有关。

五、护理目标

1. 患者病损组织恢复正常，疼痛消失。

2. 患者焦虑、恐惧等情绪缓解或消失。

3. 患者对口腔扁平苔藓的相关知识有所了解，掌握其保健知识。

六、护理措施

1. 心理护理

（1）了解患者的心理状况，加强疏导工作，调解身心健康。耐心向患者解释病情及治疗情况，消除焦虑、恐惧心理，配合治疗。

（2）介绍本病的相关知识和治疗成功的病例，增强其治疗的信心。

2. 休息与饮食

（1）保持环境安静，光线充足，空气流通，保持一定的温度和湿度。

（2）忌辛辣、粗硬、灼烫饮食，以免刺激黏膜引起疼痛。

3. 治疗护理　遵医嘱给予患者免疫抑制剂、免疫调节剂、维生素 A、维生素 E 等药物。并密切观察用药反应，如出现不良反应，应迅速报告医师并协助医师进行处理。

4. 健康教育

（1）嘱患者保持精神愉快。

（2）避免辛辣、粗硬、灼烫饮食，以免刺激口腔黏膜引起疼痛，戒烟酒。

（3）保持口腔卫生。

（4）生活有规律，适当进行体育锻炼。

（5）积极治疗全身其他系统的疾病。

七、结果评价

口腔黏膜是否恢复正常或好转，疼痛是否消失，焦虑等心理障碍是否减轻或消失，对口腔扁平苔藓防治知识的掌握程度。

第七节　颌面部蜂窝织炎

颌面部蜂窝织炎（cellulitis of maxillofacial regions）是颜面、颌周及口咽区软组织化脓性炎症的总称。由于颌面部各间隙之间互相通连，一旦发生感染，容易扩散蔓延，甚至可沿神经、血管扩散，引起海绵窦血栓性静脉炎、脑脓肿、败血症等严重并发症。本病类似于中医学的痈。

一、病因与发病机理

（一）中医病因病机

外感六淫之邪，热毒蓄积于局部，以致营卫不和，气血凝滞；进食膏粱厚味或七情内伤，使脏腑蕴热循经上逆，凝聚于局部，气血失和，血败肉腐而成；因牙痛、牙龈痛、口咽部糜烂等感染毒邪而继发。

（二）西医病因及发病机制

颌面部蜂窝织炎均为继发性，多由牙源性感染引起，如化脓性根尖周炎、冠周炎、颌骨骨髓炎等；也可由腺源性即面颈部淋巴结炎症扩散所致；损伤性、血源性、医源性因素感染较少见。感染大多为需氧菌和厌氧菌引起的混合感染，也可为葡萄球菌、链球菌等引起的化脓性感染，或厌氧菌等引起的腐败坏死性感染。

二、护理评估

（一）健康史

了解患者有无牙痛及面部肿胀史，有无牙病治疗史及治疗效果等。

（二）临床表现

一般为急性炎症过程，局部表现为红、肿、热、痛、功能障碍，以及区域淋巴结肿痛等典型症状。根据感染的性质、途径、部位不同而表现不同。眶下间隙感染表现为眶下区肿胀、疼痛，眼睑水肿，睑裂变窄，鼻唇沟消失。炎症累及咀嚼肌部位可导致不同程度的张口受限。如病变位于口底、咽旁，可引起局部水肿，使咽腔缩小或者压迫气管，或导致舌体抬高后退，造成不同程度的进食、吞咽、语言障碍甚至呼吸困难，严重者烦躁不安，呼吸短促，口唇青紫、发绀，甚至出现"三凹征"（即呼吸时锁骨上窝、胸骨上窝及肋间隙明显凹陷），有发生窒息的危险。腐败坏死性蜂窝织炎的局部皮肤呈广泛弥漫性水肿、紫红或灰白色，有压痛，无弹性，有明显凹陷性水肿，由于气体存在于组织间隙，触之可有捻发音及踏雪感，出现严重的全身中毒症状。

（三）辅助检查

1. 波动试验　炎症局限形成脓肿后，浅部脓肿有明显的波动感；深部脓肿的波动感不明显，局部有凹陷性水肿和压痛点。

2. 穿刺检查　化脓性感染脓液呈黄色或粉红色，腐败坏死性感染脓液稀薄、污黑且有恶臭。

3. 血常规检查　可见白细胞计数明显升高。

（四）心理社会评估

颌面部蜂窝织炎的局部及全身症状较严重，患者较痛苦且对疾病的预后十分担忧，感到紧张及焦虑，表现为烦躁不安、失眠，此时需要亲人的安慰和细心的照顾。

三、处理原则

(一)中医处理原则

早期以疏风清热、解毒消肿为主,中、晚期以清脾泄热、解毒排脓为主。局部敷药以凉血解毒消肿。

(二)西医处理原则

1.一般治疗　患者应适当休息,减少炎症部位的运动,保持水电解质平衡。注意加强营养,同时应给予适当的对症处理。

2.药物治疗

(1)合理应用抗生素,首次就诊者可根据经验选用敏感的广谱抗生素。

(2)应尽早检测出感染的病原菌,及时有效地调整抗生素。对疑为败血症者,还应在应用抗生素前做细菌培养和药敏试验。

(3)尽量避免在炎症区局部用抗生素,减少耐药菌株的产生。

(4)对重症患者,应合理地联合使用抗生素。

3.手术治疗　脓肿形成后,应尽早切开引流。炎症控制后,应及时清除病灶,如拔除病灶牙。

四、护理诊断

1.疼痛　与感染引起的局部肿胀、组织压迫有关。

2.吞咽障碍　与炎症累及咀嚼肌或口底等有关。

3.体温过高　与急性炎症有关。

4.有窒息的危险　与肿胀严重压迫呼吸道或舌体抬高有关。

5.焦虑　与全身不适及担心预后不佳有关。

6.潜在并发症　败血症、颅内感染等,与治疗不及时、患者抵抗力下降有关。

7.知识缺乏　与缺乏对口腔颌面部解剖生理特点及颌面部蜂窝织炎的防治知识有关。

五、护理目标

1.患者疼痛、肿胀症状减轻,可正常吞咽,体温恢复正常。

2.患者焦虑情绪缓解或消失,接受护理人员意见,积极配合治疗。

3.呼吸道通畅,无呼吸困难。

4.炎症得到控制,无各种并发症发生。

5.患者了解颌面部蜂窝织炎的防治知识,以及及时治疗的重要性。

六、护理措施

1.心理护理

(1)耐心向患者解释病情及治疗计划,减轻其紧张情绪,消除顾虑。

(2)关心体贴患者,给予生活护理。

2. 休息与饮食

（1）提供安静舒适的环境，减少不良刺激，让患者充分卧床休息。

（2）给予高营养易消化的流质或半流饮食，张口受限者采取吸管进食。忌辛辣、油腻烧烤食物。

3. 病情观察　注意生命体征的变化，严密观察局部及全身症状，并及时报告医师。脓肿形成协助医师切开引流。如肿胀严重引起呼吸困难者，应密切观察呼吸，必要时行气管切开术。

4. 治疗护理

（1）保持口腔卫生，用温盐水或漱口液漱口，病情严重者进行口腔护理，用1%过氧化氢液或0.1%~0.2%氯己定溶液清洗，每日3次。

（2）遵医嘱给予止痛剂、镇静剂、抗生素等。对于病情严重者给予全身支持疗法，维持电解质平衡。

（3）避免挤压颌面部肿痛处，尤其是面部危险三角区的感染，以免引起炎症扩散。

5. 健康指导

（1）坚持早晚刷牙，饭后漱口，保持口腔卫生。

（2）对龋病、根尖周病应及早治疗，以预防和减少口腔颌面部牙源性感染的发生。

七、结果评价

局部肿痛是否减轻或消失，体温是否恢复正常，焦虑等心理障碍是否有所减轻或消失，是否积极配合治疗，炎症是否得到控制，有无并发症发生。

【口腔疾病的辨证施护】

1. 胃肠湿热

证候：牙体被蚀，患牙疼痛，时发时止，遇冷、热、酸、甜刺激疼痛加剧，甚则痛不可忍；兼见烦热口渴，口有秽臭，小便短黄，舌苔黄腻，脉濡数。

治法：清热燥湿杀虫。

方药：清胃汤加减。

护理：

（1）可用金银花、竹叶、黄芩煎汤含漱，每日3~4次。

（2）中药汤剂宜凉服。

2. 风热犯齿

证候：牙齿疼痛，遇风发作，牙龈红肿，患处得冷则痛减，受热则痛增，舌质红，苔薄黄，脉浮数。

治法：疏风清热，解毒消肿。

方药：薄荷连翘方加减。

护理：

（1）用黄连、黄芩、黄柏煎水含漱，每日数次。

（2）针刺止痛。上牙痛取合谷、内关，下牙痛取合谷、颊车，强刺激，留针20~30分钟。

（3）汤药宜偏凉服用。

3. 肾阴亏损

证候：牙齿疏豁松动，咀嚼无力，冷热酸痛，齿龈萎缩，齿根外露，牙龈微红微肿；兼见腰膝酸软，头晕目眩，耳鸣，舌质微红，脉细数。

治法：滋阴补肾，益髓坚齿。

方药：六味地黄汤加减。

护理：

（1）经常食用养阴的食物，如红枣、银耳、莲子、甲鱼等，忌烟酒，不食香燥食物。

（2）旱莲草 15g，骨碎补 15g，青盐 6g，共研细末，以牙刷蘸药粉刷牙或按摩牙龈，每日 3～4 次。

（3）可针刺合谷、颊车、下关等穴，中等刺激。

4. 心火上炎

证候：溃疡多位于舌尖、舌前部或舌侧缘，数目较多，面积较小，局部红肿疼痛明显；伴有口干口渴，心中烦热，小便黄赤，舌尖红，苔薄黄，脉略数。

治法：清心导赤。

方药：泻心导赤散加减。

护理：

（1）吴茱萸 10g，研细末，醋调为糊状，睡前敷于涌泉穴，次晨取下，连用 7～10 天。

（2）针刺取合谷、足三里、人中、颊车、地仓，选 1～3 穴，中强刺激，留针 15～20 分钟。

5. 风热外袭

证候：局部红、肿、热、痛，伴见发热，微恶寒，舌质红，苔薄白或薄黄，脉浮数。

治法：疏风清热，解毒消肿。

方药：五味消毒饮合银翘散加减。

护理：

（1）局部可予如意金黄散外敷，每日 2 次。

（2）嘱患者以野菊花、生甘草、薄荷煎水漱口，以疏风清热。

主要参考书目

1. 丁淑华 . 五官科护理学［M］. 北京：中国中医药出版社，2012

2. 丁淑华，席淑新 . 五官科护理学［M］. 北京：中国中医药出版社，2005

3. 彭清华 . 中医眼科学［M］. 北京：中国中医药出版社，2012

4. 段俊国 . 中西医结合眼科学［M］. 北京：人民卫生出版社，2013

5. 段俊国 . 中医眼科学［M］. 北京：中国中医药出版社，2012

6. 李传课 . 中医眼科学［M］. 北京：人民卫生出版社，2011

7. 赵堪兴，杨培增，姚克 . 眼科学［M］. 北京：人民卫生出版社，2015

8. 葛坚，王宁利 . 眼科学［M］. 第 3 版 . 北京：人民卫生出版社，2015

9. 李凤鸣 . 中华眼科学［M］. 第 3 版 . 北京：人民卫生出版社，2014

10. 田道法 . 中西医结合耳鼻咽喉科学［M］. 北京：中国中医药出版社，2013

11. 熊大经，刘蓬 . 中医耳鼻咽喉科学［M］. 北京：中国中医药出版社，2012

12. 赵佛容 . 口腔护理学［M］. 上海：复旦大学出版社，2009

13. 唐由之，肖国士 . 中医眼科全书［M］. 第 2 版 . 北京：人民卫生出版社，2011

NOTE